U0396926

Minzcuz Sawcih Okbanj Cienhangh Swhginh Bangfuz Hanghmoeg
民族文字出版专项资金资助项目

DANYW NDAWBIENGZ GVANGJSIH WZGOH

广西民族医药验方

(Sawcuengh Caeuq Sawgun)

（壮汉双语）

儿科

Gvangjsih Minzcuz Yihyoz Yenzguyen　Bien

广西民族医药研究院　编

Lanz Siujyinz 兰小云

Veiz Lu 韦露　　Hoiz 译

Gvangjsih Gohyoz Gisuz Cuzbanjse

广西科学技术出版社

图书在版编目（CIP）数据

广西民族医药验方·儿科：汉、壮／广西民族医药
研究院编；兰小云，韦露译. —南宁：广西科学技术
出版社，2019.12

ISBN 978 - 7 - 5551 - 1267 - 9

Ⅰ. ①广… Ⅱ. ①广… ②兰… ③韦… Ⅲ. ①民族
医学—儿科学—验方—汇编—广西—汉、壮 Ⅳ. ①R29

中国版本图书馆CIP数据核字（2019）第259266号

广西民族医药验方·儿科（壮汉双语）
GUANGXI MINZU YIYAO YANFANG·ERKE（ZHUANG HAN SHUANGYU）

广西民族医药研究院　编
兰小云　韦　露　译

策　　划：罗煜涛　陈勇辉	责任编辑：罗煜涛
特约编辑：覃祥周　赵德飞	责任校对：陈剑平
封面设计：韦娇林	责任印制：韦文印

出版人：卢培钊　　　　　　　　出版发行：广西科学技术出版社
社　　址：广西南宁市东葛路66号　邮政编码：530023
网　　址：http://www.gxkjs.com

经　　销：全国各地新华书店
印　　刷：广西壮族自治区地质印刷厂
地　　址：南宁市建政东路88号　　　邮政编码：530023
开　　本：787 mm×1092 mm　1/16
字　　数：330千字　　　　　　　　印　　张：16.75
版　　次：2019年12月第1版　　　　印　　次：2019年12月第1次印刷
书　　号：ISBN 978 - 7 - 5551 - 1267 - 9
定　　价：25.00元

"广西民族医药验方丛书"编委会
"Dauqsaw Danyw Ndawbiengz Gvangjsih" Benhveijvei

主　任：覃裕旺

Cujyin：Cinz Yivang

副主任：黄汉儒　秦祖杰

Fucujyin：Vangz Hanyuz　Cinz Cujgez

委　员：罗艺徽　王小平　黄国东

　　　　王柏灿　李凤珍　覃文波

Veijyenz：Loz Yiveih　Vangz Siujbingz　Vangz Gozdungh

　　　　　Vangz Bwzcan　Lij Fungcinh　Cinz Vwnzboh

主　编：黄汉儒

Cujbien：Vangz Hanyuz

副主编：李凯风　谭　俊　容小翔　吴小红

Fucujbien：Lij Gaijfungh　Danz Cin　Yungz Siujsiengz　Vuz Siujhungz

编　者：（按姓氏笔画排序）

　　　　牙廷艺　刘智生　李凤珍

　　　　杨燕妮　何焕平　陈　红

　　　　陈秀香　罗日泽　黄瑾明

　　　　梁卫平　梁定仁　梁德乾

Doenghboux Biensij：（Ciuq cihsingq sawgun bitveh baiz gonqlaeng）

　　　　　　Yaz Dingzyi　Liuz Ciswngh　Lij Fungcinh

　　　　　　Yangz Yenniz　Hoz Vanbingz　Cinz Hungz

　　　　　　Cinz Siuyangh　Loz Yizcwz　Vangz Ginjmingz

　　　　　　Liengz Veibingz　Liengz Ding'yinz　Liengz Dwzgenz

编写说明
Gangjmingz Biensij

一、本书收录的医药方，一部分是 1986 年 8 月以来广西开展民族医药古籍普查中搜集的验方、秘方、单方，另一部分是二十世纪五六十年代广西各地收集的民族民间小验方。前者在方后打"※"号。

It、Danyw bonj saw neix souloeg, bouhfaenh ndeu dwg bi 1986 ndwen 8 doxdaeuj Gvangjsih gaihcanj diuqcaz sawywgaeuq minzcuz ndawde soucomz ndaej gij danyw、danyw mizyau mbouj goenghai、danfueng, lingh bouhfaenh dwg ngeihcib sigij haj roekcib nienzdaih Gvangjsih gak dieg soucomz gij danyw iq ndawbiengz minzcuz. Cungj danyw gaxgonq youq baihlaeng gya "※" hauh.

二、在编写体例上，每条医药方分列序号、验方、用法、主治、来源，以便于查阅和进一步临床验证。

Ngeih、Youq gwnz dijli biensij, moix diuz danyw faen baizhauh、danyw、yunghfap、cujyau yw、goekgaen, ndaej bienh cazyawj caeuq canghyw ywbingh seiz caenh'itbouh niemh deng mbouj deng.

三、本书的病名分类，原则上是以验方搜集时的原始记录为准，中医、西医及民族医病名均使用。

Sam、Cohbingh faenloih bonjsaw neix, gwnz yenzcwz dwg soucomz danyw seiz aeu codaeuz geiqloeg guh cinj, cohyw Cunghyih、Sihyih caeuq ywdoj cungj yungh.

四、本书收录验方的药物剂量采用法定计量单位（如克、千克或毫升、升）。凡未注明鲜用者，均为干品；凡验方中用到酒的，如没有说明，一般指米双酒。

Seiq、Gij yw yunghliengh aen danyw bonj saw neix souloeg dwg yungh fapdingh gilieng danhvei（lumj gwz、ciengwz roxnaeuz hauzswngh、swngh）. Fanzdwg gij mbouj gangj yungh ndip, cungj dwg yw hawq, fanzdwg ndaw danyw yungh daengz laeuj, danghnaeuz mbouj gangjmingz, itbuen dwg laeujhaeux.

五、有些民族药的名称比较冷僻，部分是少数民族语言的汉译音，本书均按原方抄录。

Haj、Miz di cwngheuh ywdoj gig noix dingqnyi, mbangj dwg vahdoj ciq yaem Vahgun hoiz daeuj, bonj saw neix cungj dwg ciuq dan codaeuz cauloeg.

目　录
Moegloeg

小儿麻疹
Lwgnyez Dokmaz

麻疹是小儿外感麻疹病毒引起的呼吸道传染病，属中医的温病范畴，临床上常以发热、咳嗽、眼泪汪汪、鼻塞流涕，全身发布红色斑疹为特征。

Dokmaz dwg cungj binghlah saidiemheiq youz lwgnyez lah dawz baihrog binghdoeg mazcinj yinxhwnj ndeu, gvihaeuj Cunghyih aen fancouz binghraeuj de, seiz ywbingh duenqbingh ndaej raen gij binghyiengh dwg fatndat、ae、raemxda roengzyagyag、ndaeng saek mug rih, daengx ndang fat miz cimj hoengz.

001. 验方　葛根 30 克，夏枯草 1.5 克。发热者加银花 9 克；咳嗽者加桑叶、麦冬各 3 克，草鞋根 9 克；麻后痢者加地榆 9 克；合并肺炎加桑白皮 9 克、白纸扇 6 克。

用法　水煎服，每日 1 剂。

主治　麻疹。

来源　象州县。※

001. Danyw　Maenzgat 30 gwz, yaguhcauj 1.5 gwz. Boux fatndat gya vagimngaenz 9 gwz；boux deng ae gya mbawgonengznuengx、megdoeng gak 3 gwz, goranggve 9 gwz；boux dokmaz le oksiq gya maxlienzan 9 gwz；gyoeb miz feiyenz gya gonengznuengx 9 gwz、gaeubeizhau 6 gwz.

Yunghfap　Cienq raemx gwn, moix ngoenz fuk ndeu.

Cujyau yw　dokmaz.

Goekgaen　Siengcouh Yen.　※

002. 验方　路路通、椿树皮、姨妈菜（前胡）、金竹叶（黑竹叶最佳）、朱砂（冲服）各适量。

用法　水煎服，每日 1 剂。

主治　小儿麻疹。

来源　隆林各族自治县。※

002. Danyw　Goraeu、naengfaexcin、cienhhuh'o、mbawgo'ndoekgim（mbawfaexndaem ceiq ndei）、cuhsah（cung gwn）gak habliengh.

Yunghfap　Cienq raemx gwn, moix ngoenz fuk ndeu.

Cujyau yw　Lwgnyez dokmaz.

Goekgaen　Lungzlinz Gak Cuz Swciyen.　※

003. 验方　银花、芦根、桑叶、牡丹皮各 9 克，连翘、牛蒡子、菊花、山栀子、黄芩、白芍各 6 克，薄荷 3 克（后下）。

用法　水煎服，每日 1 剂。

主治　小儿麻疹。

来源　南宁市。

003. Danyw　Vagimngaenz、raggo'ngox、mbawgonengznuengx、naeng-mauxdan gak 9 gwz，golenzgyau、faet、vagut、vuengzgae、vangzginz、gobwzsoz gak 6 gwz，gobozhoz 3 gwz（roengz doeklaeng）.

Yunghfap　Cienq raemx gwn，moix ngoenz fuk ndeu.

Cujyau yw　Lwgnyez dokmaz.

Goekgaen　Nanzningz Si.

004. 验方　鸡蛋 1 个，樟脑粉 0.9 克。

用法　鸡蛋用油煎熟，将樟脑粉撒于蛋面，温敷肚脐约 20 分钟。

主治　小儿麻疹难出。

来源　田东县。

004. Danyw　Gyaeqgaeq 1 aen，mbacanghnauj 0.9 gwz.

Yunghfap　Aeu youz cienq gyaeqgaeq cug，vanq mbacanghnauj coq gwnz gyaeq，raeuj baeng saejndw daihgaiq 20 faen cung.

Cujyau yw　Lwgnyez dokmaz nanz ok.

Goekgaen　Denzdungh Yen.

005. 验方　柴胡 6 克，生地、知母各 4.5 克，黄芩、麦冬、地骨皮、赤芍各 3 克，生姜 1 片，灯心草 1 撮，甘草 2 克。

用法　水煎服，每日 1 剂。

主治　麻疹已出，身热不退。

来源　田东县。

005. Danyw　Goyahdaemq 6 gwz，goragndip、gocihmuj gak 4.5 gwz，vangzginz、megdoeng、naengraggaeujgij、gocizsoz gak 3 gwz，hingndip 1 gep，mwnhdwnghcauj 1 nyaeb，gamcauj 2 gwz.

Yunghfap　Cienq raemx gwn，moix ngoenz fuk ndeu.

Cujyau yw　Dokmaz gaenq okdaeuj，ndang ndat mbouj doiq.

Goekgaen　Denzdungh Yen.

006. 验方　紫草茸、桔梗、紫菀、连翘、牛蒡子、百部各 9 克，冬花 6 克，浙贝 4.5 克，甘草 3 克。

用法　水煎服，每日 1 剂。

主治　麻疹伴见咳嗽、气喘、口唇干裂。

来源　田东县。

006. Danyw　Swjcaujyungz、raggizgwngj、swjvanj、golenzgyau、faet、maenzraeu gak 9 gwz，dunghvah 6 gwz，beimujhung 4.5 gwz，gamcauj 3 gwz।

Yunghfap　Cienq raemx gwn，moix ngoenz fuk ndeu.

Cujyau yw　Dokmaz buenx raen ae、ae'ngab、naengbak dekleg.

Goekgaen　Denzdungh Yen.

007. 验方　干葛、知母、牛蒡子、玄参各 4.5 克，连翘、桔梗、薄荷（后下）、防风、地骨皮、黄芩、木通各 3 克，川连、甘草各 2 克，生姜 1 片，灯心草 1 撮。

用法　水煎服，每日 1 剂。

主治　麻疹已出，身犹壮热。

来源　田东县。

007. Danyw　Maenzgat、gocihmuj、faet、caemmbaemx gak 4.5 gwz，golenzgyau、raggizgwngj、gobozhoz（roengz doeklaeng）、gofangzfungh、naengraggaeujgij、vangzginz、fanhdoeggaeu gak 3 gwz，vuengzlienz、gamcauj gak 2 gwz，hingndip 1 gep，mwnhdwnghcauj 1 nyaeb.

Yunghfap　Cienq raemx gwn，moix ngoenz fuk ndeu.

Cujyau yw　Dokmaz gaenq okdaeuj，ndang ndat mbouj doiq.

Goekgaen　Denzdungh Yen.

008. 验方　芫荽根 15 克，夏枯草、茅根各 9 克。

用法　水煎服，每日 1 剂。疹透停服。

主治　麻疹前驱期。

来源　柳州市柳江区。

008. Danyw　Ragyiemzsih 15 gwz，yaguhcauj、raghazdaij gak 9 gwz.

Yunghfap　Cienq raemx gwn，moix ngoenz fuk ndeu. Dokmaz ok liux le couh dingz gwn yw.

Cujyau yw　Dokmaz geizgonq.

Goekgaen　Liujcouh Si Liujgyangh Gih.

009. 验方　红大薯（番薯）250 克。

用法　去皮切片，水煮调盐服，每日 1 剂。

主治　麻疹出疹期。

来源　柳州市柳江区。

009. Danyw　Lwgmaenz 250 gwz.

Yunghfap　Mbiq naeng ronq baenz gep，aeu raemx cawj le boiq gyu gwn，moix ngoenz fuk ndeu.

Cujyau yw　Dokmaz geizgan.

Goekgaen　Liujcouh Si Liujgyangh Gih.

010. 验方　银花、丝瓜络（或水瓜络）各 1.5 克，百草霜、野糁子（牛筋草）各 9 克。

用法　水煎代茶饮，每日 1 剂。

主治　麻疹出疹期。

来源　忻城县。

010. Danyw　Vagimngaenz、nyaqswhgvah（roxnaeuz nyaqlwgraq）gak 1.5 gwz，mijrek、nywjlamhvaiz gak 9 gwz.

Yunghfap　Cienq raemx dang caz gwn，moix ngoenz fuk ndeu.

Cujyau yw　Dokmaz geizgan.

Goekgaen　Yinhcwngz Yen.

011. 验方　苎麻花 120 克，鸡内金 6 克。

用法　水煎分 3 次服，每日 1 剂。（无苎麻花可用嫩苗代，麻疹收后用麻花或麻嫩苗煎水洗澡）

主治　麻疹出疹期。

来源　来宾市。※

011. Danyw　Vago'ndaij 120 gwz，dawgaeq 6 gwz.

Yunghfap　Cienq raemx faen 3 baez gwn，moix ngoenz fuk ndeu.（Mbouj miz vago'ndaij ndaej aeu nyod lawh，mazcinj siu le aeu vago'ndaij roxnaeuz nyod de cienq raemx caemxndang）

Cujyau yw　Dokmaz geizgan.

Goekgaen　Laizbinh Si. ※

012. 验方　夏枯草、木耳、高粱子各 30 克。

用法　水煎服，每日 1 剂。

主治　麻疹出疹期。

来源　南丹县。

012. Danyw　Yaguhcauj、raetmoegngaex、megmax gak 30 gwz.

Yunghfap　Cienq raemx gwn，moix ngoenz fuk ndeu.

Cujyau yw　Dokmaz geizgan.

Goekgaen　Nanzdanh Yen.

013. 验方 ①紫草 30 克，南瓜藤 60 克，地丁 9 克；②紫草、南瓜藤各 60 克。

用法 任选一个验方水煎服，每日 1 剂。腹泻加木香 1.5～3 克。

主治 麻疹将出不出。

来源 岑溪市。

013. Danyw ①Goaeuj 30 gwz, gaeunamzgva 60 gwz, didingh 9 gwz；② goaeuj、gaeunamzgva gak 60 gwz.

Yunghfap Youzcaih genj danyw ndeu cienq raemx gwn, moix ngoenz fuk ndeu. Oksiq gya faexhajrang 1.5～3 gwz.

Cujyau yw Dokmaz yaek ok mbouj ok.

Goekgaen Cinzhih Si.

014. 验方 鱼鳃 12 克，红萝卜 15 克。

用法 水煎服，每日 1 剂。忌吃辛热之品。

主治 小儿麻疹。症见疹点透发不出或内陷，高热，咳嗽喘促，甚则呕吐，神昏，目闭，惊跳抽搐，小便短赤或大便溏泻。

来源 梧州市。

014. Danyw Hwkbya 12 gwz, lauxbaeghoengz 15 gwz.

Yunghfap Cienq raemx gwn, moix ngoenz fuk ndeu. Geih gwn doxgaiq manh huj.

Cujyau yw Lwgnyez dokmaz. Bingh raen diemj cimj fat mbouj ok roxnaeuz loemq haeuj ndaw bae, ndat lai, ae haenq lai, gvaqbouh lij rueg dem, laep da, doeksaet hwnjgeuq, nyouh dinj roxnaeuz haex conh.

Goekgaen Vuzcouh Si.

015. 验方 人指甲（取自患者父母）适量。

用法 煅，研末，调人乳汁点眼，每日数次。忌食鱼腥、煎炒、辛辣等物。

主治 麻毒上眼、眼热红肿、畏明流泪、翳目遮睛。

来源 藤县。

015. Danyw Ribfwngz (aeu gij ribfwngz bohmeh bouxbingh) habliengh.

Yunghfap Coemh, nienj baenz mba, boiq raemxcij vunz diemj lwgda, moix ngoenz geij baez. Geih gwn doxgaiq bya sing、ciencauj、manh daengj.

Cujyau yw Mazdoeg hwnj da、da ndat foeghoengz、lau rongh raemxda rih、dadeng cw da.

Goekgaen Dwngzyen.

016. 验方 大叶浮萍 30 克。

用法 煎沸 10 分钟，取药渣，用布包擦全身。

主治 麻疹难出，病情垂危。

来源 梧州市。

016. **Danyw** Biuzmbawhung 30 gwz.

Yunghfap Baek goenj 10 faen cung，lawh aeu nyaqyw，aeu baengz suek le cat daengx ndang.

Cujyau yw Dokmaz nanz ok，bingh yaek dai.

Goekgaen Vuzcouh Si.

017. **验方** 马蹄汁 90 毫升，芫荽 18 克。

用法 芫荽水煎冲马蹄汁分 3 次服，每日 1 剂。

主治 麻疹初现。

来源 梧州市。

017. **Danyw** Raemxlwgcid 90 hauzswngh，yiemzsih 18 gwz.

Yunghfap Yiemzsih cienq raemx cung raemxlwgcid baen 3 baez gwn，moix ngoenz fuk ndeu.

Cujyau yw Dokmaz ngamq raen.

Goekgaen Vuzcouh Si.

018. **验方** 肥芝麻适量。

用法 沸水浸泡，避风熏蒸头面部，每日 1~2 次。

主治 麻疹内闭或发而不透，呼吸喘促。

来源 贺州市。

018. **Danyw** Lwgrazbiz habliengh.

Yunghfap Aeu raemxgoenj cimq，ndoj rumz oenq naengj gyaeuj caeuq naj，moix ngoenz 1~2 baez.

Cujyau yw Dokmaz mbouj ok roxnaeuz ok mbouj liux，diemheiq naekfofo.

Goekgaen Hocouh Si.

019. **验方** 红壳粟米适量。

用法 水煎当茶饮，每日 1 剂。

主治 麻疹内闭或发而不透，呼吸喘促。

来源 贺州市。

019. **Danyw** Haeuxfiengj byukhoengz habliengh.

Yunghfap Cienq raemx dang caz gwn，moix ngoenz fuk ndeu.

Cujyau yw Dokmaz mbouj ok roxnaeuz ok mbouj liux，diemheiq naekfofo.

Goekgaen Hocouh Si.

小儿麻后痢
Lwgnyez Dokmaz Oksiq

小儿麻后痢因麻毒未解，移于大肠而致，症见泻痢频作、每日达数十次之多，气味腥臭，肛门灼热，口渴腹痛，小便短赤等症状。

Lwgnyez dokmaz oksiq dwg aenvih mazdoeg caengz gej, senj daengz saejhung yinxhwnj, bingh raen haexsiq mbouj dingz、moix ngoenz dabdaengz geij cib baez, heiq haeusing, conghhaex ndat manh, hozhawq dungx in, nyouh henj nyouh dinj daengj.

001. 验方 枫树红菌 9 克，蜂蜜 15 克。

用法 水煎服，2 岁以下小孩酌减，每日 1 剂。

主治 麻后痢。

来源 柳城县。

001. Danyw Raetnding goraeu 9 gwz, dangzrwi 15 gwz.

Yunghfap Cienq raemx gwn, lwgnyez 2 bi doxroengz aenq gemj, moix ngoenz fuk ndeu.

Cujyau yw Dokmaz le oksiq.

Goekgaen Liujcwngz Yen.

002. 验方 苦地丁（地丁紫堇）、黄芩、槐花、白芍各 6 克，银花、连翘各 9 克，甘草炭 4.5 克。

用法 水煎服，每日 1 剂。

主治 小儿麻后痢、腹痛。

来源 田东县。

002. Danyw Didinghswjginj、vangzginz、vaizva、gobwzsoz gak 6 gwz, vagimngaenz、golenzgyau gak 9 gwz, danqgamcauj 4.5 gwz.

Yunghfap Cienq raemx gwn, moix ngoenz fuk ndeu.

Cujyau yw Lwgnyez dokmaz oksiq、lajdungxin.

Goekgaen Denzdungh Yen.

003. 验方 山楂、川朴各 4.5 克，枳壳、尖槟、当归、酒芍、黄芩、连翘、牛蒡子、青皮各 3 克，黄连、甘草各 2 克，生姜 1 片。

用法 水煎服，每日 1 剂。

主治 麻后痢。

来源　田东县。

003. Danyw　Sanhcah、goconhbo gak 4.5 gwz，makdoengjsoemj、mak-langz、godanghgveih、gocozyoz、vangzginz、golenzgyau、faet、naeng-makgamheu gak 3 gwz，vuengzlienz、gamcauj gak 2 gwz，hingndip 1 gep.

Yunghfap　Cienq raemx gwn, moix ngoenz fuk ndeu.

Cujyau yw　Dokmaz le oksiq.

Goekgaen　Denzdungh Yen.

004. **验方**　荞头、须米各适量。

用法　煲粥食，每日1剂。

主治　麻后痢。

来源　钦州市。

004. Danyw　Gyaeujgiux、sihmij gak habliengh.

Yunghfap　Aeuq souh gwn, moix ngoenz fuk ndeu.

Cujyau yw　Dokmaz le oksiq.

Goekgaen　Ginhcouh Si.

005. **验方**　木患子（洗手果）。

用法　切开顶部，将食盐填入至满，烧存性备用，每日1枚，捣烂水煎服。

主治　麻后痢。

来源　宁明县。※

005. Danyw　Lwgsaeg.

Yunghfap　Hai gwnz dingj, dienz gyu haeuj ndaw rim bae, aeu feiz ruemx daengz baihrog remjndaem baihndaw remjhenj bwh yungh, moix ngoenz 1 aen, dub yungz cienq raemx gwn.

Cujyau yw　Dokmaz le oksiq.

Goekgaen　Ningzmingz Yen. ※

水 痘
Dokraemx

水痘是由外感时行邪毒引起的急性传染病。临床上以发热，皮肤分批出现丘疹、疱疹、结痂为其特征。本病多见于冬、春两季。儿童时期皆可发病，以1~4岁为多见。

Dokraemx dwg cungj binghlah gaenjgip deng gij binghlah doegyak cingq hwng haenx lah dawz baenzbingh. Youq seiz duenq bingh yw bingh raen gij binghyiengh dwg fatndat, naengnoh faen buek ok raet、nengzndaemj、giet gyaep. Cungj bingh neix youq seizdoeng、seizcin song aen geiqciet raen lai. Seiz lwgnyez cungj ndaej fat bingh, lwgnyez 1~4 bi raen lai.

001. 验方 ①豆腐渣120克，芭蕉芋、番薯各60克，臭硫黄粉30克；②番薯1个（煨熟），臭硫黄粉3克。

用法 成脓时用验方①捣烂敷患处四周，留顶端以便排脓。疔疮红肿极盛而未成脓时取验方②捣烂敷患处。

主治 天花、水痘、麻疹发毒成疔疮或痈疮（好发于腋窝或腹股沟淋巴结部位）。

来源 田阳县。※

001. Danyw ①Nyaqdaeuhfouh 120 gwz, maenzngaeux、lwgmaenz gak 60 gwz, mbavuengzcungq 30 gwz；②lwgmaenz 1 aen（saz cug）, mbavuengzcungq 3 gwz.

Yunghfap Baenz nong seiz yungh danyw ①daem yungz baeng seiqhenz diegin, louz gwnz dingj hawj de fuengbienh baiz nong. Baezding foeg hoengzfwtfwt youh caengz baenz nong seiz aeu danyw ② daem yungz baeng diegin.

Cujyau yw Dok、dokraemx、dokmaz fat doeg baenz baezding roxnaeuz baenz baeznong（lajeiq roxnaeuz linzbah gehga gizde baenz lai）.

Goekgaen Denzyangz Yen. ※

002. 验方 炙北芪、炙党参、紫草各9克，熟地6克，当归7.5克，花粉、炮山甲、牛蒡子、炙甘草各3克，大枣2枚，煨姜3片。

用法 水煎服，每日1剂。

主治 痘出4日，黑陷。

来源 宁明县。

002. Danyw Bwzgizcit、dangjcinhcit、goaeuj gak 9 gwz, sugdeih 6 gwz, godanghgveih 7.5 gwz, vafaenj、gyaeplinh、faet、gamcaujceuj gak 3 gwz, makcaujcij 2 aen, hingsaz 3 gep.

Yunghfap Cienq raemx gwn, moix ngoenz fuk ndeu.

Cujyau yw Dokraemx ok 4 ngoenz, mboep ndaem.

Goekgaen Ningzmingz Yen.

003. 验方 ①木豆、朱砂、赤小豆各 6 克,炮山甲 15 克;②木豆梗、杨柳梗各适量。

用法 验方①研末,用鸡冠血、甜酒冲服,每日 1 剂。验方②水煎洗澡。

主治 痘不上浆。

来源 宁明县。※

003. Danyw ①Duhfaex、cuhsah、duhhoengz gak 6 gwz, gyaeplinh 15 gwz;②ganjduhfaex、goliux gak habliengh.

Yunghfap Danyw ①Nienj baenz mba, aeu lwed roujgaeq, laeujvan cung gwn, moix ngoenz fuk ndeu. Danyw ② cienq raemx caemxndang.

Cujyau yw Dokraemx mbouj hwnj giengh.

Goekgaen Ningzmingz Yen. ※

004. 验方 炙黄芪、当归、熟地各 9 克,川芎 6 克,牛膝 4.5 克,大腹皮、五加皮、茯苓皮、陈皮、炙甘草各 3 克,肉桂 1.5 克。

用法 水煎服,每日 1 剂。

主治 痘出浮肿。

来源 宁明县。※

004. Danyw Vangzgizcit、godanghgveih、sugdeih gak 9 gwz, gociengoeng 6 gwz, vaetdauq 4.5 gwz, naengmaklangz、gocijcwz、naengfuzlingz、naeng makgam、gamcaujceuj gak 3 gwz, go'gviq 1.5 gwz.

Yunghfap Cienq raemx gwn, moix ngoenz fuk ndeu.

Cujyau yw Dokmaz le foegfouz.

Goekgaen Ningzmingz Yen. ※

005. 验方 桑树虫、杜仲各适量。

用法 捣烂绞汁,涂患处。

主治 痘疹黑色。

来源 宁明县。※

005. Danyw Nongonengznuengx、faexiethoux gak habliengh.

Yunghfap Daem yungz geuj aeu raemxyw, cat gizbingh.

Cujyau yw　Dokraemx saek ndaem.

Goekgaen　Ningzmingz Yen. ※

006. 验方　珍珠壳适量。

用法　研极细末，以人乳汁调匀敷眼周围。

主治　痘出眼内或痘陷入眼。

来源　宁明县。※

006. Danyw　Byukcaw habliengh.

Yunghfap　Nienj baenz mba gig mwnh, aeu raemxcij vunz ndau yinz baeng seiqlengq da.

Cujyau yw　Dokraemx ok ndaw da roxnaeuz loemqhaeuj ndaw da bae.

Goekgaen　Ningzmingz Yen. ※

007. 验方　细叶榕、细茶叶各30克。

用法　水煎取浓汁，加蜂蜜30毫升，以文火熬成膏，每日1匙，以开水送服。

主治　痘疹下痢。

来源　宁明县。※

007. Danyw　Goreiz、mbawcazsaeq gak 30 gwz.

Yunghfap　Cienq raemx aeu raemxyw noengz, gya dangzrwi 30 hauzswngh, aeu feizunq cienq baenz gau, moix ngoenz 1 beuzgeng, aeu raemxgoenj soengq gwn.

Cujyau yw　Dokraemx okleih.

Goekgaen　Ningzmingz Yen. ※

008. 验方　黄猄骨、木豆、路边青各适量，鲫鱼胆1个。

用法　水煎外洗。

主治　痘疹初起，高热抽搐。

来源　宁明县。※

008. Danyw　Ndokduzfanz、duhfaex、govaihag gak habliengh, mbeibyacaek 1 aen.

Yunghfap　Cienq raemx rog swiq.

Cujyau yw　Dokmaz ngamq ok, fatndat hwnjgeuq.

Goekgaen　Ningzmingz Yen. ※

009. 验方　荞麦粉适量。

用法　撒患处。

11

主治 痘疹溃烂。

来源 环江毛南族自治县。※

009. Danyw Mbameg habliengh.

Yunghfap Vanq coq gizbingh.

Cujyau yw Dokmaz cimj naeuh.

Goekgaen Vanzgyangh Mauznanzcuz Swciyen. ※

010. **验方** 细茶、菜豆、银花各适量。

用法 嚼烂，敷眼周围。忌吃鸡肉。

主治 出痘，眼红肿。

来源 田东县。

010. Danyw Cazsaeq、duhbyaek、vagimngaenz gak habliengh.

Yunghfap Nyaij yungz, baeng seiqlengq da. Geih gwn nohgaeq.

Cujyau yw Dokmaz, da foeg hoengz.

Goekgaen Denzdungh Yen.

011. **验方** 山田螺（煅）10 个，孵过的鸡蛋壳 5 个（煅），妇人血余炭 3 克。

用法 共研末配猪肝 120 克混合煎香服。

主治 麻痘疳积入眼、畏光。

来源 田东县。

011. Danyw Saenazbya（coemh）10 aen, byak gyaeqgaeq faeg gvaq 5 aen（coemh）, danqbyoem mehmbwk 3 gwz.

Yunghfap Caez nienj baenz mba boiq daepmou 120 gwz doxgyaux cien hom gwn.

Cujyau yw Dokmaz gam hwnj da、lau rongh.

Goekgaen Denzdungh Yen.

012. **验方** 灶头泥适量。

用法 炒红，酒淬，敷脐部。

主治 痘痢。

来源 宁明县。※

012. Danyw Namhgyaeujcauq habliengh.

Yunghfap Cauj hoengz, coq ndaw laeuj youh aeu okdaeuj, oep saejndw.

Cujyau yw Dokmaz okleih.

Goekgaen Ningzmingz Yen. ※

013. **验方**　防风、枳壳、山栀子（炒）、归身、地榆炭各 4.5 克，赤芍、车前、牛蒡子、银花各 6 克，大黄、黄芩各 3 克，甘草 2 克。

用法　水煎服。

主治　麻痘痢。

来源　宁明县。※

013. **Danyw**　Gofangzfungh、makdoengjsoemj vuengzgae（cauj）、gyangragdanghgveih、maxlienzanmij gak 4.5 gwz，gocizsoz、nyadaezmax、faet、vagimngaenz gak 6 gwz，golinxvaiz、vangzginz gak 3 gwz，gamcauj 2 gwz.

Yunghfap　Cienq raemx gwn.

Cujyau yw　Dokmaz okleih.

Goekgaen　Ningzmingz Yen.　※

流行性腮腺炎
Hangzgauqmou

流行性腮腺炎又名"痄腮""腮肿""腮疮"，俗称"猪头肥"。临床以一侧或先后在两侧腮腺部位肿胀，边缘不清，按之有柔韧感，疼痛和压痛为特征，常伴有恶寒发热。本病冬春两季常见流行，以学龄儿童发病较多。

Hangzgauqmou youh heuhguh "ngazgauqmou" "ngazgvanmou", bingzciengz heuhguh "gemjmou". Linzcangz binghyiengh dwg mbiengj hangz ndeu roxnaeuz song mbiengj hangz gonqlaeng foeggawh, henzbien mbouj cingcuj, naenx de roxnyinh unqnyangq, indot caeuq naenxin, ciengz buenx miz lau nit fathndat. Cungj bingh neix youq seizdoeng seizcin song aen geiqciet ciengzseiz raen, lwgnyez ngamq ndaej bae hagdangz cungj nienzgeij de fat bingh haemq lai.

001. 验方　蓝靛 10 克，黑火药 5 克，冰片 3 克。
用法　用冷开水调匀涂患处，每日 2 次。
主治　流行性腮腺炎。
来源　来宾市。※
001. Danyw　Dienh 10 gwz, siundaem 5 gwz, binghben 3 gwz.
Yunghfap　Aeu raemxgoenjgyoet ndau yinz oep gizbingh, moix ngoenz 2 baez.
Cujyau yw　Hangzgauqmou.
Goekgaen　Laizbinh Si. ※

002. 验方　独脚莲（滇重楼）适量。
用法　磨醋，外涂患处，并以药棉蘸药汁放入口腔内患侧第 2 颗大牙处，每日 2～3 次。
主治　流行性腮腺炎。
来源　龙胜各族自治县。※
002. Danyw　Dozgozginh habliengh.
Yunghfap　Boiq laeuj, cat rog gizbingh, caemhcaiq aeu faiqyw caemj raemxyw coq haeuj ndawbak baih dengbingh daihngeih diuz heujvaiz gizde bae, moix ngoenz 2～3 baez.
Cujyau yw　Hangzgauqmou.
Goekgaen　Lungzswng Gak Cuz Swciyen. ※

003. **验方**　石灰、青矾、雄黄各适量。

用法　共研末，调茶油涂患处。

主治　流行性腮腺炎。

来源　都安瑶族自治县。※

003. Danyw　Hoi、cinghfanz、rinroujgyaeq gak habliengh.

Yunghfap　Caez nienj baenz mba，boiq youzcaz cat gizbingh.

Cujyau yw　Hangzgauqmou.

Goekgaen　Duh'anh Yauzcuz Swciyen. ※

004. **验方**　鲜八角树叶 40 克，红糖适量。

用法　捣烂敷患处，每日 1 次。

主治　流行性腮腺炎。

来源　都安瑶族自治县。※

004. Danyw　Mbawfaex batgak ndip 40 gwz，dangzsa habliengh.

Yunghfap　Daem yungz baeng diegin，moix ngoenz baez ndeu.

Cujyau yw　Hangzgauqmou.

Goekgaen　Duh'anh Yauzcuz Swciyen. ※

005. **验方**　七叶一枝花 30 克，白及 15 克，冰片 1.5 克。

用法　共研末，调米醋敷患处，每日 1 剂。

主治　流行性腮腺炎。

来源　金秀瑶族自治县。※

005. Danyw　Caekdungxvaj 30 gwz，gobwzgiz 15 gwz，binghben 1.5 gwz.

Yunghfap　Caez nienj baenz mba，boiq meiqhaeux baeng gizbingh，moix ngoenz fuk ndeu.

Cujyau yw　Hangzgauqmou.

Goekgaen　Ginhsiu Yauzcuz Swciyen. ※

006. **验方**　青黛粉、鸡蛋清各适量。

用法　调匀涂患处。

主治　两腮肿痛。

来源　宁明县。※

006. Danyw　Mbaromj、hauxgyaeq gak habliengh.

Yunghfap　Ndau yinz cat gizbingh.

Cujyau yw　Song mbiengj hangzgauq in.

Goekgaen　Ningzmingz Yen. ※

007. **验方** 防风、荆芥、羌活、甘草各适量。

用法 水煎服，每日 1 剂。

主治 流行性腮腺炎。

来源 罗城仫佬族自治县。※

007. Danyw　Gofangzfungh、goginghgai、go'gyanghhoz、gamcauj gak habliengh.

Yunghfap　Cienq raemx gwn, moix ngoenz fuk ndeu.

Cujyau yw　Hangzgauqmou.

Goekgaen　Lozcwngz Mulaujcuz Swciyen. ※

008. **验方** 鲜红背菜适量。

用法 配盐、泥捣烂敷患处，每日换药 1～2 次。

主治 流行性腮腺炎。

来源 罗城仫佬族自治县。※

008. Danyw　Byaekboiq ndip habliengh.

Yunghfap　Boiq gyu、namh daem yungz baeng diegin, moix ngoenz vuenh yw 1～2 baez.

Cujyau yw　Hangzgauqmou.

Goekgaen　Lozcwngz Mulaujcuz Swciyen. ※

009. **验方** 山菠萝 15 克，木棉树皮、海桐皮各 60 克。

用法 水煎服，每日 1 剂。

主治 流行性腮腺炎。

来源 田东县。

009. Danyw　Bohlozcwx 15 gwz, naenggoleux、godungjcanz gak 60 gwz.

Yunghfap　Cienq raemx gwn, moix ngoenz fuk ndeu.

Cujyau yw　Hangzgauqmou.

Goekgaen　Denzdungh Yen.

010. **验方** 鲜红鸡屎藤（落葵）叶适量。

用法 捣烂敷患处，每日换药 1 次。

主治 流行性腮腺炎。

来源 凤山县。※

010. Danyw　Mbawgaeubang ndip habliengh.

Yunghfap　daem yungz baeng diegin, moix ngoenz vuenh yw 1 baez.

Cujyau yw　Hangzgauqmou.

Goekgaen　Fungsanh Yen. ※

011. **验方**　生南星 21 克，野花椒子 3 克，生半夏 15 克。

用法　共捣烂敷患处，每日换药 1 次。

主治　流行性腮腺炎。

来源　凤山县。※

011. Danyw　Gonoegnueg ndip 21 gwz, cehvaceubya 3 gwz, buenqyaq ndip 15 gwz.

　　Yunghfap　Caez daem yungz baeng diegin, moix ngoenz vuenh yw 1 baez.

　　Cujyau yw　Hangzgauqmou.

　　Goekgaen　Fungsanh Yen. ※

012. **验方**　苋菜、木瓜各 60 克，酒饼 1 只，盐适量。

用法　共捣烂和匀，煨热敷患处，每日换药 1 次。

主治　流行性腮腺炎。

来源　广西民族医药研究院。※

012. Danyw　Byaekroem、moeggva gak 60 gwz, lwgndo 1 duz, gyu hab-liengh.

　　Yunghfap　Caez daem yungz gyaux yinz, saz ndat oep diegin, moix ngoenz vuenh yw 1 baez.

　　Cujyau yw　Hangzgauqmou.

　　Goekgaen　Gvangjsih Minzcuz Yihyoz Yenzgiuyen. ※

013. **验方**　鲜仙人掌（去刺）20 克，硝酸铵 10 克。

用法　共捣烂和匀涂患处，每日数次。

主治　流行性腮腺炎。

来源　来宾市。※

013. Danyw　Golinxvaiz ndip（dawz oen deuz）20 gwz, siuhsonh'anh 10 gwz.

　　Yunghfap　Caez daem yungz gyaux yinz cat gizbingh, moix ngoenz geij baez.

　　Cujyau yw　Hangzgauqmou.

　　Goekgaen　Laizbinh Si. ※

小儿麻痹
Lwgnyez Mazmwnh

小儿麻痹是儿童时期较为常见的一种传染病，麻痹前有发热、伴有咳嗽、咽痛、多汗或有呕吐、泄泻、腹痛、全身肌肉疼痛等症状，继而出现肢体痿软、肌肉驰缓和萎缩为其主要特征。本病多见于 1～5 岁的小孩，尤以 6 个月至 2 岁为最多见，较轻病例，通过治疗可完全恢复，严重者可留有终身残疾，甚至死亡。

Lwgnyez mazmwnh dwg cungj bingh lah seiz lwgnyez ciengzseiz raen ndeu, mazmwnh gaxgonq miz binghyiengh fatndat、buenx miz ae、conghhoz in、hanh lai roxnaeuz rueg、oksiq、lajdungx in、daengx ndang noh in daengj, ciep roengzdaeuj okyienh cujyau binghyiengh dwg seiqguengq reuq unq、ndangnoh rungq reuq. Cungj bingh neix youq lwgnyez 1～5 bi raen lai, daegbied dwg lwgnyez 6 ndwen daengz 2 bi duenh nienzgeij raen ceiq lai, bingh haemq mbaeu, doenggvaq yw le ndaej cienzbouh hoizfuk, boux binghnaek de ndaej louz miz ndangcanz baenz ciuhvunz, lij dai dem.

001. 验方　短瓣石竹、毛杜仲、骨碎补、红柳各 5 克，鸡血藤 10 克。

用法　配猪尾炖服，每日 1 剂。

主治　小儿麻痹后遗症。

来源　*都安瑶族自治县。*※

001. Danyw　Godauqrod、gaeuseigyau、gofwngzmaxlaeuz、gohungzliuj gak 5 gwz, gaeulwed 10 gwz.

Yunghfap　Boiq riengmou aeuq gwn, moix ngoenz fuk ndeu.

Cujyau yw　Lwgnyez mazmwnh houyizcwng.

Goekgaen　Duh'anh Yauzcuz Swciyen. ※

002. 验方　走马胎、油麻根、松筋藤、血藤、穿破石各 6 克，千金草 1.5 克。

用法　水煎服，每日 1 剂。

主治　小儿麻痹后遗症。

来源　*金秀瑶族自治县。*※

002. Danyw　Coujmajdaih、raggolwgraz、gaeundaux、gaeulwed、gooenciq gak 6 gwz, gocagcugsien 1.5 gwz.

Yunghfap　Cienq raemx gwn, moix ngoenz fuk ndeu.

Cujyau yw   Lwgnyez mazmwnh houyizcwng.

Goekgaen   Ginhsiu Yauzcuz Swciyen. ※

003. **验方**   ①枫荷桂、五加皮、五指牛奶、走马胎、小血藤、鸡血藤、千斤拔、宽筋藤、杜仲、羊耳菊各 500 克，双钩藤（块根）250 克；②五指牛奶、千斤拔、杜仲、枫荷桂、小叶金不换、走马胎（干品）各 9～15 克，双钩藤 1.5～3 克。

用法   验方①水煎外洗，每日早、晚各 1 次，20 日后改为每日 1 次。验方②水煎服，每日 3 次，每 3 日 1 剂，2 个月后改为每日服 2 次。

主治   小儿麻痹后遗症。

来源   河池市。※

003. Danyw   ① Faexraeuvaiz、gocijcwz、gocijcwz、coujmajdaih、gaeucuenqiq、gaeulwed、goragdingh、gaeucukdwngx、faexiethoux、go'ngaihyungz gak 500 gwz, gaeugvaqngaeu (ndaekrag) 250 gwz; ②gocijcwz、goragdingh、faexiethoux、faexraeuvaiz、byaeknyaujgaeq、coujmajdaih (ywhawq) gak 9～15 gwz, gaeugvaqngaeu 1.5～3 gwz.

Yunghfap   Danyw ①cienq raemx rog swiq, moix ngoenz haet、haemh gak baez ndeu, 20 ngoenz le gaij guh moix ngoenz baez ndeu. Danyw ②cienq raemx gwn, moix ngoenz 3 baez, moix 3 ngoenz fuk ndeu, 2 ndwen le gaij guh moix ngoenz gwn 2 baez.

Cujyau yw   Lwgnyez mazmwnh houyizcwng.

Goekgaen   Hozciz Si. ※

004. **验方**   牛耳风（多花瓜馥木）12 克，当归藤、半枫荷各 15 克，千斤拔 15～30 克，三叶鸡血藤（密花豆）30 克。

用法   配猪骨头水煎服，每日 1 剂，1 个月为 1 个疗程。

主治   小儿麻痹后遗症。

来源   钟山县。

004. Danyw   Meixcihmbe 12 gwz, nyariengguk、faexraeuvaiz gak 15 gwz, goragdingh 15～30 gwz, gaeulwed 30 gwz.

Yunghfap   Boiq ndokmou cienq raemx gwn, moix ngoenz fuk ndeu, 1 ndwen guh aen liuzcwngz ndeu.

Cujyau yw   Lwgnyez mazmwnh houyizcwng.

Goekgaen   Cunghsanh Yen.

005. **验方**   千斤拔 21 克，藤杜仲 15 克，鸡血藤 12 克，七爪风（独行千里）、牛膝、川断各 6 克，桂党参（土党参）、女贞子各 9 克，五加皮 4.5 克，甘草 3 克。

用法 水煎服，每日 1 剂。

主治 小儿麻痹后遗症。

来源 广西民族医药研究院。※

005. **Danyw** Goragdingh 21 gwz，gaeuseigyau 15 gwz，gaeulwed 12 gwz，funghcaetnyauj、vaetdauq、ciepndokconh gak 6 gwz，dangjsinhdoj、makfaexbeglab gak 9 gwz，gocijcwz 4.5 gwz，gamcauj 3 gwz.

Yunghfap Cienq raemx gwn，moix ngoenz fuk ndeu.

Cujyau yw Lwgnyez mazmwnh houyizcwng.

Goekgaen Gvangjsih Minzcuz Yihyoz Yenzgiuyen. ※

006. **验方** 鲜多花瓜馥木（牛耳风）120 克，甘草 9～15 克。

用法 水煎服，每日 1 剂，药渣复煎外洗，10～15 日为 1 个疗程。

主治 小儿麻痹后遗症。

来源 广西民族医药研究院。※

006. **Danyw** Meixcihmbe ndip 120 gwz，gamcauj 9～15 gwz.

Yunghfap Cienq raemx gwn，moix ngoenz fuk ndeu，nyaqyw dauq cienq rog swiq，10～15 ngoenz guh aen liuzcwngz ndeu.

Cujyau yw Lwgnyez mazmwnh houyizcwng.

Goekgaen Gvangjsih Minzcuz Yihyoz Yenzgiuyen. ※

007. **验方** 桂枝、生姜、当归、姜黄各 4.5 克，大枣、乌梢蛇各 9 克，白芍、地龙、桑枝各 12 克，五指牛奶根 15 克。

用法 水煎服，每日 1 剂。

主治 小儿麻痹症及后遗症。

来源 广西民族医药研究院。※

007. **Danyw** Go'gviq、hingndip、godanghgveih、gieng gak 4.5 gwz，makcaujcij、gaeuhouznou gak 9 gwz，gobwzsoz、duzndwen、ngagonengznuengx gak 12 gwz，raggocijcwz 15 gwz.

Yunghfap Cienq raemx gwn，moix ngoenz fuk ndeu.

Cujyau yw Lwgnyez mazmwnh caeuq houyizcwng.

Goekgaen Gvangjsih Minzcuz Yihyoz Yenzgiuyen. ※

008. **验方** 宽筋草、杜仲、牛膝各 21 克，鹿筋、黑枣、大枣各 15 克，猪脚适量。

用法 炖服，每日 1 剂。

主治 小儿麻痹后遗症。

来源　来宾市。※

008. **Danyw**　Gaeuseiqlimq、faexiethoux、vaetdauq gak 21 gwz, nyinzmaxloeg、makcaujndaem、makcaujcij gak 15 gwz, ngviqmou habliengh.

Yunghfap　Aeuq gwn, moix ngoenz fuk ndeu.

Cujyau yw　Lwgnyez mazmwnh houyizcwng.

Goekgaen　Laizbinh Si. ※

009. **验方**　走马胎、松筋藤、五加皮、五爪金龙（五指牛奶）根、川仲、十八症各适量。

用法　水煎服，每日 1 剂。

主治　小儿麻痹后遗症。

来源　来宾市。※

009. **Danyw**　Coujmajdaih、gaeundaux、gocijcwz、raggocijcwz、conhcung、gaeucuenqhung gak habliengh.

Yunghfap　Cienq raemx gwn, moix ngoenz fuk ndeu.

Cujyau yw　Lwgnyez mazmwnh houyizcwng.

Goekgaen　Laizbinh Si. ※

百日咳
Bingh'aebakngoenz

百日咳，即顿咳，又名"鸡咳"，是小儿常见的呼吸道传染病之一。临床以阵发性痉挛性咳嗽，咳后有特殊的吸气性吼声，即鸡鸣样的回声，最后倾吐痰沫为特征。本病四季都可发生，以冬、春季尤多，5 岁以下小孩多见。

Bingh'aebakngoenz, couhdwg ae baenz donq, youh heuhguh " ae gaeq ", dwg cungj binghlah saidiemheiq lwgnyez ciengzseiz raen ndeu. Seiz ywbingh ndaej raen gij binghyiengh dwg ae hwnjgeuq baenz raq, ae le miz gij singdiemheiq rongx daegbied mbouj doengz bingzciengz haenx, couhdwg gij sing hap lumj gaeq haen nei, doeklaeng rueg myaiz. Cungj bingh neix seiqgeiq cungj ndaej raen, seizdoeng、seizcin raen daegbied lai, gij lwgnyez 5 bi doxroengz raen ceiq lai.

001. 验方 蛇不过（扛板归）12 克，大蒜 7 克，冰糖适量（冲服）。

用法 水煎服，每日 1 剂。

主治 百日咳。

来源 柳州市柳江区。※

001. Danyw Gangzngwd 12 gwz, gyaeujho 7 gwz, dangzrin habliengh (cung gwn).

Yunghfap Cienq raemx gwn, moix ngoenz fuk ndeu.

Cujyau yw Bingh'aebakngoenz.

Goekgaen Liujcouh Si Liujgyangh Gih. ※

002. 验方 荷叶、红柚子皮（煅）各 15 克，白糖 9 克。

用法 水煎服，每日 1 剂。

主治 百日咳。

来源 田东县。

002. Danyw Go'mbu、byakmakbughoengz（coemh）gak 15 gwz, begdangz 9 gwz.

Yunghfap Cienq raemx gwn, moix ngoenz fuk ndeu.

Cujyau yw Bingh'aebakngoenz.

Goekgaen Denzdungh Yen.

003. 验方 紫苏、路边菊、枇杷叶（去毛）各 9 克，甘蔗（黑蔗除外）

250 克。

用法 水煎服，每日 1 剂。忌食芥蓝菜及煎炒食物。

主治 百日咳。

来源 马山县。※

003. **Danyw** Gosijsu、byaekvaizhenzloh、mbawmakbizbaz（dawz bwn deuz）gak 9 gwz, oij（oijndaem mbouj suenq）250 gwz.

Yunghfap Cienq raemx gwn, moix ngoenz fuk ndeu. Geih gwn byaek-gailanz caeuq doxgaiq ciencauj.

Cujyau yw Bingh'aebakngoenz.

Goekgaen Majsanh Yen. ※

004. **验方** 鲜鱼腥草 30 克，鲜一箭球（水蜈蚣）15 克，鲜鹅不食草 10 克。

用法 水煎服，每日 1 剂。

主治 百日咳。

来源 都安瑶族自治县。※

004. **Danyw** Caekvaeh ndip 30 gwz, gosamlimj ndip 15 gwz, gomoeg-gyej ndip 10 gwz.

Yunghfap Cienq raemx gwn, moix ngoenz fuk ndeu.

Cujyau yw Bingh'aebakngoenz.

Goekgaen Duh'anh Yauzcuz Swciyen. ※

005. **验方** 鲜裂叶骨碎补、鲜红牛膝根、鲜石油菜各 30 克，鲜鹅不食草 10 克，鸡胆汁适量（冲服）。

用法 水煎服，每日 1 剂。

主治 百日咳。

来源 马山县。※

005. **Danyw** Gofwngzmaxlaeuz ndip、raggodauqrod ndip、byaeksizyouz ndip gak 30 gwz, gomoeggyej ndip 10 gwz, raemxmbeigaeq habliengh（cung gwn）.

Yunghfap Cienq raemx gwn, moix ngoenz fuk ndeu.

Cujyau yw Bingh'aebakngoenz.

Goekgaen Majsanh Yen. ※

006. **验方** 白前 15 克，夏枯草 30 克，蜂蜜适量（冲服）。

用法 水煎服，每日 1 剂。

主治 百日咳。

来源　象州县。※

006. Danyw　Bwzcenz 15 gwz, yaguhcauj 30 gwz, dangzrwi habliengh (cung gwn).

Yunghfap　Cienq raemx gwn, moix ngoenz fuk ndeu.

Cujyau yw　Bingh'aebakngoenz.

Goekgaen　Siengcouh Yen. ※

007. 验方　川贝 30 克, 杏仁 15 克, 青黛 9 克。

用法　共研末, 3 岁以下小孩每次 3 克, 以开水送服, 每日 3 次。

主治　百日咳。

来源　田东县。

007. Danyw　Conhbei 30 gwz, makgingq 15 gwz, romj 9 gwz.

Yunghfap　Caez nienj baenz mba, lwgnyez 3 bi doxroengz moix baez 3 gwz, aeu raemxgoenj soengq gwn, moix ngoenz 3 baez.

Cujyau yw　Bingh'aebakngoenz.

Goekgaen　Denzdungh Yen.

008. 验方　磨盘草 20 克, 枇杷叶 15 克。

用法　水煎服, 每日 1 剂。忌食姜、辣椒、酒。

主治　百日咳。

来源　来宾市。※

008. Danyw　Gomakmuh 20 gwz, mbawmakbizbaz 15 gwz.

Yunghfap　Cienq raemx gwn, moix ngoenz fuk ndeu. Geih gwn hing、lwgmanh、laeuj.

Cujyau yw　Bingh'aebakngoenz.

Goekgaen　Laizbinh Si. ※

009. 验方　鲜一箭球（全草）30～40 克, 鸡蛋黄 1 个。

用法　水煎服, 每日 1～2 剂。

主治　百日咳。

来源　钟山县。

009. Danyw　Gosamlimj ndip (daengx go) 30～40 gwz, hakhenj gyaeqgaeq 1 aen.

Yunghfap　Cienq raemx gwn, moix ngoenz 1～2 fuk.

Cujyau yw　Bingh'aebakngoenz.

Goekgaen　Cunghsanh Yen.

010. **验方**　青蛙 1 只（焙干），白糖 3 克。

用法　青蛙研末与白糖合匀，分 3 次开水送服，每日 1 剂。

主治　百日咳。

来源　凤山县。※

010. Danyw　Goep 1 duz（lang hawq），begdangz 3 gwz.

Yunghfap　Duzgoep nienj baenz mba caeuq begdangz cai yinz，baen 3 baez raemxgoenj soengq gwn，moix ngoenz fuk ndeu.

Cujyau yw　Bingh'aebakngoenz.

Goekgaen　Fungsanh Yen. ※

011. **验方**　瓜蒌仁 1.5 克，川贝、羌虫、生大黄、甘草各 3 克。

用法　用香油 150 毫升将药煎至黑色，滤取油分 3 日服。

主治　百日咳。

来源　田东县。

011. Danyw　Ngveihgvefangz 1.5 gwz，conhbei、duzgyanghcungz、golinxvaiz、gamcauj gak 3 gwz.

Yunghfap　Aeu youzlwgraz 150 hauzswngh cienq yw daengz saek ndaem，daih aeu youz baen 3 ngoenz gwn.

Cujyau yw　Bingh'aebakngoenz.

Goekgaen　Denzdungh Yen.

012. **验方**　龙脷叶 60 克，冰糖 15 克，猪肉适量。

用法　水煎服，每日 1 剂。

主治　百日咳。

来源　田东县。

012. Danyw　Mbawlinxlungz 60 gwz，dangzrin 15 gwz，nohmou habliengh.

Yunghfap　Cienq raemx gwn，moix ngoenz fuk ndeu.

Cujyau yw　Bingh'aebakngoenz.

Goekgaen　Denzdungh Yen.

013. **验方**　沙梨寄生、柚子寄生各 15 克，柠檬叶、橘叶各 9 克，生姜 3 克。

用法　水煎冲白糖服，每日 1 剂。

主治　百日咳。

来源　田东县。

013. Danyw　Gosiengz gomakleiz、gosiengz gomakbug gak 15 gwz，

mbawmakcengz、mbawmakdoengj gak 9 gwz, hingndip 3 gwz.

Yunghfap　Cienq raemx cung begdangz gwn, moix ngoenz fuk ndeu.

Cujyau yw　Bingh'aebakngoenz.

Goekgaen　Denzdungh Yen.

014. 验方　百部 6 克，半夏、陈皮各 4.5 克，柠檬叶 15 克。

用法　水煎调白糖服，每日 1 剂。

主治　百日咳。

来源　田林县。

014. Danyw　Maenzraeu 6 gwz, buenqyaq、naeng makgam gak 4.5 gwz, mbawmakcengz 15 gwz.

Yunghfap　Cienq raemx boiq begdangz gwn, moix ngoenz fuk ndeu.

Cujyau yw　Bingh'aebakngoenz.

Goekgaen　Denzlinz Yen.

015. 验方　荸荠 90 克（去皮），大蒜（捣汁）、川贝末各 9 克，麦芽糖 8 克，青筋草（铺地蜈蚣）4.5 克。

用法　前 4 味药加水半碗蒸熟，后 1 味药水煎，取两液兑匀，分 3 次服，每日 1 剂。

主治　百日咳。

来源　桂林市。

015. Danyw　Lwgcid 90 gwz（dat naeng bae）、gyaeujho（dub raemx）、mbaconhbei gak 9 gwz, dangzhaeux 8 gwz, gutnyungqvaek 4.5 gwz.

Yunghfap　4 cungj yw gaxgonq gya raemx buenq vanj naengj cug, cungj yw satbyai cienq raemx, aeu song cungj raemxyw doiq yinz, baen 3 baez gwn, moix ngoenz fuk ndeu.

Cujyau yw　Bingh'aebakngoenz.

Goekgaen　Gveilinz Si.

016. 验方　柚子壳（去青皮）、蜂蜜各 30～60 克。

用法　水煎冲蜂蜜服，每日 1 剂。

主治　百日咳。

来源　桂林市。

016. Danyw　Byakmakbug（bok naeng heu bae）、dangzrwi gak 30～60 gwz.

Yunghfap　Cienq raemx cung dangzrwi gwn, moix ngoenz fuk ndeu.

Cujyau yw　Bingh'aebakngoenz.

Goekgaen　Gveilinz Si.

017. 验方　百草霜、生荷叶各 12 克，生桑叶 9 克，陈皮炭 4.5 克。
用法　水煎冲白糖服，每日 1 剂。
主治　百日咳、衄血。
来源　岑溪市。

017. Danyw　Mijrek、go'mbu ndip gak 12 gwz、mbawgonengznuengx ndip 9 gwz、danqnaengmakgam 4.5 gwz.

Yunghfap　Cienq raemx cung begdangz gwn, moix ngoenz fuk ndeu.

Cujyau yw　Bingh'aebakngoenz、ndaeng ok lwed.

Goekgaen　Cinzhih Si.

018. 验方　梨子叶 15 克，桑叶 12 克，枇杷叶 4.5 克，白糖 15～30 克（冲服）。
用法　水煎服，每日 1 剂。
主治　百日咳。
来源　岑溪市。

018. Danyw　Mbawgomakleiz 15 gwz, mbawgonengznuengx 12 gwz, mbawmakbizbaz 4.5 gwz, begdangz 15～30 gwz（cung gwn）.

Yunghfap　Cienq raemx gwn, moix ngoenz fuk ndeu.

Cujyau yw　Bingh'aebakngoenz.

Goekgaen　Cinzhih Si.

019. 验方　鲜一箭球 60 克。
用法　水煎调白糖服，每日 1 剂。
主治　百日咳。
来源　《广西本草选编》。

019. Danyw　Gosamlimj ndip 60 gwz.

Yunghfap　Cienq raemx boiq begdangz gwn, moix ngoenz fuk ndeu.

Cujyau yw　Bingh'aebakngoenz.

Goekgaen　《Gvangjsih Bwnjcauj Senjbenh》.

020. 验方　鲜鱼腥草、鹅不食草各 750 克，一匹绸 125 克，百部 75 克。
用法　水煎两次，每次加水 750 毫升，煎约半小时，取两液混合浓缩至 500 毫升，加糖。1～2 岁每次 5 毫升，2 岁以上每次 10 毫升，每日服 3 次。
主治　百日咳。
来源　《广西本草选编》。

020. **Danyw**　Caekvaeh ndip、gomoeggyej gak 750 gwz，gaeudahau 125 gwz，maenzraeu 75 gwz.

Yunghfap　Cienq raemx song baez，moix baez gya raemx 750 hauzswngh，cienq daihgaiq buenq aen cungdaeuz，aeu song cungj yw doxgyaux noengzsuk daengz 500 hauzswngh，gya dangz. 1～2 bi moix baez 5 hauzswngh，2 bi doxhwnj moix baez 10 hauzswngh，moix ngoenz gwn 3 baez.

Cujyau yw　Bingh'aebakngoenz.

Goekgaen　《Gvangjsih Bwnjcauj Senjbenh》.

021. **验方**　蟛蜞菊 18 克，银花藤 9 克，钩藤、鱼腥草、玉叶金花各 6 克。

用法　水煎服，每日 1 剂，连服 3～5 剂。发热加一枝黄花 9 克；眼睑浮肿加茯苓皮 6 克；呕吐加竹茹 3 克；气喘加葶苈子 4.5 克；鼻衄加山栀炭 3 克、茅根 6 克。

主治　百日咳。

来源　*《广西本草选编》。*

021. **Danyw**　Golinxloeg 18 gwz，gaeuvagimngaenz 9 gwz，gaeugvaqngaeu、caekvaeh、gaeubeizhau gak 6 gwz.

Yunghfap　Cienq raemx gwn，moix ngoenz fuk ndeu，laebdaeb gwn 3～5 fuk. Fatndat gya goguthenj 9 gwz；buengzda foegfouz gya naengfuzlingz 6 gwz；rueg gya naenggocuk 3 gwz；haebgyawh gya cehdingzli 4.5 gwz；ndaeng ok lwed gya vuengzgae ceuj ndaem baenz danq 3 gwz、raghazdaij 6 gwz.

Cujyau yw　Bingh'aebakngoenz.

Goekgaen　《Gvangjsih Bwnjcauj Senjbenh》.

022. **验方**　扛板归（蚂蚱簕）500 克，锡叶藤（涩沙藤）90 克。

用法　加水2500毫升煎至1000毫升，去渣，加白糖及防腐剂制成糖浆，每次服 20 毫升，每日 3 次。

主治　百日咳。

来源　*《广西本草选编》。*

022. **Danyw**　Gangzngwd 500 gwz，swzsahdwngz 90 gwz.

Yunghfap　Gya raemx 2500 hauzswngh cienq daengz 1000 hauzswngh，lawh nyaq bae，gya begdangz caeuq fangzfujci guhbaenz dangzliu，moix baez gwn 20 hauzswngh，moix ngoenz 3 baez.

Cujyau yw　Bingh'aebakngoenz.

Goekgaen 《Gvangjsih Bwnjcauj Senjbenh》.

023. **验方** 大蒜（去皮）120 克。

用法 切碎，用冷开水 60 毫升泡 10 小时，去渣，加适量白糖。5 岁以上每次服 15 毫升，5 岁以下减半，每日 3 次。

主治 百日咳。

来源 富川瑶族自治县、钟山县。

023. Danyw Gyaeujho (mbiq byak bae) 120 gwz.

Yunghfap Ronq soiq, aeu raemxgoenj nit 60 hauzswngh cimq 10 aen cungdaeuz, lawh nyaq bae, gya begdangz habliengh. 5 bi doxhwnj moix baez gwn 15 hauzswngh, 5 bi doxroengz gemj buenq, moix ngoenz 3 baez.

Cujyau yw Bingh'aebakngoenz.

Goekgaen Fuconh Yauzcuz Swciyen、Cunghsanh Yen.

024. **验方** 金针菜（萱草）根 15 克。

用法 水煎服，每日 1～2 剂。

主治 百日咳。

来源 富川瑶族自治县、钟山县。

024. Danyw Ragbyaekginhcinh 15 gwz.

Yunghfap Cienq raemx gwn, moix ngoenz 1～2 fuk.

Cujyau yw Bingh'aebakngoenz.

Goekgaen Fuconh Yauzcuz Swciyen、Cunghsanh Yen.

025. **验方** 臭牡丹根、桑树根、矮凉伞（紫金牛）、白茅根各适量。

用法 水煎服，每日 1 剂。

主治 百日咳。

来源 桂林市临桂区。

025. Danyw Raggodongzhaeu、raggonengznuengx、cazdeih、raghazdaij gak habliengh.

Yunghfap Cienq raemx gwn, moix ngoenz fuk ndeu.

Cujyau yw Bingh'aebakngoenz.

Goekgaen Gveilinz Si Linzgvei Gih.

026. **验方** 老蒜头 9 克，川贝 6 克，黄糖适量。

用法 前两味药捣烂，以黄糖煎水冲服，每日 1 剂。

主治 百日咳。

来源 桂林市临桂区。

026. **Danyw**　Gyaeujho 9 gwz, conhbei 6 gwz, dangzhenj habliengh.

Yunghfap　Song cungj yw gaxgonq dub yungz, aeu dangzhenj cienq raemx cung gwn, moix ngoenz fuk ndeu.

Cujyau yw　Bingh'aebakngoenz.

Goekgaen　Gveilinz Si Linzgvei Gih.

027. **验方**　麻雀羽毛根（烧存性）适量。

用法　研末，开水冲服，每日1剂。

主治　百日咳。

来源　桂林市临桂区。

027. **Danyw**　Goekbwnroeglaej（aeu feiz ruemx daengz baihrog remjndaem baihndaw remjhenj）habliengh.

Yunghfap　Nienj baenz mba, raemxgoenj cung gwn, moix ngoenz fuk ndeu.

Cujyau yw　Bingh'aebakngoenz.

Goekgaen　Gveilinz Si Linzgvei Gih.

028. **验方**　旱莲叶1大张。

用法　水煎服，每日1剂。

主治　百日咳。

来源　桂林市临桂区。

028. **Danyw**　Mbawgomijcauq 1 mbaw hung.

Yunghfap　Cienq raemx gwn, moix ngoenz fuk ndeu.

Cujyau yw　Bingh'aebakngoenz.

Goekgaen　Gveilinz Si Linzgvei Gih.

029. **验方**　鲜一枝黄花全草60克，葱2棵。

用法　水煎分2次调冰糖服，每日1剂，连服2～7日，两岁以下小孩酌减。

主治　百日咳。

来源　广西壮族自治区卫生和计划生育委员会。

029. **Danyw**　Daengx go goguthenj ndip 60 gwz, coeng 2 go.

Yunghfap　Cienq raemx baen 2 baez boiq dangzrin gwn, moix ngoenz fuk ndeu, laebdaeb gwn 2～7 ngoenz, lwgnyez song bi doxroengz aenq gemj.

Cujyau yw　Bingh'aebakngoenz.

Goekgaen　Gvangjsih Bouxcuengh Swcigih Veiswngh Caeuq Giva Swnghyuz Veijyenzvei.

白 喉

Baenzngoz

白喉是感染时行疫疬之气引起的急性呼吸道传染病。临床以咽、喉、鼻等部位黏膜上形成灰白色假膜，伴有咽痛或犬吠样咳嗽、气喘、发热和烦躁等全身症状为特征。本病一年四季都有发生，以秋冬两季为多见，2～6岁小孩发病率为最高。

Baenzngoz dwg gij binghlah saidiemheiq gaenjgip deng gij heiq binghraq cingq hwng haenx lah dawz baenzbingh. Seiz ywbingh ndaej raen bouxbingh miz i gyaj saek haumong youq gwnz i ndawhoz、conghhoz、aenndaeng daengj dieg, buenx miz conghhoz in roxnaeuz ae lumj ma raeuq nei、ae'ngab、fatndat caeuq nyapnyuk daengj daengx ndang baenzbingh. Cungj bingh neix daengx bi seiq geiq cungj miz, seizcou seizdoeng song aen geiqciet raen lai, lwgnyez 2～6 bi fat bingh bijliz ceiq sang.

001. 验方 土荆芥、白花丹各适量。

用法 将土荆芥捣烂取汁内服，同时用白花丹捣烂，敷患处。

主治 白喉（初起）。

来源 东兰县。※

001. Danyw Heiqvaizmbawhung、godonhhau gak habliengh.

Yunghfap Dub yungz heiqvaizmbawhung le aeu raemxyw gwn, caemhcaiq aeu godonhhau daem yungz, oep diegin.

Cujyau yw Baenzngoz（ngamq deng）.

Goekgaen Dunghlanz Yen. ※

002. 验方 生地、麦冬各9克，元参5克，牡丹皮2克，甘草1克，浙贝母3克，薄荷1克，白芍2克。

用法 水煎服。体虚加熟地；发热则去白芍加连翘；燥则加天冬、茯苓；小便赤加木通；大便秘结加元明粉。

主治 白喉。

来源 宁明县。※

002. Danyw Goragndip、megdoeng gak 9 gwz, caemmbaemx 5 gwz, naengmauxdan 2 gwz, gamcauj 1 gwz, beimujhung 3 gwz, gobozhoz 1 gwz, gobwzsoz 2 gwz.

Yunghfap Cienq raemx gwn. Ndanghaw gya sugdeih; fatndat couh mbouj aeu gobwzsoz gya golenzgyau; sauj cix gya maenzgutgeuj、fuzlingz; nyouhhenj cix gya fanhdoeggaeu; haexgaz gya yenzmingzfwnj.

Cujyau yw　Baenzngoz.

Goekgaen　Ningzmingz Yen. ※

003. 验方　三蛇胆粉 0.8 克，西瓜霜半瓶。

用法　用竹筒吸药粉吹喉，每日数次。

主治　白喉。

来源　罗城仫佬族自治县。※

003. Danyw　Mba'mbeisamngwz 0.8 gwz, sihgvahsangh buenq bingz.

Yunghfap　Aeu ndungq daeuj cit mba yw boq hoz, moix ngoenz geij baez.

Cujyau yw　Baenzngoz.

Goekgaen　Lozcwngz Mulaujcuz Swciyen. ※

004. 验方　巴豆 2 颗（去皮取仁），辰砂 0.6 克（或等量雄黄）。

用法　将巴豆仁捣烂，与辰砂调成泥状，敷印堂穴，至起泡时除去，连用至病愈。

主治　白喉。

来源　宁明县。※

004. Danyw　Duhbap 2 ngveih (dawz byak deuz aeu ngveih), cuhsah 0.6 gwz (roxnaeuz rinroujgyaeq liengh doxdoengz).

Yunghfap　Ngveih duhbap daem yungz, caeuq cuhsah ndau yungz baenz namh met, oep yindangzhez, daengz hwnj bop couh dawz deuz, lienzyungh daengz ndei.

Cujyau yw　Baenzngoz.

Goekgaen　Ningzmingz Yen. ※

005. 验方　入地蜈蚣（根状茎）20 克。

用法　捣烂取汁，冲温开水服，每日 2 次，每次 1 剂。

主治　白喉。

来源　巴马瑶族自治县。※

005. Danyw　Gogeizlaenzlaemx (ganjrag) 20 gwz.

Yunghfap　Dub yungz aeu raemxyw, cung raemxgoenjraeuj gwn, moix ngoenz 2 baez, moix baez 1 fuk.

Cujyau yw　Baenzngoz.

Goekgaen　Bahmaj Yauzcuz Swciyen. ※

006. **验方**　白花蛇舌草、鱼鳞草（铁线蕨）、大水钱草各适量。

用法　捣烂，用第 2 次洗米水冲服，每日 1 剂。

主治　白喉，喉痛。

来源　广西医科大学第一附属医院。

006. **Danyw**　Golinxngwz vahau、gutdietsienq、gosuijcenzhung gak habliengh.

Yunghfap　Daem yungz, aeu raemxreiz baez daihngeih cung gwn, moix ngoenz fuk ndeu.

Cujyau yw　Baenzngoz, conghhoz in.

Goekgaen　Gvangjsih Yihgoh Dayoz Daih'it Fusuz Yihyen.

007. **验方**　开口剑（又名开喉箭、万年青）适量。

用法　用第 2 次洗米水磨汁内服，每日 1 剂。

主治　白喉。

来源　广西医科大学第一附属医院。

007. **Danyw**　Gogoenx habliengh.

Yunghfap　Aeu raemxreiz baez daihngeih muz aeu raemx gwn, moix ngoenz fuk ndeu.

Cujyau yw　Baenzngoz.

Goekgaen　Gvangjsih Yihgoh Dayoz Daih'it Fusuz Yihyen.

008. **验方**　地桃花根适量。

用法　煎水内服并含漱，每日 1 剂。

主治　白喉。

来源　广西医科大学第一附属医院。

008. **Danyw**　Raggovaetdauz habliengh.

Yunghfap　Cienq raemx gwn caemhcaiq gamz ndawbak riengxbak, moix ngoenz fuk ndeu.

Cujyau yw　Baenzngoz.

Goekgaen　Gvangjsih Yihgoh Dayoz Daih'it Fusuz Yihyen.

009. **验方**　指甲（烧炭）、蝴蝶草（双蝴蝶）、梅片各 3 克。

用法　共研末，分数次用鹅毛管吹进喉内，每日 1 剂。

主治　白喉。

来源　广西医科大学第一附属医院。

009. **Danyw**　Ribfwngz（coemh baenz danq）、nywjmbungqmbaj、meizben gak 3 gwz.

Yunghfap　Caez nienj baenz mba，baen geij baez aeu bwn hanq boq haeuj conghhoz bae，moix ngoenz fuk ndeu.

Cujyau yw　Baenzngoz.

Goekgaen　Gvangjsih Yihgoh Dayoz Daih'it Fusuz Yihyen.

010.**验方**　田螺壳（泥墙崩下的）适量。

用法　烧灰研末吹入喉中，每次适量，每日数次。

主治　白喉。

来源　广西医科大学第一附属医院。

010.Danyw　Gyomqsaenaz（gij lajciengzlak de）habliengh.

Yunghfap　Coemh baenz daeuh nienj baenz mba boq haeuj ndaw hoz bae，moix baez habliengh，moix ngoenz geij baez.

Cujyau yw　Baenzngoz.

Goekgaen　Gvangjsih Yihgoh Dayoz Daih'it Fusuz Yihyen.

011.**验方**　瓜子草（垂盆草）适量。

用法　捣烂，醋煎服，每日1剂。

主治　白喉。

来源　广西医科大学第一附属医院。

011.Danyw　Nyafaengzbengj habliengh.

Yunghfap　Daem yungz，aeu meiq cienq gwn，moix ngoenz fuk ndeu.

Cujyau yw　Baenzngoz.

Goekgaen　Gvangjsih Yihgoh Dayoz Daih'it Fusuz Yihyen.

012.**验方**　马鞭草全草50克。

用法　水煎服，小儿酌减，每日1剂。

主治　白喉。症见发热，咽痛，失音，干咳。

来源　广西壮族自治区卫生和计划生育委员会。

012.Danyw　Daengx go gobienmax 50 gwz.

Yunghfap　Cienq raemx gwn，lwgnyez aenq gemj，moix ngoenz fuk ndeu.

Cujyau yw　Baenzngoz. Bingh raen fatndat，conghhoz in，gangj mbouj ok sing，ae'ngangx.

Goekgaen　Gvangjsih Bouxcuengh Swcigih Veiswngh Caeuq Giva Swnghyuz Veijyenzvei.

013.**验方**　鲜蛇莓（地杨梅）全草适量。

用法　捣烂，泡开水服，每日1剂。

主治　白喉。症见发热，咽痛，失音，干咳。

来源　广西壮族自治区卫生和计划生育委员会。

013. Danyw　Daengx go gohaungoux ndip habliengh.

Yunghfap　Daem yungz, cimq raemxgoenj gwn, moix ngoenz fuk ndeu.

Cujyau yw　Baenzngoz. Bingh raen fat ndat, conghhoz in, gangj mbouj ok sing, ae'ngangx.

Goekgaen　Gvangjsih Bouxcuengh Swcigih Veiswngh Caeuq Giva Swnghyuz Veijyenzvei.

014. **验方**　蜗牛3～4只（连壳焙干），乌梅2枚（去核），大梅片1克。

用法　研末，用饭捣合为2丸，每次含服1丸，每日2次。

主治　白喉，单、双蛾。

来源　合浦县。

014. Danyw　Saehaexma 3～4 duz (lienz gyomq lang hawq), makmoizndaem 2 aen (mbouj aeu ngveih), meizbenhung 1 gwz.

Yunghfap　Nienj baenz mba, aeu ngaiz gyaux yinz guh baenz 2 naed, moix baez gamz gwn naed ndeu, moix ngoenz 2 baez.

Cujyau yw　Baenzngoz, danngoz、suengngoz.

Goekgaen　Hozbuj Yen.

015. **验方**　土牛膝根30克。

用法　水煎服，每日1剂。

主治　白喉。

来源　柳州市、马山县。※

015. Danyw　Raggodauqrod 30 gwz.

Yunghfap　Cienq raemx gwn, moix ngoenz fuk ndeu.

Cujyau yw　Baenzngoz.

Goekgaen　Liujcouh Si、Majsanh Yen.　※

016. **验方**　水萝卜（蒟蒻薯）、狗肝菜、土牛膝各15克。

用法　水煎分2次服，每日1剂。

主治　白喉。

来源　柳州市。

016. Danyw　Dienzcaetraemx、gyaemfangz、godauqrod gak 15 gwz.

Yunghfap　Cienq raemx faen 2 baez gwn, moix ngoenz fuk ndeu.

Cujyau yw　Baenzngoz.

Goekgaen Liujcouh Si.

017. 验方 七叶莲、半边莲、独脚莲、六角莲（八角莲）各 15 克。

用法 水煎服，每日 1 剂。

主治 白喉。

来源 岑溪市。

017. Danyw Caetdoq、byaeknda、dozgyozlenz、lienzbatgak gak 15 gwz.

Yunghfap Cienq raemx gwn，moix ngoenz fuk ndeu.

Cujyau yw Baenzngoz.

Goekgaen Cinzhih Si.

018. 验方 桐油果 10 只。

用法 煅存性，每次 9 克，开水泡服，每日 2 次。

主治 白喉。

来源 昭平县。

018. Danyw Makyouzgyaeuq 10 aen.

Yunghfap Coemh daengz yw baihrog baenz danq，moix baez 9 gwz，raemxgoenj cimq gwn，moix ngoenz 2 baez.

Cujyau yw Baenzngoz.

Goekgaen Cauhbingz Yen.

019. 验方 短瓣石竹根 60 克。

用法 水煎服，每日 1 剂，连服 2～4 日。

主治 白喉。

来源 《广西本草选编》。

019. Danyw Raggodauqrod 60 gwz.

Yunghfap Cienq raemx gwn，moix ngoenz fuk ndeu，laebdaeb gwn 2～4 ngoenz.

Cujyau yw Baenzngoz.

Goekgaen 《Gvangjsih Bwnjcauj Senjbenh》.

020. 验方 鲜华山矾（土常山）30 克，鲜粗叶悬钩子（牛大泵）60 克。

用法 水煎服，每日 1 剂。

主治 白喉。

来源 《广西本草选编》。

020. Danyw Gocangzsanh ndip 30 gwz，godumhvaiz ndip 60 gwz.

Yunghfap Cienq raemx gwn，moix ngoenz fuk ndeu.

Cujyau yw　Baenzngoz.

Goekgaen　《Gvangjsih Bwnjcauj Senjbenh》.

021. 验方　水獭胃（膜）1个（焙干），冰片 3 克。

用法　共研末，每次适量吹入喉部，每日 3 次。

主治　白喉。

来源　融安县。

021. Danyw　Dungxduznag（i）1 aen（lang hawq），binghben 3 gwz.

Yunghfap　Caez nienj baenz mba，moix baez aeu habliengh boq haeuj ndaw conghhoz bae，moix ngoenz 3 baez.

Cujyau yw　Baenzngoz.

Goekgaen　Yungzanh Yen.

022. 验方　蟾酥 0.15 克，冰片、青黛各 1.5 克。

用法　共研末，每次适量以竹筒吹入患者喉内，每日数次。

主治　白喉。

来源　融安县。

022. Danyw　Hauxduzgungqsou 0.15 gwz，binghben、romj gak 1.5 gwz.

Yunghfap　Caez nienj baenz mba，moix baez habliengh aeu ndungq boq haeuj ndaw conghhoz bouxbingh bae，moix ngoenz geij baez.

Cujyau yw　Baenzngoz.

Goekgaen　Yungzanh Yen.

023. 验方　①七叶莲、半边莲、独脚莲各 9 克；②木薯 150 克。

用法　验方①用双酒 60 毫升磨汁，1 次内服 15 毫升，其余外擦口腔及喉头部。验方②捣烂外敷颈部，每日各 1 剂。

主治　风热白喉。症见恶寒发热，头痛背胀，全身骨节疼痛，脉浮数，或喉头疼痛，有白点或白块，甚或满口皆白，呼吸、吞咽均感困难。

来源　岑溪市。

023. Danyw　①Caetdoq、byaeknda、dozgyozlenz gak 9 gwz；②maenzfaex 150 gwz.

Yunghfap　Danyw ①aeu laeujsueng 60 hauzswngh muz raemx，1 baez gwn 15 hauzswngh，gizyawz cat rog ndaw bak caeuq conghhoz. Danyw ② daem yungz rog baeng hoz，moix ngoenz gak fuk ndeu.

Cujyau yw　Rumzndat baenzngoz. Bingh raen lau nit fatndat，gyaeuj in hwet in，daengx ndang ndok in，meg fouz meg diuq vaiq，roxnaeuz conghhoz indot，miz diemj hau roxnaeuz baenz gaiq hau，youqgaenj ne daengx aen ndaw

37

bak cungj hau liux，diemheiq、ndwnj gwn cungj hojnanz.

Goekgaen　Cinzhih Si.

024. 验方　黄京鱼胆汁、黄蚂蜗胆汁各适量。

用法　共调匀涂患处，每日 5～6 次。

主治　风热白喉。症见恶寒发热，头痛背胀，全身骨节疼痛，脉浮数，喉中或痛或不痛，有白点或白块，甚或满口皆白，呼吸、吞咽均感困难。

来源　富川瑶族自治县、钟山县。

024. Danyw　Raemxmbei vangzginghyiz、raemxmbei vangzmaj gak habliengh.

Yunghfap　Caez ndau yinz cat gizbingh，moix ngoenz 5～6 baez.

Cujyau yw　Rumzndat baenzngoz. Bingh raen lau nit fatndat，gyaeuj in hwet in，daengx ndang ndok in，meg fouz meg diuq vaiq，conghhoz indot roxnaeuz mboujindot，miz diemj hau roxnaeuz baenz gaiq hau，youqgaenj ne daengx aen ndaw bak cungj hau liux，diemheiq、ndwnj gwn cungj hojnanz.

Goekgaen　Fuconh Yauzcuz Swciyen、Cunghsanh Yen.

025. 验方　九龙胆（金果榄）12 克，淮木通 9 克，地虱婆（平甲虫）30 个。

用法　焙干研末，加开水 100 毫升，白糖适量调匀。7～10 岁小孩分 5 次服，每日 1 剂。忌食辛辣燥热之品。

主治　发热、咳嗽、咽痛起白膜，呼吸和吞咽困难。

来源　荔浦县。

025. Danyw　Gimjlamz 12 gwz，fanhdoeggaeu 9 gwz，nonhaizdaej 30 duz.

Yunghfap　Lang sauj nienj baenz mba，gya raemxgoenj 100 hauzswngh，begdangz habliengh ndau yinz. Lwgnyez 7～10 bi baen guh 5 baez gwn，moix ngoenz fuk ndeu. Geih gwn doxgaiq manh sauj huj.

Cujyau yw　Fatndat、ae、conghhoz in hwnj i hau，diemheiq caeuq ndwnj gwn hojnanz.

Goekgaen　Libuj Yen.

026. 验方　六月雪、牛尾蕨各 6 克，七星剑 30 克。

用法　水煎服，每日 1 剂。

主治　发热、咳嗽、咽痛起白膜，致呼吸和吞咽困难。

来源　桂林市临桂区。

026. Danyw　Go'ndokmax、goyietnyinz gak 6 gwz，gutrongz 30 gwz.

Yunghfap　Cienq raemx gwn，moix ngoenz fuk ndeu.

Cujyau yw　Fatndat、ae、conghhoz in hwnj i hau，yinxhwnj diemheiq caeuq ndwnj gwn hojnanz.

Goekgaen　Gveilinz Si Linzgvei Gih.

027. 验方　矮凉伞 6 克，手指甲 3 克（烧存性），水白济根 4.5 克。

用法　共研末，调陈醋分 4 次服，每日 1 剂。

主治　白喉。

来源　桂林市临桂区。

027. Danyw　Cazdeih 6 gwz，ribfwngz 3 gwz（aeu feiz ruemx daengz baihrog remjndaem baihndaw remjhenj），suijbwzcigwnh 4.5 gwz.

Yunghfap　Caez nienj baenz mba，diuz meiq baen guh 4 baez gwn，moix ngoenz fuk ndeu.

Cujyau yw　Baenzngoz.

Goekgaen　Gveilinz Si Linzgvei Gih.

感 冒
Dwgliengz

感冒以发热、怕冷、鼻塞、流涕、咳嗽、头痛、身痛为主要症状。本病一年四季均可发生，冬、春两季发病率较高。

Dwgliengz gij cujyau binghyiengh dwg fatndat、lau nit、ndaeng saek、mug rih、ae、gyaeuj in、ndang in. Cungj bingh neix daengx bi seiqgeiq cungj ndaej fatseng，seizdoeng、seizcin song aen geiqciet fat bingh bijliz haemq sang.

001. 验方 党参、竹叶、竺黄各 4.5 克，防风、荆芥各 3 克，钩藤 6 克，蝉蜕 2 克。

用法 水煎服，每日 1 剂。

主治 小儿感冒、发热、口渴。

来源 田东县。

001. Danyw Dangjsinh、gohaeuxroeggae、denhcuzvangz gak 4.5 gwz，gofangzfungh、goginghgai gak 3 gwz，gaeugvaqngaeu 6 gwz，bokbid 2 gwz.

Yunghfap Cienq raemx gwn，moix ngoenz fuk ndeu.

Cujyau yw Lwgnyez dwgliengz、fatndat、hozhat.

Goekgaen Denzdungh Yen.

002. 验方 紫苏、党参各 4.5 克，桔梗、防风、半夏各 3 克，川芎、陈皮各 2 克，生姜 1 克，甘草 1.5 克。

用法 水煎服，每日 1 剂。

主治 小儿伤风身热、喷嚏、鼻塞、身重。

来源 田东县。

002. Danyw Gosijsu、dangjsinh gak 4.5 gwz，raggizgwngj、gofangzfungh、buenqyaq gak 3 gwz，gociengoeng、naeng makgam gak 2 gwz，hingndip 1 gwz，gamcauj 1.5 gwz.

Yunghfap Cienq raemx gwn，moix ngoenz fuk ndeu.

Cujyau yw Lwgnyez dwgliengz ndang ndat、haetcwi、ndaeng saek、ndang naek.

Goekgaen Denzdungh Yen.

003. 验方 土荆芥、紫苏、生姜、土桔梗、荠苨各 9 克，地胆头 12 克，黄糖适量。

用法　水煎服，每日 1 剂。

主治　外感风寒、头痛、咳嗽。

来源　柳州市。

003. **Danyw**　Heiqvaizmbawhung、gosijsu、hingndip、gizgwngjdoj、gizgwngjvan gak 9 gwz，gobudeih 12 gwz，dangzhenj habliengh.

Yunghfap　Cienq raemx gwn，moix ngoenz fuk ndeu.

Cujyau yw　Deng rumznit cimqfamh、gyaeuj in、ae.

Goekgaen　Liujcouh Si.

004. **验方**　五指风根 30 克，紫苏 12 克，生姜 4 片，陈皮、白前各 9 克。

用法　水煎服，每日 1 剂。

主治　外感风寒、头痛、咳嗽。

来源　柳州市。

004. **Danyw**　Raggoging 30 gwz，gosijsu 12 gwz，hingndip 4 gep，naeng makgam、bwzcenz gak 9 gwz.

Yunghfap　Cienq raemx gwn，moix ngoenz fuk ndeu.

Cujyau yw　Deng rumznit cimqfamh、gyaeuj in、ae.

Goekgaen　Liujcouh Si.

005. **验方**　豆豉姜（山鸡椒）、土荆芥（石荠苧）各 9 克，黄皮叶、半夏各 6 克，生姜 4 片。

用法　水煎服，每日 1 剂。

主治　外感风寒、咳嗽。

来源　柳州市。

005. **Danyw**　Gauginghsaej、heiqvaizmbawhung gak 9 gwz，mbawgomakmoed、buenqyaq gak 6 gwz，hingndip 4 gep.

Yunghfap　Cienq raemx gwn，moix ngoenz fuk ndeu.

Cujyau yw　Deng rumznit cimqfamh、ae.

Goekgaen　Liujcouh Si.

006. **验方**　路边菊 30 克，土薄荷、银花藤、茅根各 15 克。

用法　水煎服，每日 1 剂。

主治　外感风热。

来源　柳州市。

006. **Danyw**　Byaekvaizhenzloh 30 gwz，gobozhoz、gaeuvagimngaenz、raghazdaij gak 15 gwz.

Yunghfap　Cienq raemx gwn，moix ngoenz fuk ndeu.

Cujyau yw   Deng rumzhwngq cimqfamh.

Goekgaen   Liujcouh Si.

007. 验方   龙眼树叶 15 克，生葱、山芝麻各 30 克。

用法   水煎服，每日 1 剂。

主治   外感风热。

来源   柳州市。

007. **Danyw**   Mbawfaex maknganx 15 gwz, coeng ndip、lwgrazcwx gak 30 gwz.

Yunghfap   Cienq raemx gwn, moix ngoenz fuk ndeu.

Cujyau yw   Deng rumzhwngq cimqfamh.

Goekgaen   Liujcouh Si.

008. 验方   三姐妹 15 克，土常山（黄荆）9 克，山芝麻 15 克，葫芦茶 9 克。

用法   水煎服，每日 1 剂。高烧咳嗽者加枇杷叶 15 克，一箭球 9 克，鱼腥草 6 克，鬼针草 30 克。

主治   外感风热。

来源   柳州市。

008. **Danyw**   Gorieng'vaiz 15 gwz, goging 9 gwz, lwgrazcwx 15 gwz, gocazso 9 gwz.

Yunghfap   Cienq raemx gwn, moix ngoenz fuk ndeu. Boux fatndatsang deng'ae gya mbawmakbizbaz 15 gwz, gosamlimj 9 gwz, caekvaeh 6 gwz, gogemzgungq 30 gwz.

Cujyau yw   Deng rumzhwngq cimqfamh.

Goekgaen   Liujcouh Si.

009. 验方   通城虎 1 份，青葙子 1 份，蝴蝶草 2 份，大风艾 1.5 份。

用法   晒干研末。成人每次 5～10 克，小儿酌减，开水送服，每日 3 次。

主治   感冒高烧、急性黄疸型肝炎。

来源   上林县。

009. **Danyw**   Meixding 1 faenh, cehnyadangjmaj 1 faenh, golwgmanhraemx 2 faenh, go'ngaihlaux 1.5 faenh.

Yunghfap   Dak sauj nienj baenz mba. vunzhung moix baez 5～10 gwz, lwgnyez aenq gemj, raemxgoenj soengq gwn, moix ngoenz 3 baez.

Cujyau yw   Dwgliengz fatndatsang、ganhyenz vuengzbiu gaenjgip.

Goekgaen   Sanglinz Yen.

010. 验方　一点红（全草）6克，地桃花根 15 克，车前草（全草）9 克。

用法　水煎服，每日 1 剂。咳嗽者加磨盘草根 15 克。

主治　小儿感冒高热。

来源　广西壮族自治区卫生和计划生育委员会。

010. Danyw　Golizlungz（daengx go）6 gwz, raggovaetdauz 15 gwz, nyadaezmax（daengx go）9 gwz.

Yunghfap　Cienq raemx gwn, moix ngoenz fuk ndeu. Boux deng ae gya raggomakmuh 15 gwz.

Cujyau yw　Lwgnyez dwgliengz fatndatsang.

Goekgaen　Gvangjsih Bouxcuengh Swcigih Veiswngh Caeuq Giva Swnghhyuz Veijyenzvei.

011. 验方　一点红 15 克，甘蔗 60 克（煨，切碎）。

用法　水煎服，每日 1 剂。

主治　小儿感冒发热合并支气管炎。

来源　防城港市。※

011. Danyw　Golizlungz 15 gwz, oij 60 gwz（saz, ronq soiq）.

Yunghfap　Cienq raemx gwn, moix ngoenz fuk ndeu.

Cujyau yw　Lwgnyez dwgliengz fatndat caemh cihgi'gvanjyenz.

Goekgaen　Fangzcwngzgangj Si. ※

012. 验方　六月雪（华泽兰）、旱田草各 6～10 克。

用法　水煎服，每日 1 剂。亦可用大剂量水煎调盐洗澡。

主治　小儿感冒高热。

来源　金秀瑶族自治县。※

012. Danyw　Niuzcaetdoj、nyaleng gak 6～10 gwz.

Yunghfap　Cienq raemx gwn, moix ngoenz fuk ndeu. Hix ndaej aeu raemx lai di daeuj cienq raemx boiq gyu caemxndang.

Cujyau yw　Lwgnyez dwgliengz fatndatsang.

Goekgaen　Ginhsiu Yauzcuz Swciyen. ※

013. 验方　①灯心草、竹叶心、雷公根、鱼腥草、红花地桃花各 10 克；②马鞭草、桃叶、鸡屎藤各适量。

用法　验方①水煎服，每日 1 剂。验方②水煎洗澡。

主治　小儿感冒高热。

来源　金秀瑶族自治县。※

013. Danyw　①Mwnhdwnghcauj、nyodgohaeuxroeggae、byaekcienz、caekvaeh、govaetdauz gak 10 gwz；②gobienmax、mbawgomakdauz、gaeuroetma gak habliengh.

Yunghfap Danyw ① cienq raemx gwn，moix ngoenz fuk ndeu. Danyw ② cienq raemx caemxndang.

Cujyau yw Lwgnyez dwgliengz fatndatsang.

Goekgaen Ginhsiu Yauzcuz Swciyen. ※

014. **验方** 救必应、野六谷根、厚朴各6～9克。

用法 水煎服，每日1剂。同时用陶针刺足三里穴、中极穴、百会穴、印堂穴等穴。

主治 小儿感冒高热。

来源 金秀瑶族自治县。※

014. **Danyw** Maexdeihmeij、raghaeuxlidluyax、gohoubuj gak 6～9 gwz.

Yunghfap Cienq raemx gwn，moix ngoenz fuk ndeu. Caemhcaiq aeu cimmeng camz cuzsanhlijhez、cunghgizhez、bwzveihez、yindangzhez daengj hez.

Cujyau yw Lwgnyez dwgliengz fatndatsang.

Goekgaen Ginhsiu Yauzcuz Swciyen. ※

015. **验方** 红花地桃花、倒刺草、大叶榕、小叶榕、大荆芥（石香薷）、土荆芥（石荠苧）、草决明、萝芙木、叶下珠、马蹄金、旱莲草各10克，红丝线、鸡骨草各5克。

用法 水煎服，每日1剂。

主治 感冒高热。

来源 都安瑶族自治县。※

015. **Danyw** Govaetdauz、godauqrod、gorungz、goreiz、gorumbyang、heiqvaizmbawhung、cehyiengzmbeq、gomanhbya、golwglungh、byaekcenzlik、gomijcauq gak 10 gwz，gohungzcen、gogukgaeq gak 5 gwz.

Yunghfap Cienq raemx gwn，moix ngoenz fuk ndeu.

Cujyau yw Dwgliengz fatndatsang.

Goekgaen Duh'anh Yauzcuz Swciyen. ※

小儿肺炎
Lwgnyez Feiyenz

肺炎以发热、呕吐、咳嗽、喘憋、鼻煽为主要特点，常于冬、春季节以及气候骤变时发生。

Feiyenz cujyau daegdiemj dwg fatndat、rueg、ae、ae'ngab、ndaeng-yukyon，ciengzseiz youq geiqciet seizdoeng、seizcin caeuq dienheiq fwt bienq seiz fatseng.

001. 验方　小田基黄 2～3 株。
用法　水煎服，每日 1 剂。
主治　小儿肺炎。
来源　隆林各族自治县。※

001. Danyw　Nyavetrwz 2～3 go.
Yunghfap　Cienq raemx gwn，moix ngoenz fuk ndeu.
Cujyau yw　Lwgnyez feiyenz.
Goekgaen　Lungzlinz Gak Cuz Swciyen. ※

002. 验方　石蟾蜍、石仙桃、鱼腥草、桑白皮、白茅根各 30 克。
用法　水煎服，每日 1 剂。
主治　小儿支气管肺炎。
来源　防城港市。※

002. Danyw　Gvahlouh、lienzgotfaex、caekvaeh、gonengznuengx、raghaz-daij gak 30 gwz.
Yunghfap　Cienq raemx gwn，moix ngoenz fuk ndeu.
Cujyau yw　Lwgnyez cihgi'gvanj feiyenz.
Goekgaen　Fangzcwngzgangj Si. ※

003. 验方　小叶田基黄 2～3 株，鱼腥草 5 克，蜂蜜适量。
用法　水煎调蜂蜜服，每日 1 剂。
主治　小儿哮喘型肺炎。
来源　隆林各族自治县。※

003. Danyw　Nyavetrwz 2～3 go，caekvaeh 5 gwz，dangzrwi habliengh.
Yunghfap　Cienq raemx boiq dangzrwi gwn，moix ngoenz fuk ndeu.
Cujyau yw　Lwgnyez feiyenz ae'ngab.

Goekgaen　Lungzlinz Gak Cuz Swciyen. ※

004. 验方　葫芦茶、鱼腥草、大田基黄（遍地金）、大飞扬、桑白皮、山蒜根各 3 克。

用法　水煎服，每日 1 剂。

主治　小儿肺炎。

来源　崇左市。※

004. Danyw　Gocazso、caekvaeh、nyavetrwz、go'gyak、gonengznuengx、ragsuenqbya gak 3 gwz.

Yunghfap　Cienq raemx gwn, moix ngoenz fuk ndeu.

Cujyau yw　Lwgnyez feiyenz.

Goekgaen　Cungzcoj Si. ※

005. 验方　枇杷叶 15 克，六月雪、臭牡丹各 9 克，薄荷（后下）3 克。

用法　水煎服，每日 1 剂。

主治　小儿肺炎。

来源　象州县。※

005. Danyw　mbawmakbizbaz 15 gwz, go'ndokmax、godongzhaeu gak 9 gwz, gobozhoz（roengz doeklaeng）3 gwz.

Yunghfap　Cienq raemx gwn, moix ngoenz fuk ndeu.

Cujyau yw　Lwgnyez feiyenz.

Goekgaen　Siengcouh Yen. ※

006. 验方　臭牡丹、白颈蚯蚓、粽叶根各适量。

用法　水煎服，每日 1 剂。

主治　小儿肺炎。

来源　金秀瑶族自治县。※

006. Danyw　Godongzhaeu、nengzndwen hozhau、ragmbawrong gak habliengh.

Yunghfap　Cienq raemx gwn, moix ngoenz fuk ndeu.

Cujyau yw　Lwgnyez feiyenz.

Goekgaen　Ginhsiu Yauzcuz Swciyen. ※

007. 验方　不出林、满天星各 25 克，鱼腥草 30 克，薄荷（后下）2.5 克。

用法　水煎服，每日 1 剂。

主治　小儿肺炎。

来源　龙胜各族自治县。※

007. Danyw　Goyahdaemq、go'ndokmax gak 25 gwz，caekvaeh 30 gwz，gobozhoz（roengz doeklaeng）2.5 gwz.

Yunghfap　Cienq raemx gwn，moix ngoenz fuk ndeu.

Cujyau yw　Lwgnyez feiyenz.

Goekgaen　Lungzswng Gak Cuz Swciyen.　※

008. 验方　不出林 12 克，百部、仰天盅、龙骨风、一点红各 9 克，天冬 6 克。

用法　水煎服，每日 1 剂。发热者加鱼腥草 15 克。

主治　小儿肺炎、支气管炎。

来源　贺州市。

008. Danyw　Goyahdaemq 12 gwz，maenzraeu、gonap、ganjgutfaex、golizlungz gak 9 gwz，maenzgutgeuj 6 gwz.

Yunghfap　Cienq raemx gwn，moix ngoenz fuk ndeu. Boux fatndat gya caekvaeh 15 gwz.

Cujyau yw　Lwgnyez feiyenz、cihgi'gvanjyenz.

Goekgaen　Hocouh Si.

009. 验方　马鞭草 5 克，满天星、车前草、枇杷叶、竹叶地桃花各 10 克。

用法　水煎服，每日 1 剂。

主治　小儿肺炎，高热不退。

来源　都安瑶族自治县。※

009. Danyw　Gobienmax 5 gwz，go'ndokmax、nyadaezmax、mbawmakbizbaz、gohaeuxroeggae vaetdauz gak 10 gwz.

Yunghfap　Cienq raemx gwn，moix ngoenz fuk ndeu.

Cujyau yw　Lwgnyez feiyenz，fatndat sang mbouj doiq.

Goekgaen　Duh'anh Yauzcuz Swciyen.　※

010. 验方　一枝黄花、一点红各适量。

用法　水煎服，每日 1 剂。

主治　小儿肺炎。

来源　来宾市。※

010. Danyw　Goguthenj、golizlungz gak habliengh.

Yunghfap　Cienq raemx gwn，moix ngoenz fuk ndeu.

Cujyau yw　Lwgnyez feiyenz.

Goekgaen　Laizbinh Si.　※

咳 嗽
Baenzae

咳嗽是儿科最为常见的肺系证候之一。本病症包括现代医学的气管炎、支气管炎等。

Baenzae dwg gij feihi cwnghou ndawde bingh lwgnyez ceiq ciengzseiz raen ndeu. Cungj bingh neix baugvat gij bingh yienhdaih yihyoz gi'gvanjyenz、cihgi'gvanjyenz daengj.

001. 验方 鲜野辣椒寄生（全草）适量。

用法 水煎服，每日 1 剂。服 3～5 日。

主治 小儿咳嗽。

来源 隆林各族自治县。※

001. Danyw Gosiengz lwgmanhyax ndip（daengx go）habliengh.

Yunghfap Cienq raemx gwn, moix ngoenz fuk ndeu. Gwn 3～5 ngoenz.

Cujyau yw Lwgnyez baenzae.

Goekgaen Lungzlinz Gak Cuz Swciyen. ※

002. 验方 千打锤（九龙藤）20 克，老鼠脚迹、薄荷叶各 6 克，老鸦酸 15 克。

用法 共捣烂，加白糖适量，以开水冲服，每日 1 剂。

主治 小儿风痰，咳嗽。

来源 金秀瑶族自治县。※

002. Danyw Gaeu'enq 20 gwz, goriznou、mbawgobozhoz gak 6 gwz, byaeksoemjmeiq 15 gwz.

Yunghfap Caez daem yungz, gya begdangz habliengh, aeu raemxgoenj cung gwn, moix ngoenz fuk ndeu.

Cujyau yw Lwgnyez dwgliengz myaiz fugfauz, baenzae.

Goekgaen Ginhsiu Yauzcuz Swciyen. ※

003. 验方 鱼腥草、臭牡丹、细辛、龙骨风、板蓝根、石上桃各 9 克。

用法 水煎服，每日 1 剂。

主治 小儿咳嗽。

来源 金秀瑶族自治县。※

003. Danyw Caekvaeh、godongzhaeu、gosisinh、ganjgutfaex、gohungh、golanzbakraizlimqgienj gak 9 gwz.

Yunghfap　Cienq raemx gwn，moix ngoenz fuk ndeu.

Cujyau yw　Lwgnyez baenzae.

Goekgaen　Ginhsiu Yauzcuz Swciyen.　※

004. 验方　惊风草适量。

用法　与猪骨炖服，每日 1 剂。

主治　小儿久咳不愈。

来源　田林县。※

004. Danyw　Rumgingfung habliengh.

Yunghfap　Caeuq ndokmou aeuq gwn，moix ngoenz fuk ndeu.

Cujyau yw　Lwgnyez deng ae ngoenz nanz mbouj ndei.

Goekgaen　Denzlinz Yen.　※

005. 验方　七叶一枝花 3 克，柠檬根 6 克，薄荷（后下）4.5 克，南蛇藤 9 克，土甘草 6 克。

用法　水煎服，每日 1 剂。

主治　小儿肺热喘咳。

来源　天等县。

005. Danyw　Caekdungxvaj 3 gwz，ragmakcengz 6 gwz，gobozhoz（roengz doeklaeng）4.5 gwz，gaeulumx 9 gwz，gaeubeizhau 6 gwz.

Yunghfap　Cienq raemx gwn，moix ngoenz fuk ndeu.

Cujyau yw　Lwgnyez bwthwngq ae'ngab.

Goekgaen　Denhdwngj Yen.

006. 验方　生车前草 60 克，甘草 9 克。

用法　水煎服，每日 1 剂。

主治　小儿咳嗽。

来源　田东县。

006. Danyw　Nyadaezmax ndip 60 gwz，gamcauj 9 gwz.

Yunghfap　Cienq raemx gwn，moix ngoenz fuk ndeu.

Cujyau yw　Lwgnyez baenzae.

Goekgaen　Denzdungh Yen.

007. 验方　鱼腥草粉 3 克，红鲤鱼（重约 200 克）1 条。

用法　将鱼去肠杂，把药粉纳入鱼腹内，加米醋少许煮吃，每日 1 剂。

主治　小儿气管炎。

来源 金秀瑶族自治县。※

007. Danyw Mbacaekvaeh 3 gwz, byaleixhoengz (daihgaiq naek 200 gwz) 1 duz.

Yunghfap Vat dungxndaw duzbya okbae, coux mbayw haeuj ndaw dungx bya bae, gya di meiq ndeu cawj gwn, moix ngoenz fuk ndeu.

Cujyau yw Lwgnyez gi'gvanjyenz.

Goekgaen Ginhsiu Yauzcuz Swciyen. ※

008. **验方** 草鞋根、桐木寄生、不出林、穿破石、十大功劳、鱼腥草各 5 克。

用法 水煎服,每日 1 剂。

主治 小儿支气管炎。

来源 龙胜各族自治县。※

008. Danyw Goranggve、gosiengz go'gyaeuq、goyahdaemq、gooenciq、faexgoenglauz、caekvaeh gak 5 gwz.

Yunghfap Cienq raemx gwn, moix ngoenz fuk ndeu.

Cujyau yw Lwgnyez cihgi'gvanjyenz.

Goekgaen Lungzswng Gak Cuz Swciyen. ※

009. **验方** 龙骨风、鱼腥草、桑叶、三叶蛇、一箭球、土黄连各 6 克。

用法 水煎服,每日 1 剂。

主治 小儿气管炎(风热型)。

来源 钟山县。

009. Danyw Ganjgutfaex、caekvaeh、mbawgonengznuengx、lwgdumhdangh、gosamlimj、govanghliemx gak 6 gwz.

Yunghfap Cienq raemx gwn, moix ngoenz fuk ndeu.

Cujyau yw Lwgnyez gi'gvanjyenz (rumz hwngq).

Goekgaen Cunghsanh Yen.

010. **验方** 鱼腥草 20 克,一点红 12 克。

用法 水煎服,每日 1 剂。

主治 小儿支气管炎。

来源 都安瑶族自治县。※

010. Danyw Caekvaeh 20 gwz, golizlungz 12 gwz.

Yunghfap Cienq raemx gwn, moix ngoenz fuk ndeu.

Cujyau yw Lwgnyez cihgi'gvanjyenz.

Goekgaen Duh'anh Yauzcuz Swciyen. ※

011. **验方**　石仙桃 12 克，扁柏 9 克，牛大力 6 克，石斛 10 克，大发散 7 克，七枝莲、大颠茄根各 3 克。

用法　配瘦肉或猪骨炖服，每日 1 剂。

主治　小儿支气管炎、奶哮。

来源　金秀瑶族自治县。※

011. **Danyw**　Lienzgotfaex 12 gwz, gobegbenj 9 gwz, ngaeuxbya 6 gwz, davangzcauj 10 gwz, raggo'mbawdaeuhseih 7 gwz, lienzcaetnga、ragnamjnyungz gak 3 gwz.

Yunghfap　Boiq nohcing roxnaeuz ndokmou aeuq gwn, moix ngoenz fuk ndeu.

Cujyau yw　Lwgnyez cihgi'gvanjyenz、ae'ngab.

Goekgaen　Ginhsiu Yauzcuz Swciyen. ※

012. **验方**　鱼腥草、过塘藕、臭牡丹根各 6 克，九龙胆、桐树皮、猴结各 3 克。

用法　猴结配瘦猪肉蒸服，其余药水煎服，每日 1 剂。

主治　小儿气管炎。

来源　金秀瑶族自治县。※

012. **Danyw**　Caekvaeh、nyasambak、raggodongzhaeu gak 6 gwz, golungzdanj、naenggodongz、hezlingzcih gak 3 gwz.

Yunghfap　Hezlingzcih boiq nohcing naengj gwn, yw gizyawz cienq raemx gwn, moix ngoenz fuk ndeu.

Cujyau yw　Lwgnyez gi'gvanjyenz.

Goekgaen　Ginhsiu Yauzcuz Swciyen. ※

哮 喘
Ae'ngab

小儿哮喘又称"奶哮""乳哮"等，是一种发作性哮鸣气喘疾病，发作时以喉间有水鸣声，呼吸困难，不能平卧为其特征。

Lwgnyez ae'ngab youh heuhguh "cij nyeq" "neq nyeq" daengj, dwg cungj bingh sing ae'ngab ndeu, mwh baenz bingh ae'ngab, baenz bingh seiz gij daegdiemj de dwg ndaw hoz miz singraemx yiengj, diemheiq gunnanz, bingzninz mbouj ndaej.

001. 验方 旱莲草 15 克。

用法 捣烂，开水泡取汁，调白糖服，每日 1 剂。

主治 小儿哮喘。

来源 金秀瑶族自治县。※

001. Danyw Gomijcauq 15 gwz.

Yunghfap Daem yungz, roemxgoenj cimq aeu raemxyw, boiq begdangz gwn, moix ngoenz fuk ndeu.

Cujyau yw Lwgnyez ae'ngab.

Goekgaen Ginhsiu Yauzcuz Swciyen. ※

002. 验方 乳汁藤、瘦猪肉各 30 克。

用法 蒸服，每日 1 剂。

主治 乳哮日久不愈。

来源 昭平县。

002. Danyw Golwgdoengjsoem、nohcing gak 30 gwz.

Yunghfap Naengj gwn, moix ngoenz fuk ndeu.

Cujyau yw Lwgnyez ae'ngab ngoenz nanz mbouj ndei.

Goekgaen Cauhbingz Yen.

003. 验方 鲜大肚柚皮（内瓤为红色）、瘦猪肉各 50 克。

用法 水煎，五更时服，每日 1 剂。

主治 乳哮。

来源 昭平县。

003. Danyw Byaklwgbugnding ndip、nohcing gak 50 gwz.

Yunghfap Cienq raemx, seiz hajgeng gwn, moix ngoenz fuk ndeu.

Cujyau yw　Lwgnyez ae'ngab.

Goekgaen　Cauhbingz Yen.

004. 验方　水蒲瓢 10 克。

用法　配瘦猪肉炖服。

主治　乳哮。

来源　昭平县。

004. Danyw　Raemxfouzbiuz 10 gwz.

Yunghfap　Boiq nohcing aeuq gwn.

Cujyau yw　Lwgnyez ae'ngab.

Goekgaen　Cauhbingz Yen.

005. 验方　敏屎公 4～6 只（去头、足）。

用法　煨熟服，每日 1 剂。

主治　哮喘。

来源　防城港市。※

005. Danyw　Mbongjmbwt 4～6 duz（gvengh gyaeuj、din bae）.

Yunghfap　Saz cug gwn, moix ngoenz fuk ndeu.

Cujyau yw　Lwgnyez ae'ngab.

Goekgaen　Fangzcwngzgangj Si. ※

006. 验方　虾子窝 1.5 克，三月艾上的虫（在艾叶上有水泡围住的 10 只虫）。

用法　焙干研末，每次取药粉 5 克冲开水服。

主治　乳儿哮喘。

来源　来宾市。※

006. Danyw　Rongznyauh 1.5 gwz, nonngaihgyaeujhau（10 duz non youq gwnz mbaw'ngaih miz bop humx）.

Yunghfap　Lang sauj nienj baenz mba, moix baez aeu mba yw 5 gwz cung raemxgoenj gwn.

Cujyau yw　Lwgnyez ae'ngab.

Goekgaen　Laizbinh Si. ※

007. 验方　映山红、金香炉各 9 克，五指牛奶、矮地茶、夏枯草各 12 克。

用法　水煎冲冰糖服，每日 1 剂。

主治　小儿哮喘、支气管炎。

来源　龙胜各族自治县。※

007. Danyw Faexhabfeiz、gonap gak 9 gwz，gocijcwz、cazdeih、yaguh-cauj gak 12 gwz.

Yunghfap Cienq raemx cung dangzrin gwn，moix ngoenz fuk ndeu.

Cujyau yw Lwgnyez ae'ngab、cihgi'gvanjyenz.

Goekgaen Lungzswng Gak Cuz Swciyen. ※

008. 验方 小公猪睾丸 5～10 个，蜂蜜 29 毫升。

用法 蒸服，每日 1 剂。

主治 小儿哮喘。

来源 防城港市。※

008. Danyw Gyaeqraem lwgmoudaeg 5～10 aen，dangzrwi 29 hauzswngh.

Yunghfap Naengj gwn，moix ngoenz fuk ndeu.

Cujyau yw Lwgnyez ae'ngab.

Goekgaen Fangzcwngzgangj Si. ※

009. 验方 小爬丛刺、牛大力、臭牡丹根、猪肺各 30 克，柠檬叶适量。

用法 水煎加食盐调味服，每日 1 剂。

主治 奶哮。

来源 金秀瑶族自治县。※

009. Danyw Siujbazcungzsw、ngaeuxbya、raggodongzhaeu、bwtmou gak 30 gwz，mbawmakcengz habliengh.

Yunghfap Cienq raemx gya boiqliuh gyu gwn，moix ngoenz fuk ndeu.

Cujyau yw Lwgnyez ae'ngab.

Goekgaen Ginhsiu Yauzcuz Swciyen. ※

010. 验方 石仙桃 12 克，扁柏 9 克，牛大力 6 克，石斛 10 克，大发散 7 克，七枝莲 4 克，大颠茄根 3 克。

用法 加猪肉或猪骨头适量共炖服，每日 1 剂。

主治 奶哮、气管炎。

来源 金秀瑶族自治县。※

010. Danyw Lienzgotfaex 12 gwz，gobegbenj 9 gwz，ngaeuxbya 6 gwz，davangzcauj 10 gwz，raggo'mbawdaeuhseih 7 gwz，lienzcaetnga 4 gwz，rag-namjnyungz 3 gwz.

Yunghfap Gya nohmou roxnaeuz ndokmou habliengh caez aeuq gwn，moix ngoenz fuk ndeu.

Cujyau yw Lwgnyez ae'ngab、gi'gvanjyenz.

Goekgaen Ginhsiu Yauzcuz Swciyen. ※

发　热
Fatndat

　　发热指体温高出正常标准，是儿科临床上最为常见的症状之一。引起发热的原因很多，有外感六淫、内伤乳食之分。外感发热常因六淫之邪及疫疠之气所致，发病较急。属实证者多，临床表现多为高热。内伤发热多因饮食劳倦、气血虚弱致脏腑功能失调而成，起病较缓，属虚证者多，临床表现多为低热。

　　Fatndat dwg naeuz dijvwnh sang gvaq cingqciengz byauhcunj, dwg gij binghyiengh lwgnyez seiz duenqbingh ywbingh ceiq ciengz raen ndawde cungj ndeu. Gij yienzaen yinxhwnj fatndat haenx gig lai, miz lah dawz baihrog roek cungj yaknaeuh, miz gwn cij dungxraeng ndaw sieng. Lah dawz baihrog gij yaknaeuh fatndat, ciengzseiz aenvih miz gij rumzmbeuj caeuq gij heiq binghraq gvaq daeuj yinxhwnj, fat bingh haemq gaenj. Dingzlai dwg bingh daj baihrog haeuj, seiz duenqbingh ywbingh ndaej raen fatndat sang. Ndaw sieng fatndat dingzlai aenvih gwnndoet naetnaiq, heiq lwed haw nyieg cix hawj gunghnwngz dungxsaej mbouj doxdaengh cauhbaenz, hwnj bingh haemq menh, dingzlai dwg bingh ndawhaw, seiz duenqbingh ywbingh raen binghyiengh dingzlai dwg miz di ndat.

　　001. 验方　金竹根、叶各 20 克，鱼肉、蒜各 20 克。

　　用法　水煎服，每日 1 剂。

　　主治　小儿高热。

　　来源　巴马瑶族自治县。※

　　001. Danyw　Mbaw、rag go'ndoekgim gak 20 gwz, nohbya、suenq gak 20 gwz.

　　Yunghfap　Cienq raemx gwn, moix ngoenz fuk ndeu.

　　Cujyau yw　Lwgnyez fatndatsang.

　　Goekgaen　Bahmaj Yauzcuz Swciyen. ※

　　002. 验方　地龙 2～3 条，凤尾草 15 克，细辛 2 克。

　　用法　水煎服，每日 1 剂。

　　主治　小儿高热。

　　来源　三江侗族自治县。※

　　002. Danyw　Duznengzndwen 2～3 duz, goriengroeggaeq 15 gwz, gosisinh 2 gwz.

Yunghfap　Cienq raemx gwn，moix ngoenz fuk ndeu.

Cujyau yw　Lwgnyez fatndatsang.

Goekgaen　Sanhgyangh Dungcuz Swciyen. ※

003. 验方　茶辣叶、生姜、葱头、辣蓼、紫苏、小茴香各等量。

用法　捣烂煨热，外擦患儿四肢、胸、背、腹等处，并针挑十宣、人中、期门、天宗等穴。

主治　小儿高热。

来源　崇左市。※

003. Danyw　Mbawgocazlad、hingndip、gyaeujcoeng、gofeq、gosijsu、byaekhom gak daengjliengh.

Yunghfap　Daem yungz saz ndat，rog cat lwgbingh seiqguengq、aek、boih、dungx daengj dieg，caemhcaiq aeu cim deu hezvei sizsenh、yinzcungh、gizmwnz、denhcungh daengj hezvei.

Cujyau yw　Lwgnyez fatndatsang.

Goekgaen　Cungzcoj Si. ※

004. 验方　狗肝菜、磨盘根各等量（鲜品）。

用法　共捣烂，以开水泡服，每日 1 剂。

主治　小儿高热。

来源　都安瑶族自治县。※

004. Danyw　Gyaemfangz、raggomakmuh gak daengjliengh （yw ndip）.

Yunghfap　Caez daem yungz，aeu roemxgoenj cimq gwn，moix ngoenz fuk ndeu.

Cujyau yw　Lwgnyez fatndatsang.

Goekgaen　Duh'anh Yauzcuz Swciyen. ※

005. 验方　草鞋根（全草）适量。

用法　水煎服，每日 1 剂。

主治　小儿夏季热。

来源　东兰县。※

005. Danyw　Goranggve （daengx go） habliengh.

Yunghfap　Cienq raemx gwn，moix ngoenz fuk ndeu.

Cujyau yw　Lwgnyez seizhah ndat.

Goekgaen　Dunghlanz Yen. ※

006. **验方**　鲜大络石藤 30 克。

用法　加酒适量煎服，每日 1 剂。

主治　小儿高热。

来源　金秀瑶族自治县。※

006. Danyw　Gaeundauxhung ndip 30 gwz.

Yunghfap　Gya laeuj habliengh cienq gwn，moix ngoenz fuk ndeu.

Cujyau yw　Lwgnyez fatndatsang.

Goekgaen　Ginhsiu Yauzcuz Swciyen. ※

007. **验方**　紫苏叶 10 张，豆豉 6 克，四季葱 5 克，生姜 1 片。

用法　水煎服，每日 1 剂。

主治　小儿发热。

来源　金秀瑶族自治县。※

007. Danyw　Mbawgosijsu 10 mbaw，daeuhseih 6 gwz，coengseiqgeiq 5 gwz，hingndip 1 gep.

Yunghfap　Cienq raemx gwn，moix ngoenz fuk ndeu.

Cujyau yw　Lwgnyez fatndat.

Goekgaen　Ginhsiu Yauzcuz Swciyen. ※

008. **验方**　白金条根、一枝草各 50 克。

用法　捣烂，分 3 次开水冲服，每日 1 剂。

主治　小儿高热。

来源　巴马瑶族自治县。※

008. Danyw　Raggogingz、yizcihcauj gak 50 gwz.

Yunghfap　Daem yungz，baen 3 baez aeu raemxgoenj cung gwn，moix ngoenz fuk ndeu.

Cujyau yw　Lwgnyez fatndatsang.

Goekgaen　Bahmaj Yauzcuz Swciyen. ※

009. **验方**　芳香草 15 克。

用法　切碎，开水泡服，每日 1～2 剂。

主治　小儿高热。

来源　罗城仫佬族自治县。※

009. Danyw　Goswjsu 15 gwz.

Yunghfap　Ronq soiq，roemxgoenj cimq gwn，moix ngoenz 1～2 fuk.

Cujyau yw　Lwgnyez fatndatsang.

Goekgaen　Lozcwngz Mulaujcuz Swciyen. ※

010. 验方 干地龙 3 条，芭蕉根 300 克。

用法 捣烂，水煎服。

主治 小儿高热。

来源 巴马瑶族自治县。※

010. Danyw Duznengzndwenhawq 3 duz，go'gyoij 300 gwz.

Yunghfap Daem yungz，cienq raemx gwn.

Cujyau yw Lwgnyez fatndatsang.

Goekgaen Bahmaj Yauzcuz Swciyen. ※

011. 验方 岩泽兰、淡竹叶、穿心草各 5 克。

用法 水煎服，每日 1 剂。

主治 小儿高热不退。

来源 都安瑶族自治县。※

011. Danyw Caeglamzrin、gogaekboux、goconcienz gak 5 gwz.

Yunghfap Cienq raemx gwn，moix ngoenz fuk ndeu.

Cujyau yw Lwgnyez fatndatsang mbouj doiq.

Goekgaen Duh'anh Yauzcuz Swciyen. ※

012. 验方 野菊花、四大天王（宽叶金粟兰）、白背风、山竹木（多花山竹子）根、山萝卜各适量。

用法 水煎服，每日 1 剂。

主治 小儿高热。

来源 防城港市。※

012. Danyw Vagutndoeng、goseiqmbawhoengz、go'ngaihyungz、raggobizbazbya、lwgbaegbya gak habliengh.

Yunghfap Cienq raemx gwn，moix ngoenz fuk ndeu.

Cujyau yw Lwgnyez fatndatsang.

Goekgaen Fangzcwngzgangj Si. ※

013. 验方 瓜子草、扑地风、水灯草、两面针、五爪金龙各适量。

用法 水煎服，每日 1 剂。

主治 小儿高热。

来源 龙胜各族自治县。※

013. Danyw Nyafaengzbengj、buzdifungh、hazbiz、gocaengloj、gocijcwz gak habliengh.

Yunghfap Cienq raemx gwn，moix ngoenz fuk ndeu.

Cujyau yw Lwgnyez fatndatsang.

Goekgaen　Lungzswng Gak Cuz Swciyen. ※

014. 验方　车前草、翠云草、白茅根、一点红、旱莲草、鸭跖草、苦蒿各适量。

用法　水煎洗澡，每日 1 剂。

主治　小儿高热不退。

来源　龙胜各族自治县。※

014. Danyw　Nyadaezmax、go'gveihgih、raghazdaij、golizlungz、gomij-cauq、nyavangxbeuj、ngaihseiq gak habliengh.

Yunghfap　Cienq raemx caemxndang, moix ngoenz fuk ndeu.

Cujyau yw　Lwgnyez fatndatsang mbouj doiq.

Goekgaen　Lungzswng Gak Cuz Swciyen. ※

015. 验方　鲜四季葱根 5 条，鲜天胡荽各适量。

用法　共捣烂，加鸭蛋清调匀，外敷双侧涌泉穴、劳宫穴。

主治　小儿高热不退。

来源　龙胜各族自治县。※

015. Danyw　Ragcoengseiqgeiq ndip 5 diuz, godenhhuzsih ndip gak hab-liengh.

Yunghfap　Caez daem yungz, gya hauxgyaeqbit ndau yinz, rog oep song mbiengj yungjcenzhez、lauzgunghhez.

Cujyau yw　Lwgnyez fatndatsang mbouj doiq.

Goekgaen　Lungzswng Gak Cuz Swciyen. ※

016. 验方　生鸡蛋 1～2 个。

用法　取蛋清涂手、足、心、背、脐、肘窝等部位。

主治　小儿高热（亦可用于成人）。

来源　柳州市人民医院。

016. Danyw　Gyaeqgaeq ndip 1～2 aen.

Yunghfap　Aeu gyaeqhau cat fwngz、din、simdaeuz、baihlaeng、saejndw、gencueg gizmboep daengj doengh giz neix.

Cujyau yw　Lwgnyez fatndatsang（vunzhung hix ndaej yungh）.

Goekgaen　Liujcouh Si Yinzminz Yihyen.

017. 验方　夜关门、鲫鱼胆各 9 克，串心草（穿心草）6 克。

用法　研末，调胆汁，开水送服，每日 1 剂。

主治　小儿高热。

来源　广西民族医药研究院。※

017. Danyw　Gomongdwngx、mbeibyacaek gak 9 gwz, goconcienz 6 gwz.

Yunghfap　Nienj baenz mba, boiq raemxmbei, raemxgoenj soengq gwn, moix ngoenz fuk ndeu.

Cujyau yw　Lwgnyez fatndatsang.

Goekgaen　Gvangjsih Minzcuz Yihyoz Yenzgiuyen. ※

018. 验方　鲜小花缘灯盏、鲜白花蛇舌草各30克，鲜小田基黄15克。

用法　共捣烂，水煎服，每日1剂。

主治　小儿感染性高热。

来源　藤县。

018. Danyw　Siujvahyenzdwnghcanj ndip、golinxngwz vahau ndip gak 30 gwz, nyavetrwz ndip 15 gwz.

Yunghfap　Caez daem yungz, cienq raemx gwn, moix ngoenz fuk ndeu.

Cujyau yw　Lwgnyez ganjyenjsing fatndatsang.

Goekgaen　Dwngzyen.

019. 验方　地桃花、萝芙木、十大功劳、土牛膝、银花、路边菊各10克，淡竹叶6克。

用法　水煎服，每日1剂。

主治　小儿高热不退。

来源　都安瑶族自治县。※

019. Danyw　Govaetdauz、gomanhbya、faexgoenglauz、godauqrod、vagimngaenz、byaekvaizhenzloh gak 10 gwz, gogaekboux 6 gwz.

Yunghfap　Cienq raemx gwn, moix ngoenz fuk ndeu.

Cujyau yw　Lwgnyez fatndatsang mbouj doiq.

Goekgaen　Duh'anh Yauzcuz Swciyen. ※

020. 验方　臭草（芸香）适量。

用法　煎水洗澡，每日1～2次，每次1剂。

主治　小儿发热。

来源　广西医科大学第一附属医院。

020. Danyw　Goyinzyangh habliengh.

Yunghfap　Cienq raemx caemxndang, moix ngoenz 1～2 baez, moix baez fuk ndeu.

Cujyau yw　Lwgnyez fatndat.

Goekgaen　Gvangjsih Yihgoh Dayoz Daih'it Fusuz Yihyen.

021. **验方**　竹沥适量。

用法　内服，每日 2～3 次，每次 1 剂。

主治　高热。

来源　广西医科大学第一附属医院。

021. **Danyw**　Raemxhanhfaexcuk habliengh.

Yunghfap　Gwn ndaw, moix ngoenz 2～3 baez, moix baez fuk ndeu.

Cujyau yw　Fatndatsang.

Goekgaen　Gvangjsih Yihgoh Dayoz Daih'it Fusuz Yihyen.

022. **验方**　石螺（又名扭泰螺）适量，生盐少许。

用法　捣烂敷两足底心（涌泉穴）。

主治　小儿高热。

来源　贺州市。

022. **Danyw**　Saerin habliengh, di gyuseng ndeu.

Yunghfap　Daem yungz baeng song mbiengj laj gyang din（yungjcenzhez）.

Cujyau yw　Lwgnyez fatndatsang.

Goekgaen　Hocouh Si.

023. **验方**　燕窝泥 1 团，鸡蛋 1 个（取蛋白）。

用法　捣匀敷心窝 10～20 分钟，每日 1～3 次。

主治　小儿高热，唇舌干燥，口渴引饮，烦躁不安，小便热赤，抽搐，双目直视，角弓反张，两手握拳，昏迷不醒，脉象滑数者。

来源　富川瑶族自治县、钟山县。

023. **Danyw**　Namhrongzroegenq 1 ndaek, gyaeqgaeq 1 aen（aeu gyaeqhau）.

Yunghfap　Daem le gyaux yinz oep ajaek gizmboep 10～20 faen cung, moix ngoenz 1～3 baez.

Cujyau yw　Lwgnyez fatndatsang, naengbak hawqsauj, hozhat siengj gwn raemx, nyapnyuk mbouj onj, nyouh henj youh ndat, hwnjgeuq, song lwgda yawjsoh, gunggvaengz ndongjndat, song fwngz gaemgienz, maez mbouj singj, meg raeuz.

Goekgaen　Fuconh Yauzcuz Swciyen、Cunghsanh Yen.

024. **验方**　狗胆 1 个，生大蒜 6 个。

用法　大蒜捣汁与狗胆汁调匀，分 2～3 次服，每日 1 剂。

主治　小儿高热，唇舌干燥，口渴引饮，烦躁不安，小便热赤，突然抽搐，双目上视，角弓反张，两手握拳，昏迷不醒，脉象滑数者。

来源　广西中医药大学。

024. Danyw　Mbeima 1 aen, gyaeujho ndip 6 aen.

Yunghfap　Dub gyaeujho aeu raemx caeuq mbeima ndau yinz, baen guh 2～3 baez gwn, moix ngoenz fuk ndeu.

Cujyau yw　Lwgnyez fatndatsang, naengbak hawqsauj, hozhat siengj gwn raemx, nyapnyuk mbouj onj, nyouh henj youh ndat, fwt hwnjgeuq, song lwgda yawjsoh, gunggvaengz ndongjndat, song fwngz gaemgienz, maez mbouj singj, meg raeuz.

Goekgaen　Gvangjsih Cunghyihyoz Dayoz.

025. 验方　老葵扇半张，茅根 15 克，耳根叶 12 克，回头青（香附）4 根，陈皮 6 克，粘米 1 杯。

用法　共炒黄，煎水调酒洗澡，每日 1 剂。

主治　小儿昼凉夜热。

来源　富川瑶族自治县、钟山县。

025. Danyw　Gobeizsengeq buènq mbaw, raghazdaij 15 gwz, mbawcaek-vaeh 12 gwz, cidmou 4 duz, naengmakgam 6 gwz, haeuxciem 1 boi.

Yunghfap　Caez cauj henj, cienq raemx boiq laeuj caemxndang, moix ngoenz fuk ndeu.

Cujyau yw　Lwgnyez ngoenz liengz haemh ndat.

Goekgaen　Fuconh Yauzcuz Swciyen、Cunghsanh Yen.

026. 验方　柑子叶、生姜、四季葱各适量。

用法　共捣烂，用麻油炒热擦患儿太阳穴及前额，每次 3～5 分钟，每日数次。

主治　小儿外感身热。

来源　富川瑶族自治县、钟山县。

026. Danyw　Mbawmakgam、hingndip、coengseiqgeiq gak habliengh.

Yunghfap　Caez daem yungz, aeu youzlwgraz cauj ndat cat daiyangzhez caeuq najbyak lwgbingh, moix baez 3～5 faen cung, moix ngoenz geij baez.

Cujyau yw　Lwgnyez rog lah fatndat.

Goekgaen　Fuconh Yauzcuz Swciyen、Cunghsanh Yen.

027. 验方　四季葱白、柑子叶、艾叶、姜各 15 克，酒饼 1 个。

用法　捣烂酒炒，用布包擦头、身体、四肢，每次 5～10 分钟，每日数次。

主治 小儿外感身热。

来源 富川瑶族自治县、钟山县。

027. Danyw Ganjcoengseiqgeiq、mbawmakgam、mbaw'ngaih、hing gak 15 gwz，lwgndo 1 aen.

Yunghfap Daem yungz aeu laeuj cauj，aeu baengz suek le cat gyaeuj、ndangdaej、seiqguengq，moix baez 5～10 faen cung，moix ngoenz geij baez.

Cujyau yw Lwgnyez rog lah fatndat.

Goekgaen Fuconh Yauzcuz Swciyen、Cunghsanh Yen.

028. **验方** 茶叶、瓜子菜、酒饼、葱头、麻油、灯心草各适量。

用法 捣烂炒热，用布包擦头部，每次 3～5 分钟，每日数次。

主治 小儿外感身热。

来源 富川瑶族自治县、钟山县。

028. Danyw Mbawcaz、lienzgotfaex、lwgndo、gyaeujcoeng、youzlwgraz、mwnhdwnghcauj gak habliengh.

Yunghfap Daem yungz cauj ndat，aeu baengz suek le cat gyaeuj，moix baez 3～5 faen cung，moix ngoenz geij baez.

Cujyau yw Lwgnyez rog lah fatndat.

Goekgaen Fuconh Yauzcuz Swciyen、Cunghsanh Yen.

029. **验方** 红浮萍适量。

用法 揉软后用酒炒，趁热擦全身。

主治 小儿身热不退。

来源 富川瑶族自治县、钟山县。

029. Danyw Biuzhoengz habliengh.

Yunghfap Nu unq le aeu laeuj cauj，swnh ndat cat daengx ndang.

Cujyau yw Lwgnyez fatndat mbouj doiq.

Goekgaen Fuconh Yauzcuz Swciyen、Cunghsanh Yen.

030. **验方** 樟木皮、椿木叶、艾叶各适量，酒饼半个。

用法 煎水洗澡，每日 1 剂。

主治 小儿身热不退。

来源 富川瑶族自治县、钟山县。

030. Danyw Naengfaexcueng、mbawfaexcin、mbaw'ngaih gak habliengh，lwgndo donh aen.

Yunghfap Cienq raemx caemxndang，moix ngoenz fuk ndeu.

Cujyau yw Lwgnyez fatndat mbouj doiq.

Goekgaen　Fuconh Yauzcuz Swciyen、Cunghsanh Yen.

031. 验方　鸡蛋1个，雄黄、四季葱各适量，银器1个。

用法　鸡蛋煎热，将雄黄、葱、银器包入鸡蛋内，用布包擦全身。

主治　小儿身热不退。

来源　富川瑶族自治县、钟山县。

031. Danyw　Gyaeqgaeq 1 aen, rinroujgyaeq, coengseiqgeiq gak habliengh, ngaenz 1 aen.

Yunghfap　Cienq ndat gyaeqgaeq, dawz rinroujgyaeq, coeng, doxgaiqngaenz suek haeuj ndaw gyaeqgaeq, aeu baengz suek le cat daengx ndang.

Cujyau yw　Lwgnyez fatndat mbouj doiq.

Goekgaen　Fuconh Yauzcuz Swciyen、Cunghsanh Yen.

032. 验方　金竹叶、茶叶、葱头、艾叶、生姜、薄荷各适量。

用法　煎水洗澡，每日1剂。

主治　小儿高热。

来源　富川瑶族自治县、钟山县。

032. Danyw　Mbawgo'ndoekgim、mbawcaz、gyaeujcoeng、mbaw'ngaih、hingndip、gobozhoz gak habliengh.

Yunghfap　Cienq raemx caemxndang, moix ngoenz fuk ndeu.

Cujyau yw　Lwgnyez fatndatsang.

Goekgaen　Fuconh Yauzcuz Swciyen、Cunghsanh Yen.

033. 验方　生姜、艾叶、金竹叶、椿芽树皮、苏梗、薄荷各适量。

用法　煎水洗澡，每日1剂。

主治　小儿身热不退。

来源　富川瑶族自治县、钟山县。

033. Danyw　Hingndip、mbaw'ngaih、mbawgo'ndoekgim、naengfaexcin、ganjgosijsu、gobozhoz gak habliengh.

Yunghfap　Cienq raemx caemxndang, moix ngoenz fuk ndeu.

Cujyau yw　Lwgnyez fatndat mbouj doiq.

Goekgaen　Fuconh Yauzcuz Swciyen、Cunghsanh Yen.

034. 验方　鹤虱草根、夜关门草根各15克。

用法　水煎取汁煮瘦猪肉服，每日1剂。

主治　小儿发热面黄。

来源　富川瑶族自治县、钟山县。

034. Danyw　Raggohaeuheiq、raggomongdwngx gak 15 gwz.

Yunghfap　Cienq raemx aeu raemxyw cawj nohcing gwn，moix ngoenz fuk ndeu.

Cujyau yw　Lwgnyez fatndat naj henj.

Goekgaen　Fuconh Yauzcuz Swciyen、Cunghsanh Yen.

035. 验方　小柑子叶、四季葱白、韭菜根白、生姜各适量。

用法　共捣烂炒热，调麻油数滴温敷胸膛约 20 分钟，不满 1 岁的小孩敷 15 分钟。

主治　小儿发热致呕吐、目闭不开。

来源　富川瑶族自治县、钟山县。

035. Danyw　Mbawgomakgam'iq、ganjcoengseiqgeiq、raghaubyaekgep、hingndip gak habliengh.

Yunghfap　Caez daem yungz cauj ndat, gyaux geij ndik youzlwgraz oep raeuj bakaek daihgaiq 20 faen cung, lwgnyez caengz rim 1 bi, oep 15 faen cung.

Cujyau yw　Lwgnyez fatndat deng rueg、da laep nanz hai.

Goekgaen　Fuconh Yauzcuz Swciyen、Cunghsanh Yen.

036. 验方　茶辣叶、生姜、葱头、辣蓼、紫苏、小茴香各等量。

用法　捣烂煨热擦全身，同时针挑十宣、人中、期门、膻中等穴。

主治　小儿高热。

来源　崇左市。※

036. Danyw　Mbawgocazlad、hingndip、gyaeujcoeng、gofeq、gosijsu、byaekhom gak daengjliengh.

Yunghfap　Daem yungz saz ndat cat daengx ndang, caemhcaiq aeu cim deu hezvei sizsenh、yinzcungh、gizmwnz、danzcungh daengj hezvei.

Cujyau yw　Lwgnyez fatndatsang.

Goekgaen　Cungzcoj Si. ※

037. 验方　大酸美、上树风各 30 克。

用法　水煎外洗，每日 1～3 次，每次 1 剂。

主治　小儿发热致阴茎反出。

来源　来宾市。※

037. Danyw　Dasonhmeij、gaeucuenqiq gak 30 gwz.

Yunghfap　Cienq raemx rog swiq, moix ngoenz 1～3 baez, moix baez fuk ndeu.

Cujyau yw　Lwgnyez fatndat yinxhwnj lwgceuq ok doxdauq.

Goekgaen　Laizbinh Si. ※

038. 验方　白马骨、透骨消、扶芳藤各 10 克。

用法　水煎服，每日 1 剂。

主治　小儿高热。

来源　金秀瑶族自治县。※

038. Danyw　Ndokmaxhau、byaeknu、gaeundaux gak 10 gwz.

Yunghfap　Cienq raemx gwn，moix ngoenz fuk ndeu.

Cujyau yw　Lwgnyez fatndatsang.

Goekgaen　Ginhsiu Yauzcuz Swciyen. ※

039. 验方　醉鱼草适量。

用法　水煎洗澡，每日 1 剂。

主治　小儿高热。

来源　金秀瑶族自治县。※

039. Danyw　Godoegbya habliengh.

Yunghfap　Cienq raemx caemxndang，moix ngoenz fuk ndeu.

Cujyau yw　Lwgnyez fatndatsang.

Goekgaen　Ginhsiu Yauzcuz Swciyen. ※

040. 验方　锯齿草、旱莲草各 10 克。

用法　水煎服，每日 1 剂。

主治　小儿发热。

来源　金秀瑶族自治县。※

040. Danyw　Nyaleng、gomijcauq gak 10 gwz.

Yunghfap　Cienq raemx gwn，moix ngoenz fuk ndeu.

Cujyau yw　Lwgnyez fatndat.

Goekgaen　Ginhsiu Yauzcuz Swciyen. ※

惊 风
Hwnjfung

惊风是小儿时期常见的一种以抽搐伴神昏为特征的证候，又称"惊厥"，民间多称"抽风"。按发病的急缓，证候表现的虚实寒热，一般分为急惊风和慢惊风两大类。热性病、急性病引起的急惊风较为常见。症见体热神昏、手足抽搐、唇口撮动、牙关紧闭、两目直视、颈项强直，甚则角弓反张等。慢惊风多见于大病或大病之后。症见面白神萎、抽搐无力，或吐或泻，嗜睡露睛，严重者有昏睡唇青，四肢逆冷，角弓反张等。

Hwnjfung dwg cungj binghyiengh daegdiemj dwg hwnjgeuq buenx miz ngunhmaez ndeu, youh heuhguh "lekmaez", ndawbiengz dingzlai heuhguh "suprumz". Ciuq gij fatbingh gip menh, gij binghyiengh yienh ok haw saed gyoet ndat de, itbuen faen guh hwnjfung gaenjgip caeuq hwnjfung numq song cungjloih. Hwnjfung gaenjgip youz binghfathuj、binghgaenjgip yinxhwnj haenx, youq bingzciengz raen haemq lai. Bingh raen ndang ndat ngunhmaez、din fwngz hwnjgeuq、naengbak nding mbouj dingz、hangzheuj haeb maenh、song da yawjsoh、hoz sohswdswd, lij gunggvaengz ndongjndat daengj. Hwnjfung numq dingzlai raen youq seiz deng binghhhung roxnaeuz deng binghhhung gvaq laeng le. Bingh raen naj hauceij mbouj miz cingsingz、hwnjgeuq mbouj miz rengz, roxnaeuz rueg roxnaeuz siq, hai da ninz foedfoed, boux yenzcung de maez ninz, naengbak heu, gen ga nyig nit, gunggvaengz ndongjndat daengj.

001. 验方 天竺黄、蛇胆、陈皮末（冲服）各 3 克。

用法 开水冲服，每次 1 剂，每日 2 次。

主治 小儿急惊风。

来源 河池市宜州区。※

001. Danyw Denhcuzvangz、mbeingwz、mba naeng makgam（cung gwn）gak 3 gwz.

Yunghfap Raemxgoenj cung gwn, moix baez fuk ndeu, moix ngoenz 2 baez.

Cujyau yw Lwgnyez hwnjfung gaenjgip.

Goekgaen Hozciz Si Yizcouh Gih. ※

002. 验方 针刺眉中穴（双侧）、上关穴（双侧）、颊车穴（双侧）、人中、下颏、肩中（双侧）、翳风穴（双侧）、肋下（相当于章门穴）、上臂阴（双侧）、上臂阳（双侧）、曲池穴（双侧）、前臂阴（双侧）、前臂阳（双侧）、合谷穴（双侧）、风市穴（双侧）、丰隆穴（双侧）、三阴交（双侧）。

用法 各穴用消毒的缝衣针行点刺。如出血，以棉球拭去。此法称"铜人仔图针刺疗法"。

主治 小儿急惊风。

来源 宁明县。※

002. Danyw　Cim camz meizcunghhez（song mbiengj）、sanggvanhhez（song mbiengj）、gyazcehhez（song mbiengj）、yinzcungh、lajhangz、genhcungh（song mbiengj）、yifunghhez（song mbiengj）、hezya（caeuq canghmwnzhez doxha）、sangbiyinh（song mbiengj）、sangbiyangz（song mbiengj）、gizcizhez（song mbiengj）、cenzbiyinh（song mbiengj）、cenzbiyangz（song mbiengj）、hozguzhez（song mbiengj）、funghsihez（song mbiengj）、funghlungzhez（song mbiengj）、sanhyinhgyauh（song mbiengj）.

Yunghfap　Aeu gij cim nyib buh siudoeg gvaq daeuj guh diemjcit. Langh ok lwed，couh aeu faiq mad bae. Aen fap neix heuhguh " doz lwgvunzdoengz cimcamz ywfap ".

Cujyau yw　Lwgnyez hwnjfung gaenjgip.

Goekgaen　Ningzmingz Yen. ※

003. 验方 四角草（四叶葎）、草鞋根各9克，古羊藤、路边菊各6克，竹叶3克。

用法 水煎服，每日1剂。忌食油腻食物。

主治 小儿急惊风。

来源 上林县。※

003. Danyw　Goswgozcauj、goranggve gak 9 gwz，gaeumbe、byaekvaizhenzloh gak 6 gwz，gohaeuxroeggae 3 gwz.

Yunghfap　Cienq raemx gwn，moix ngoenz fuk ndeu. Geih gwn huqnywnx.

Cujyau yw　Lwgnyez hwnjfung gaenjgip.

Goekgaen　Sanglinz Yen. ※

004. 验方 地龙1条，人中白3克，芭蕉根10克。

用法 捣烂，开水冲泡，取汁调白糖服，每日1剂。

主治 小儿急惊风。

来源 都安瑶族自治县。※

004. **Danyw**   Duzndwen 1 duz，gyaqnyouh 3 gwz，go'gyoij 10 gwz.

Yunghfap   Caez daem，raemxgoenj cung le，aeu raemxyw boiq begdangz gwn，moix ngoenz fuk ndeu.

Cujyau yw   Lwgnyez hwnjfung gaenjgip.

Goekgaen   Duh'anh Yauzcuz Swciyen. ※

005. **验方**   燕窝泥、皂角炭各 30 克，雄黄粉 9 克，血余炭 6 克。

用法   加水共捣成饼，从天突穴往下敷，每 3 分钟往下移约 3 厘米，移至心窝为止。

主治   小儿急惊风、身热昏迷。

来源   富川瑶族自治县、钟山县。

005. **Danyw**   Namhrongzroegenq，danqceugoeg gak 30 gwz，mbarinroujgyaeq 9 gwz，danqbyoem 6 gwz.

Yunghfap   Gya raemx caez nyoiz baenz bingj，daj denhduzhez oep roengz laj，moix 3 faen cung nod roengz laj bae daihgaiq 3 lizmij，nod daengz najaek gizmboep cijdingz.

Cujyau yw   Lwgnyez hwnjfung gaenjgip、ndang ndat maez.

Goekgaen   Fuconh Yauzcuz Swciyen、Cunghsanh Yen.

006. **验方**   天竺黄 18 克，明天麻 9 克，钩藤、全蝎、僵蚕各 4.5 克。

用法   水煎服，每日 1 剂。有痰者加胆南星 4.5 克。

主治   小儿急惊风。

来源   南宁市。

006. **Danyw**   Denhcuzvangz 18 gwz，conhdenhmaz 9 gwz，gaeugvaqngaeu、duzhez、nonsei'gyaengj gak 4.5 gwz.

Yunghfap   Cienq raemx gwn，moix ngoenz fuk ndeu. Boux miz myaiz gya gonoegnueg cauh gvaq 4.5 gwz.

Cujyau yw   Lwgnyez hwnjfung gaenjgip.

Goekgaen   Nanzningz Si.

007. **验方**   天竺黄、钩藤、茯神、生地各 3 克，白芍、石决明、车前草各 1.5 克，朱砂 0.6 克，珍珠 0.15 克（冲服）。

用法   水煎服，每日 1 剂。

主治   小儿急惊风。

来源   昭平县。

007. **Danyw**   Denhcuzvangz、gaeugvaqngaeu、fuzsinz、goragndip gak 3 gwz，gobwzsoz、saegoujcongh、nyadaezmax gak 1.5 gwz，cuhsah 0.6 gwz，

caw 0.15 gwz（cung gwn）.

Yunghfap　Cienq raemx gwn，moix ngoenz fuk ndeu.

Cujyau yw　Lwgnyez hwnjfung gaenjgip.

Goekgaen　Cauhbingz Yen.

008. 验方　双钩藤、土防风（防风草）、薄荷（后下）、紫苏、车前草各3克，蛇胆、川贝末各适量（冲服）。

用法　水煎服，每日1剂。

主治　小儿急惊风。

来源　都安瑶族自治县。※

008. Danyw　Gaeugvaqngaeu、gofangzfungh、gobozhoz（roengz doek-laeng）、gosijsu、nyadaezmax gak 3 gwz，mbeingwz、mbaconhbei gak hab-liengh（cung gwn）.

Yunghfap　Cienq raemx gwn，moix ngoenz fuk ndeu.

Cujyau yw　Lwgnyez hwnjfung gaenjgip.

Goekgaen　Duh'anh Yauzcuz Swciyen. ※

009. 验方　千人胆（秤砣）1个，苍术、生姜、紫苏、百步还魂（裸蒴）各适量。

用法　各药捣碎，开水浸泡；千人胆烧红后淬入药水中，让热气熏患儿头部，令其发汗（患儿头部以下用布包裹）。

主治　小儿急惊风。

来源　都安瑶族自治县。※

009. Danyw　Dozcaengh 1 aen，gocangsaed、hingndip、gosijsu、bwzbuz-vanzhwnz gak habliengh.

Yunghfap　Gak cungj yw daem yungz，raemxgoenj cimq；dozcaengh coemh hoengz le coq haeuj ndaw raemxyw bae，hawj heiqndat oenq gyaeuj lwgnyez，hawj de okhanh（baihlaj gyaeuj lwgbingh aeu baengz suek）.

Cujyau yw　Lwgnyez hwnjfung gaenjgip.

Goekgaen　Duh'anh Yauzcuz Swciyen. ※

010. 验方　①车前草、马鞭草、六耳铃、防风各6克，甘草、羌活各3克，麝香如火柴头大1粒（冲服）；②耳尖（双侧）、桡骨头隆起中点（双侧）、外踝中点（双侧）。

用法　验方①水煎服，每日1剂。手足冷者加白术、生地各6克，腹胀者加砂仁、鸡内金各2克。验方②灯火灸。

主治　小儿急惊风。

来源 都安瑶族自治县。※

010. Danyw ① Nyadaezmax、gobienmax、diucunghvangz、gofangz-fungh gak 6 gwz, gamcauj、go'gyanghhoz gak 3 gwz, seyangh lumj gyaeuj lwghabfeiz hung 1 naed（cung gwn）；② rwzsoem（song mbiengj）、ndokyauzguz giz doedhwnj de cungqgyang（song mbiengj）、dabaeu baihrog cungqgyang（song mbiengj）.

Yunghfap Danyw ① cienq raemx gwn, moix ngoenz fuk ndeu. Boux din fwngz gyoet gya begsaed、goragndip gak 6 gwz, boux dungxraeng gya sah-yinz、dawgaeq gak 2 gwz. Danyw ② feizdaeng diemjcit ywfap.

Cujyau yw Lwgnyez hwnjfung gaenjgip.

Goekgaen Duh'anh Yauzcuz Swciyen. ※

011. 验方 蛇皮（烧灰）、生矾（明矾）、枯矾各 0.3 克。

用法 共研细末，男性吹入左鼻，女性吹入右鼻。

主治 小儿发热（急惊风）。

来源 金秀瑶族自治县。※

011. Danyw Naengdangh（byaeu baenz daeuh）、begfanz、begfanzcoemh gak 0.3 gwz.

Yunghfap Caez nienj mwnh, bouxsai boq haeuj conghndaeng baihswix, mehmbwk boq haeuj conghndaeng baihgvaz.

Cujyau yw Lwgnyez fatndat（hwnjfung gaenjgip）.

Goekgaen Ginhsiu Yauzcuz Swciyen. ※

012. 验方 龙衣 4.5 克，惊风草（白马骨）、过山藤各 6 克，吹风蛇胆 1 只（冲服），生姜 2 片，钩藤、生地各适量。

用法 水煎服，每日 1 剂。

主治 小儿急惊风。

来源 桂林市临桂区。

012. Danyw Naengdangh 4.5 gwz, ndokmaxhau、gaeugvaqbya gak 6 gwz, mbeingwzhab 1 aen（cung gwn）, hingndip 2 gep, gaeugvaqngaeu、goragndip gak habliengh.

Yunghfap Cienq raemx gwn, moix ngoenz fuk ndeu.

Cujyau yw Lwgnyez hwnjfung gaenjgip.

Goekgaen Gveilinz Si Linzgvei Gih.

013. 验方 尖尾凤、车前草、桃仁各 9 克，铺地龙（鸡眼草）、山栀子根、茅根各 12 克，薄荷（后下）6 克，黄蜂 3 只（去头、足），大蜘蛛 1 只

（去头、足）。

用法　水煎服，每日 1 剂。

主治　小儿急惊风。

来源　昭平县。

013. Danyw　Gocenhveijfung、nyadaezmax、cehmakdauz gak 9 gwz，natdeih、ragvuengzgae、raghazdaij gak 12 gwz，gobozhoz（roengz doeklaeng）6 gwz，baeuhaij 3 duz（gvengh gyaeuj、din bae），duzgyau hung 1 duz（gvengh gyaeuj、din bae）.

Yunghfap　Cienq raemx gwn，moix ngoenz fuk ndeu.

Cujyau yw　Lwgnyez hwnjfung gaenjgip.

Goekgaen　Cauhbingz Yen.

014. **验方**　小田基黄、霍乱草（野鸡尾）、倒钩草（猫爪刺）各适量。

用法　水煎服，每日 1 剂。

主治　小儿急惊风。

来源　罗城仫佬族自治县。※

014. Danyw　Nyavetrwz、gutndaem、gangzngwd gak habliengh.

Yunghfap　Cienq raemx gwn，moix ngoenz fuk ndeu.

Cujyau yw　Lwgnyez hwnjfung gaenjgip.

Goekgaen　Lozcwngz Mulaujcuz Swciyen. ※

015. **验方**　①第三胸椎旁开二横指、长强、肚脐。②太阳穴、四缝穴（双侧）、膝眼上方寸许（双侧）。③葫芦茶、草决明、满天星、旱莲草各 10 克，两面针 6 克，水枝子（大花栀子）2 个。

用法　验方①拔火罐，验方②针刺，验方③水煎服，每日各 1 剂。

主治　小儿急惊风。

来源　罗城仫佬族自治县。※

015. Danyw　① Ndokaek diuz daihsam ok henz bae song lwgfwngz vang、cangzgyangz、saejndw. ② Daiyangzhez、swfungzhez（song mbiengj）、cizyenjhez baihgwnz conq lai（song mbiengj）. ③ Gocazso、cehyiengzmbeq、go'ndokmax、go'mijcauq gak 10 gwz，gocaengloj 6 gwz，vuengzgae 2 aen.

Yunghfap　Danyw ① mbokgok，danyw ② cim camz，danyw ③ cienq raemx gwn，moix ngoenz gak 1 fuk.

Cujyau yw　Lwgnyez hwnjfung gaenjgip.

Goekgaen　Lozcwngz Mulaujcuz Swciyen. ※

016. **验方**　1 张半金钱草叶（1 岁），3 张金钱草叶（2～3 岁），6 张金钱草叶（3～10 岁），人字草（丁癸草）叶适量。

用法　捣烂，开水泡服，同时用云香精擦患儿背部，针刺手指末端，然后用人字草叶捣烂擦手指。

主治　小儿急惊风。

来源　都安瑶族自治县。※

016. Danyw　1 mbaw donh mbawduhnamhfangz (1 bi)，3 mbaw mbawduhnamhfangz (2～3 bi)，6 mbaw mbawduhnamhfangz (3～10 bi)，mbawnyadingjgvaej habliengh.

Yunghfap　Caez daem，roemxgoenj cimq gwn，caemhcaiq aeu yinzyanghcingh cat baihlaeng lwgbingh le，aeu cim camz byai lwgfwngz de，menhcij aeu mbaw'nyadingjgvaej daem yungz cat lwgfwngz.

Cujyau yw　Lwgnyez hwnjfung gaenjgip.

Goekgaen　Duh'anh Yauzcuz Swciyen. ※

017. **验方**　灯火点灸法。

用法　以灯心草蘸油点燃灸眼角外一分处。眼上视灸下侧，眼下视灸上侧。口吐白沫加灸嘴角外一分处。四肢抽搐加灸合谷穴、内庭穴（双侧）各一壮，大小便自出加灸长强穴两侧各一壮。

主治　急惊风。

来源　罗城仫佬族自治县。※

017. Danyw　Feizdaeng diemjcit ywfap.

Yunghfap　Aeu mwnhdwnghcauj yub youz diemjdawz cit rog gokda faen ndeu. Da yawj baihgwnz cit mbiengj laj，da yawj baihlaj cit mbiengj gwnz. Bak ok fugɾauz gya cit rog gokbak faen ndeu. Seiqguengq hwnjgeuq gya cit hozguzhez、neidingzhez (song mbiengj) gak 1 liek，haex nyouh gag yaet gya cit song mbiengj cangzgyangzhez gak 1 liek.

Cujyau yw　Hwnjfung gaenjgip.

Goekgaen　Lozcwngz Mulaujcuz Swciyen. ※

018. **验方**　食指风、气、命三关，人中穴两旁一横指处，攒竹穴（双侧），头维穴（双侧），太阳穴（双侧），中宫穴（双侧），曲池穴（双侧），手三里（双侧），尺泽穴（双侧），天枢穴（双侧），道竹穴（民间穴位——腹部青筋暴露处之尽头），肩峰穴（双侧），肩胛骨尖处第四腰椎旁开两横指（双侧），尾椎骨旁开两横指（双侧）。

用法　用棉线蘸油点燃灸各穴各一壮。高烧抽搐者点灸太阳穴、头维穴、曲池穴、攒竹穴、风气两关、手三里、外膝眼等；昏迷者加灸人中穴两侧；

手冷者加灸上肢各穴；脚冷者加灸下肢各穴。

主治 急惊风（六甲风）。

来源 罗城仫佬族自治县。※

018. **Danyw** Lwgfwngzvix funghgvanh、gi'gvanh、minggvanh sam gvan，yinzcunghhez song mbiengj giz lwgfwngz vang ndeu，canjcuzhez（song mbiengj），douzveizhez（song mbiengj），daiyangzhez（song mbiengj），cunghgunghhez（song mbiengj），gizcizhez（song mbiengj），soujsanhlij（song mbiengj），cizcwzhez（song mbiengj），denhsuhhez（song mbiengj），daucuzhez（hezvei ndawbiengz——gyaeujbyai gwnz dungx giz nyinzheu loh okdaeuj liux），genhfunghhez（song mbiengj），giz gyaeujsoem ndokleq henz daihseiq ndokhwet song lwgfwngz doxvang（song mbiengj），henz ndoksoenj song lwgfwngz doxvang（song mbiengj）.

Yunghfap Aeu mae yub youz diemjdawz cit gak aen hezvei gak diuz mae ndeu. Boux deng fatndat hwnjgeuq diemjcit daiyangzhez、douzveizhez、gizcizhez、canjcuzhez、funghgiliengjgvanh、soujsanhlij、rogcizyenjhez daengj；Boux deng maez gya cit song mbiengj yinzcunghhez；boux fwngzgyoet gya cit gwnzgen gak aen hezvei；boux din'gyoet gya cit gwnzga gak aen hezvei.

Cujyau yw Hwnjfung gaenjgip（fung loeggyap）.

Goekgaen Lozcwngz Mulaujcuz Swciyen. ※

019. **验方** 小叶九里香、金粟藤、草决明、海金沙（包煎）各 4 克。

用法 水煎服，每日 1 剂。

主治 小儿急惊风。

来源 都安瑶族自治县。※

019. **Danyw** Govangzyangzmbawsaeq、ginhsuzdwngz、cehyiengzmbeq、rumseidiet（suk hwnjdaeuj cienq）gak 4 gwz.

Yunghfap Cienq raemx gwn，moix ngoenz fuk ndeu.

Cujyau yw Lwgnyez hwnjfung gaenjgip.

Goekgaen Duh'anh Yauzcuz Swciyen. ※

020. **验方** ①灸天枢穴、少商穴、中脘穴；②倒刺草（粗毛牛膝）、红花地桃花各 10 克；③牛黄、朱砂、僵蚕、砂仁、全虫、天麻、甘草各等份。

用法 验方①隔姜灸各一壮。验方②水煎服，每日 1 剂。验方③研细末，每次 0.5～1 克，开水送服，每日 2～3 次。

主治 小儿急惊风。

来源 都安瑶族自治县。※

020. Danyw ① Cit denhsuhhez、sausanghhez、cunghvanjhez；② godauqrod、govaetdauz gak 10 gwz；③ niuzvangz、cuhsah、nonsei'gyaengj、sahyinz、duzhez、denhmaz、gamcauj gak daengjfaenh.

Yunghfap Danyw ① gek hing cit gak 1 liek. Danyw ② cienq raemx gwn, moix ngoenz fuk ndeu. Danyw ③ nienj mwnh, moix baez 0.5～1 gwz, raemxgoenj soengq gwn, moix ngoenz 2～3 baez.

Cujyau yw Lwgnyez hwnjfung gaenjgip.

Goekgaen Duh'anh Yauzcuz Swciyen. ※

021. 验方 燕子屎 250 克，车前草 200 克，金钱藤（铁马鞭）300 克。

用法 前两味药焙干研末；金钱藤浓煎去渣，熬成膏，入药末拌为丸如黄豆大。1～3 岁每次服 1～3 丸，3～5 岁每次服 3～4 丸。每日 3 次，开水送服。其他年龄酌量。

主治 小儿急惊风。

来源 马山县。※

021. Danyw Haex roegenq 250 gwz, nyadaezmax 200 gwz, gomongdwngx 300 gwz.

Yunghfap Song cungj yw gaxgonq lang sauj nienj baenz mba; gomongdwngx cienq noengz lawh nyaq bae, ngauz baenz gau, cuengq ywmbaw haeujbae gyaux guhbaenz ywnaed hung lumj duhhenj nei. 1～3 bi moix baez gwn 1～3 naed, lwgnyez 3～5 bi moix baez gwn 3～4 naed. Moix ngoenz 3 baez, raemxgoenj soengq gwn. Gizyawz nienzgeij aenqliengh.

Cujyau yw Lwgnyez hwnjfung gaenjgip.

Goekgaen Majsanh Yen. ※

022. 验方 ①野芋头（去粗皮）适量；②山豆根 6 克，苍耳根 24 克，地龙 4 条（焙干），鹰爪 1 对，双钩藤 9 克，白茅根 30 克。

用法 验方①蘸酒从头往下搽，苏醒后取验方②水煎服，每日 1 剂。

主治 急惊风，症见高热抽筋、牙关紧闭。

来源 桂林市临桂区。

022. Danyw ① Gofangzlengj (aeu naengco deuz) habliengh；② ragduhbya 6 gwz, raggofaetvaiz 24 gwz, duzndwen 4 duz (lang hawq), nyaujduzromh 1 doiq, gaeugvaqngaeu 9 gwz, raghazdaij 30 gwz.

Yunghfap Danyw ① caemj laeuj daj gyaeuj roengzlaj cat bae, singj le aeu danyw ② cienq raemx gwn, moix ngoenz fuk ndeu.

Cujyau yw Hwnjfung gaenjgip, bingh raen fatndatsang hwnjgeuq、 hangzheuj haeb maenh.

    Goekgaen   Gveilinz Si Linzgvei Gih.

023. 验方   七叶一枝花、八角莲各 6 克，地蜈蚣（过路黄）9 克。

用法   水煎服，每日 1 剂。

主治   小儿急惊风。

来源   忻城县。

023. Danyw   Caekdungxvaj、lienzbatgak gak 6 gwz, gohingfwngzlingz 9 gwz.

    Yunghfap   Cienq raemx gwn，moix ngoenz fuk ndeu.

    Cujyau yw   Lwgnyez hwnjfung gaenjgip.

    Goekgaen   Yinhcwngz Yen.

024. 验方   白颈蚯蚓 5～6 条。

用法   洗净捣烂，以开水泡，取汁服，每日 1 剂。

主治   急惊风。

来源   忻城县。

024. Danyw   Nengzndwen hozhau 5～6 duz.

    Yunghfap   Swiq seuq daem yungz，aeu roemxgoenj cimq，aeu raemxyw gwn，moix ngoenz fuk ndeu.

    Cujyau yw   Hwnjfung gaenjgip.

    Goekgaen   Yinhcwngz Yen.

025. 验方   八角莲、羊角断（半边风或杯叶西番莲）、半张叶（蝴蝶藤）各 15 克。

用法   水煎，一部分内服，另一部分擦患儿身上，每日 1 剂。

主治   急惊风。

来源   忻城县。

025. Danyw   Lienzbatgak、faexreiq、gaeu'mbaj gak 15 gwz.

    Yunghfap   Cienq raemx，mbangj gwn，lingh mbangj cat gwnzndang lwgbingh，moix ngoenz fuk ndeu.

    Cujyau yw   Hwnjfung gaenjgip.

    Goekgaen   Yinhcwngz Yen.

026. 验方   长脚黄蛙 1 只（去肠杂）。

用法   焙干研末，每次适量，开水冲服，每日 2 次。

主治   急惊风。

来源 忻城县。

026. Danyw Goepyat 1 duz (vat dungxndaw okbae).

Yunghfap Lang sauj nienj baenz mba, moix baez habliengh, raemxgoenj cung gwn, moix ngoenz 2 baez.

Cujyau yw Hwnjfung gaenjgip.

Goekgaen Yinhcwngz Yen.

027. 验方 过山风（圆叶南蛇藤）1.5克，钻骨风6克，地榆0.9克，橘子皮适量，桃仁5粒，薄荷（后下）0.3克。

用法 水煎服，每日1剂。

主治 小儿急惊风。

来源 昭平县。

027. Danyw Gaeulumx 1.5 gwz, gaeucuenqiq 6 gwz, maxlienzan 0.9 gwz, naeng makgam habliengh, cehmakdauz 5 naed, gobozhoz (roengz doeklaeng) 0.3 gwz.

Yunghfap Cienq raemx gwn, moix ngoenz fuk ndeu.

Cujyau yw Lwgnyez hwnjfung gaenjgip.

Goekgaen Cauhbingz Yen.

028. 验方 吹风蛇胆1只，陈皮末适量。

用法 每次用蛇胆四分之一加陈皮末适量调开水服，每日2次。

主治 小儿急惊风。

来源 昭平县。

028. Danyw Mbei'ngwzhab 1 aen, mbanaengmakgam habliengh.

Yunghfap Moix baez aeu seiq faen cih it aen mbei'ngwz gya habliengh mbanaengmakgam diuz raemxgoenj gwn, moix ngoenz 2 baez.

Cujyau yw Lwgnyez hwnjfung gaenjgip.

Goekgaen Cauhbingz Yen.

029. 验方 金耳环1.5克。

用法 研末，以开水送服，每次1～2剂。

主治 小儿急惊风。

来源 昭平县。

029. Danyw Gwzva 1.5 gwz.

Yunghfap Nienj baenz mba, aeu raemxgoenj soengq gwn, moix baez 1～2 fukyw.

Cujyau yw Lwgnyez hwnjfung gaenjgip.

Goekgaen　Cauhbingz Yen.

030. 验方　鲜车前草 3 株，生盐适量。

用法　水煎服，每日 1～2 剂。

主治　小儿急惊风。

来源　昭平县。

030. Danyw　Nyadaezmax ndip 3 go，gyu ndip habliengh.

Yunghfap　Cienq raemx gwn，moix ngoenz 1～2 fuk.

Cujyau yw　Lwgnyez hwnjfung gaenjgip.

Goekgaen　Cauhbingz Yen.

031. 验方　①灸攒竹穴（双侧）、率骨穴（双侧）、风池穴（双侧）、颊车穴（双侧）、迎香穴（双侧）、肩俞穴（双侧）、合谷穴（双侧）；②五月坡根 10 克，鲜蚯蚓 5 条。

用法　验方①桐油线烧灸，验方②水煎取汁泡蚯蚓服，每日各 1 剂。

主治　小儿急惊风。

来源　罗城仫佬族自治县。※

031. Danyw　① Cit canjcuzhez（song mbiengj）、saiguzhez（song mbiengj）、funghcizhez（song mbiengj）、gyazcehhez（song mbiengj）、yingzyanghhez（song mbiengj）、genhsuhhez（song mbiengj）、hozguzhez（song mbiengj）；② raggodumhvaiz 10 gwz，nengzndwen ndip 5 duz.

Yunghfap　Danyw ① coemh maeyouzgyaeuq cit，danyw ②cienq raemx aeu raemxyw cimq duzndwen gwn，moix ngoenz gak 1 fuk.

Cujyau yw　Lwgnyez hwnjfung gaenjgip.

Goekgaen　Lozcwngz Mulaujcuz Swciyen. ※

032. 验方　①针刺人中穴、迎香穴（双侧）、颊车穴（双侧）、丝竹空（双侧）；②蟑螂屎（以清水漂洗后捣烂）少许，蛇胆 1 克；③鲜老虎耳（尖尾芋）根适量。

用法　验方①针刺指捏各穴。验方②开水冲服，每日 1 剂。验方③削成条状，泡醋 5 分钟后放入喉头处片刻，随即取出。

主治　小儿急惊风。

来源　罗城仫佬族自治县。※

032. Danyw　① Cim camz yinzcunghhez、yingzyanghhez（song mbiengj）、gyazcehhez（song mbiengj）、swhcuzgungh（song mbiengj）；② haexsap（aeu raemxseuq ma gvaq baenz raemx ndeu le daem yungz）di ndeu，mbei'ngwz 1 gwz；③ ragvaedveuq ndip habliengh.

Yunghfap　Danyw ① cim camz fwngz nyaenj gak aen hezvei. Danyw ②
raemxgoenj cung gwn，moix ngoenz fuk ndeu. Danyw ③ soek baenz diuz，
cimq meiq 5 faen cung le cuengq haeuj conghhoz bae yaep ndeu，sikhaek couh
dawz okdaeuj.

Cujyau yw　Lwgnyez hwnjfung gaenjgip.

Goekgaen　Lozcwngz Mulaujcuz Swciyen. ※

033. 验方　①灸肩俞穴、颊车穴、太阳穴、涌泉穴（均双侧），长强穴，
人中穴。②蟑螂屎 1～2 克。

　　用法　验方①各穴先用指甲按刺，再行油线烧灸。其中长强穴在周围烧
三点呈三角形（身热者不用烧灸法）。验方②以人乳汁或开水调服。

　　主治　小儿急惊风。

　　来源　罗城仫佬族自治县。※

033. Danyw　① Cit genhsuhhez、gyazcehhez、daiyangzhez、yungjcenzhez
（cungj dwg song mbiengj），cangzgyangzhez，yinzcunghhez. ② Haexsap 1～2
gwz.

　　Yunghfap　Danyw ① sien aeu ribfwngz nyaenj camz gak aen hezvei，caiq
guh maeyouz coemhcit. Ndawde youq seiqhenz cangzgyangzhez coemh sam
diemj baenz yienghsamgak（boux ndang ndat gaej yungh fapcoemhcit）. Danyw
② aeu raemxcij roxnaeuz raemxgoenj ndau gwn.

Cujyau yw　Lwgnyez hwnjfung gaenjgip.

Goekgaen　Lozcwngz Mulaujcuz Swciyen. ※

034. 验方　金果榄 15 克，辰砂 1.5 克，地龙 5 克。

　　用法　共研末，分 2～3 次以开水冲服，每日 1 剂。

　　主治　小儿急惊风。

　　来源　都安瑶族自治县。※

034. Danyw　Gimjlamz 15 gwz，cuhsah 1.5 gwz，duzndwen 5 gwz.

Yunghfap　Caez nienj baenz mba，baen guh 2～3 baez aeu raemxgoenj
cung gwn，moix ngoenz fuk ndeu.

Cujyau yw　Lwgnyez hwnjfung gaenjgip.

Goekgaen　Duh'anh Yauzcuz Swciyen. ※

035. 验方　①水菖蒲、车前草、白龙船花、黄楝（苦木）各 3 克，地桃
花 5 克；②灸百会穴、太阳穴（双侧）、合谷穴（双侧）、肩俞穴（双侧）、曲
池穴（双侧）、委中穴、锁骨外侧下凹处、第五胸肋肋骨头凸起处。

　　用法　验方①水煎服，每日 1 剂。验方②隔姜灯火灸。腹部起青筋者，

从剑突至脐眼连线划三等份，各炙一壮。

主治 小儿急惊风。

来源 都安瑶族自治县。※

035. **Danyw** ① Yiengfuzraemx、nyadaezmax、vagobwzlungzconz、faexhaemz gak 3 gwz，govaetdauz 5 gwz；② cit bwzveihez、daiyangzhez（song mbiengj）、hozguzhez（song mbiengj）、genhsuhhez（song mbiengj）、gizcizhez（song mbiengj）、veijcunghhez、ndokgvaengzgiengz baihlaj gizmboep、daihhaj diuz ndoksej giz doed.

Yunghfap Danyw ① cienq raemx gwn，moix ngoenz fuk ndeu. Danyw ② gek hing guh feizdaeng diemjcit ywfap. Boux dungx hwnj nyinzheu，daj najaek conghmboep genduzhez daengz conghsaejndw lienzsienq veh sam daengj faenh，gak cit it diuz.

Cujyau yw Lwgnyez hwnjfung gaenjgip.

Goekgaen Duh'anh Yauzcuz Swciyen. ※

036. **验方** 四叶莲（及己）、苦艾叶、紫苏梗各适量。

用法 煎水洗澡，每日1剂。

主治 小儿惊风。

来源 昭平县。

036. **Danyw** Lienzseiqmbaw、go'ngaihhaemz、ganjgosijsu gak habliengh.

Yunghfap Cienq raemx caemxndang，moix ngoenz fuk ndeu.

Cujyau yw Lwgnyez hwnjfung.

Goekgaen Cauhbingz Yen.

037. **验方** 银花藤、地桃花根、满天星、一支箭各15～20克。

用法 水煎服，每日1剂。

主治 小儿惊风。

来源 都安瑶族自治县。※

037. **Danyw** Gaeuvagimngaenz、raggovaetdauz、go'ndokmax、gosamlig gak 15～20 gwz.

Yunghfap Cienq raemx gwn，moix ngoenz fuk ndeu.

Cujyau yw Lwgnyez hwnjfung.

Goekgaen Duh'anh Yauzcuz Swciyen. ※

038. **验方** 鲜车前草适量。

用法 榨汁调蜂蜜服。

主治 小儿肝风内动致抽搐不止。

来源 昭平县。

038. Danyw Nyadaezmax habliengh.

Yunghfap Ngad aeu raemxyw boiq dangzrwi gwn.

Cujyau yw Lwgnyez hwnjfung hwnjgeuq mbouj dingz.

Goekgaen Cauhbingz Yen.

039. **验方** 水槟榔种仁适量。

用法 嚼烂喂服,每日 2～3 次。

主治 小儿惊风。

来源 都安瑶族自治县。※

039. Danyw Cehsamcaetraemx habliengh.

Yunghfap Nyaij yungz nyamh gwn, moix ngoenz 2～3 baez.

Cujyau yw Lwgnyez hwnjfung.

Goekgaen Duh'anh Yauzcuz Swciyen. ※

040. **验方** 香附子、大蜘蛛、黄竹(金竹)心、老鸦酸各适量。

用法 水煎服,每日 1 剂。

主治 小儿惊风。

来源 昭平县。

040. Danyw Cidmou、duzgyauhung、nyodmbawgo'ndoekgim、byaek-soemjmeiq gak habliengh.

Yunghfap Cienq raemx gwn, moix ngoenz fuk ndeu.

Cujyau yw Lwgnyez hwnjfung.

Goekgaen Cauhbingz Yen.

041. **验方** 麝香少许(冲服),黑竹子根适量。

用法 水煎服,每日 1 剂。配合艾灸百会穴、人中穴、涌泉穴、内关穴等穴。

主治 小儿惊风。

来源 东兰县。※

041. Danyw Seyangh di ndeu (cung gwn), ragfaexndaem habliengh.

Yunghfap Cienq raemx gwn, moix ngoenz fuk ndeu. Boiqhab ngaih cit bwzveihez、yinzcunghhez、yungjcenzhez、neigvanhhez daengj hezvei.

Cujyau yw Lwgnyez hwnjfung.

Goekgaen Dunghlanz Yen. ※

042. **验方** 蟑螂屎 1 克，一箭球 6 克，鲜蚯蚓 5 条。

用法 水煎服，每日 1 剂。

主治 小儿惊风。

来源 罗城仫佬族自治县。※

042. Danyw Haexsap 1 gwz, gosamlimj 6 gwz, nengzndwen ndip 5 duz.

Yunghfap Cienq raemx gwn, moix ngoenz fuk ndeu.

Cujyau yw Lwgnyez hwnjfung.

Goekgaen Lozcwngz Mulaujcuz Swciyen. ※

043. **验方** 鱼腥草、桔梗、山芝麻、荷叶各 15 克。

用法 水煎服，每日 1 剂。

主治 小儿惊风、中风哮喘。

来源 都安瑶族自治县。※

043. Danyw Caekvaeh、raggizgwngj、lwgrazcwx、go'mbu gak 15 gwz.

Yunghfap Cienq raemx gwn, moix ngoenz fuk ndeu.

Cujyau yw Lwgnyez hwnjfung、mauhfung ae'ngab.

Goekgaen Duh'anh Yauzcuz Swciyen. ※

044. **验方** 铁结（沉香）适量。

用法 捣碎，开水泡服。

主治 小儿惊风。

来源 都安瑶族自治县。※

044. Danyw Cinzyangh habliengh.

Yunghfap Daem yungz, roemxgoenj cimq gwn.

Cujyau yw Lwgnyez hwnjfung.

Goekgaen Duh'anh Yauzcuz Swciyen. ※

045. **验方** 望江南、苍耳草全草各适量。

用法 煎水外洗，每日 1 剂。

主治 小儿惊风。

来源 都安瑶族自治县。※

045. Danyw Caekgoekmbe、daengx go govaetmou gak habliengh.

Yunghfap Cienq raemx rog swiq, moix ngoenz fuk ndeu.

Cujyau yw Lwgnyez hwnjfung.

Goekgaen Duh'anh Yauzcuz Swciyen. ※

046. **验方** 桐油 30 克，草果 1 个，乱发、生姜各适量，鸡蛋 1 个。

用法 桐油置碗内加热，其余药捣烂与桐油调匀，用布包温擦头、胸、背及各关节。

主治 小儿惊风。

来源 凤山县。※

046. **Danyw** Youzgyaeuq 30 gwz, makhaeuq 1 aen, byoem、hingndip gak habliengh, gyaeqgaeq 1 aen.

Yunghfap Youzgyaeuq cuengq ndaw vanj gya ndat, yw gizyawz dub yungz youzgyaeuq ndau yinz, aeu baengz suek raeuj cat gyaeuj、aek、baihlaeng caeuq gak aen hoh.

Cujyau yw Lwgnyez hwnjfung.

Goekgaen Fungsanh Yen. ※

047. **验方** 蛇胆姜（即把吹风蛇胆放入生姜内晒干备用）0.9 克。

用法 将患者百会穴、印堂、太阳穴（双侧）及四肢各关节针刺出血，再用蛇胆姜磨水，内服三分之二，其余药擦各针刺穴及关节。

主治 小儿惊风。

来源 凤山县。※

047. **Danyw** Hingmbei'ngwzhab（couhdwg cuengq mbei'ngwzhab haeuj ndaw hing ndip dak hawq bwh yungh）0.9 gwz.

Yunghfap Cim camz bwzveihez、gwnz ndaeng song diuz bwncaeuz cungqgyang、daiyangzhez（song mbiengj）caeuq gak hoh seiqguengq boux-bingh ok lwed bae, caiq aeu hingmbei'ngwzhab muz raemx, gwn roengz bae sam faenh cih ngeili, yw gizyawz cat gak congh camzcim caeuq hoh.

Cujyau yw Lwgnyez hwnjfung.

Goekgaen Fungsanh Yen. ※

048. **验方** 马鞭草、金钱草、地桃花、益母草各 3 克，银花 2 克，六神丸 3 粒（冲服），麝香如米粒 1 粒（冲服）。

用法 水煎分 3～4 次服。

主治 小儿惊风。

来源 都安瑶族自治县。※

048. **Danyw** Gobienmax、duhnamhfangz、govaetdauz、ngaihmwnj gak 3 gwz, vagimngaenz 2 gwz, luzsinzvanz 3 naed（cung gwn）, seyangh lumj naed haeux 1 naed（cung gwn）.

Yunghfap Cienq raemx baen 3～4 baez gwn.

Cujyau yw   Lwgnyez hwnjfung.

Goekgaen   Duh'anh Yauzcuz Swciyen. ※

049. 验方   地桃花 10 克，青蒿、鹅不食草各 5 克。

用法   水煎服，每日 1 剂。

主治   小儿惊风。

来源   都安瑶族自治县。※

049. Danyw   Govaetdauz 10 gwz, ngaihseiq、gomoeggyej gak 5 gwz.

Yunghfap   Cienq raemx gwn，moix ngoenz fuk ndeu.

Cujyau yw   Lwgnyez hwnjfung.

Goekgaen   Duh'anh Yauzcuz Swciyen. ※

050. 验方   灸乳头上一横指（双侧）、曲池穴（双侧）、印堂、上星穴、天庭穴、拇指内侧指甲与横纹间（双侧）。

用法   从上到下，从左到右，用灯草蘸油点燃灸各穴一壮。

主治   小儿惊风。

来源   都安瑶族自治县。※

050. Danyw   Cit gwnz gyaeujcij lwgfwngz vang ndeu（song mbiengj）、gizcizhez（song mbiengj）、gwnz ndaeng song diuz bwncaeuz cungqgyang、sangsinghhez、denhdingzhez、cungqgyang ribfwngz caeuq raizvang mbiengj-ndaw mehfwngz（song mbiengj）.

Yunghfap   Daj gwnz daengz laj，daj baihswix daengz baihgvaz，aeu hazbiz caemj youz diemj dawz cit gak aen hezvei mbat ndeu.

Cujyau yw   Lwgnyez hwnjfung.

Goekgaen   Duh'anh Yauzcuz Swciyen. ※

051. 验方   ①叶里含珠 5 克，地桃花 5 克，夏枯草 5 克，穿心草 3 克，桑白皮 3 克；②针刺掌心、眼角、人中、下颌、百会穴、手脚关节指甲根、尾骨。

用法   验方①水煎服，每日 1 剂。腹泻者加田基黄 5 克。同时针刺验方②处穴。急救时加刺天突穴、心窝、乳头内侧，从颈椎到尾椎共 7 针。

主治   小儿惊风。

来源   都安瑶族自治县。※

051. Danyw   ① Nyadameuz 5 gwz，govaetdauz 5 gwz，yaguhcauj 5 gwz，goconcienz 3 gwz，gonengznuengx 3 gwz；② cim camz angjfwngz、gokda、yinzcungh、lajhangz、bwzveihez、hoh din hoh fwngz goek ribfwngz、ndoksoenj.

Yunghfap　Danyw ① cienq raemx gwn, moix ngoenz fuk ndeu. Bouxok-siq gya nyavetrwz 5 gwz. Doengzseiz cimcamz danyw ② guh hezvei. Seiz gouq-gip gya camz denhduzhez, ndawsim, henz gyaeujcij mbiengj baihndaw, daj laenghoziu daengz ndoksoenj gungh 7 cim.

Cujyau yw　Lwgnyez hwnjfung.

Goekgaen　Duh'anh Yauzcuz Swciyen. ※

052. 验方　山猪胆 2 克（冲服），蟑螂 2 只，紫苏、白纸扇、车前草、灯心草各适量。

用法　水煎服，每日 1 剂。

主治　小儿高热惊风。

来源　金秀瑶族自治县。※

052. Danyw　Mbeimouduenh 2 gwz（cung gwn）, sap 2 duz, gosijsu、gaeubeizhau、nyadaezmax、mwnhdwnghcauj gak habliengh.

Yunghfap　Cienq raemx gwn, moix ngoenz fuk ndeu.

Cujyau yw　Lwgnyez fatndatsang hwnjfung.

Goekgaen　Ginhsiu Yauzcuz Swciyen. ※

053. 验方　路边菊、玉叶金花、猪肚菜（车前）、鱼腥草、木贼、一块瓦各 6 克。

用法　水煎服，每日 1 剂，药渣复煎外洗。

主治　小儿惊风。

来源　金秀瑶族自治县。※

053. Danyw　Byaekvaizhenzloh、gaeubeizhau、nyadaezmax、caekvaeh、godaebdoengz、gwzva gak 6 gwz.

Yunghfap　Cienq raemx gwn, moix ngoenz fuk ndeu, nyaqyw dauq cienq rog swiq.

Cujyau yw　Lwgnyez hwnjfung.

Goekgaen　Ginhsiu Yauzcuz Swciyen. ※

054. 验方　百解、惊风草（白马骨）、鱼腥草、虎杖、下山虎、黄柏皮、红白紫苏各 6～9 克。

用法　水煎，一部分内服，另一部分外洗，每日 1 剂。

主治　小儿惊风。

来源　金秀瑶族自治县。※

054. Danyw　Goganghmeiz、ndokmaxhau、caekvaeh、godonghmboengq、gocoenggyaj、naengfaexvuengzlienz、gosijsu mbawheu mbawaeuj gak 6～9 gwz.

Yunghfap　Cienq raemx, mbangj gwn, lingh mbangj swiq rog, moix ngoenz fuk ndeu.

Cujyau yw　Lwgnyez hwnjfung.

Goekgaen　Ginhsiu Yauzcuz Swciyen. ※

055. 验方　生姜1片，雄老鼠屎（两头尖）1粒。

用法　共捣烂敷肚脐10～15分钟。

主治　小儿惊风。

来源　马山县。※

055. Danyw　Hingndip 1 gep, haexnoudaeg (song gyaeuj soem) 1 naed.

Yunghfap　Caez daem yungz le baeng saejndw 10～15 faen cung.

Cujyau yw　Lwgnyez hwnjfung.

Goekgaen　Majsanh Yen. ※

056. 验方　皂角、辣椒叶、吴茱萸各适量。

用法　嚼烂，喷患儿额角、胸膛。

主治　小儿惊风。

来源　马山县。※忻城县。

056. Danyw　Ceugoeg、mbawlwgmanh、gocazlad gak habliengh.

Yunghfap　Nyaij yungz, byoq coq gokgyaeuj、bakaek lwgbingh.

Cujyau yw　Lwgnyez hwnjfung.

Goekgaen　Majsanh Yen. ※Yinhcwngz Yen.

057. 验方　双钩藤、四方藤、七叶一枝花、南蛇风（扛板归）、土黄连各3克。

用法　水煎服，每日1剂。

主治　小儿惊风。

来源　来宾市。※

057. Danyw　Gaeugvaqngaeu、gaeuseiqlimq、caekdungxvaj、gangzngwd、govanghliemx gak 3 gwz.

Yunghfap　Cienq raemx gwn, moix ngoenz fuk ndeu.

Cujyau yw　Lwgnyez hwnjfung.

Goekgaen　Laizbinh Si. ※

058. 验方　①地桃花根15克，野生烟根9克；②针刺两耳下、百会穴、人中穴、颊车穴（双侧）、承浆穴、膝眼穴（双侧）、脐周、商丘穴（双侧）。

用法　验方①水煎服，每日1剂。验方②以瓷片针浅刺，以出血为度。

主治 小儿惊风。

来源 象州县。※

058. **Danyw** ① Raggovaetdauz 15 gwz, raggohaeuheiq 9 gwz；② cim-camz laj song mbawrwz、bwzveihez、yinzcunghhez、gyazcehhez（song mbiengj）、cwngzcienghhez、cizyenjhez（song mbiengj）、saejndw seiqhenz、sanghgiuhhez（song mbiengj）.

Yunghfap Danyw ① cienq raemx gwn, moix ngoenz fuk ndeu. Danyw ② aeu cimmeng cim feuh, aeu oklwed guh cinj.

Cujyau yw Lwgnyez hwnjfung.

Goekgaen Siengcouh Yen. ※

059. **验方** 千斤拔 5 克，算盘根 3 克，车前草 3 克，山豆根 6 克。

用法 水煎服，每日 1 剂。高热不退者加白颈蚯蚓数条，研末冲服。

主治 小儿惊风。

来源 象州县。※

059. **Danyw** Goragdingh 5 gwz, rag'aenmoedgunj 3 gwz, nyadaezmax 3 gwz, ragduhbya 6 gwz.

Yunghfap Cienq raemx gwn, moix ngoenz fuk ndeu. Fatndat sang mbouj doiq gya nengzndwen hozhau geij duz, nienj baenz mba cung gwn.

Cujyau yw Lwgnyez hwnjfung.

Goekgaen Siengcouh Yen. ※

060. **验方** 金不换、小酸梅、香附、惊风草、金扣（单穗水蜈蚣）根各 3 克，薄荷（后下）、葛根、十八症各 4.5 克，马鞭草 1.5 克。

用法 水煎服，每日 1 剂。

主治 小儿惊风。

来源 象州县。※

060. **Danyw** Golaeng'aeuj、makmoiziq、cidmou、rumgingfung、gosam-limj gak 3 gwz, gobozhoz（roengz doeklaeng）、maenzgat、gaeucuenqhung gak 4.5 gwz, gobienmax 1.5 gwz.

Yunghfap Cienq raemx gwn, moix ngoenz fuk ndeu.

Cujyau yw Lwgnyez hwnjfung.

Goekgaen Siengcouh Yen. ※

061. **验方** 珍珠、琥珀各 0.3 克，麝香、天麻各 1.5 克，冰片 1 克，僵蚕 3 克。

用法 研末，每次取适量以乳汁、姜汁调服。

主治 小儿惊风。

来源 宁明县。※

061. Danyw Caw、hujbwz gak 0.3 gwz，seyangh、denhmaz gak 1.5 gwz，binghben 1 gwz，nonsei'gyaengj 3 gwz.

Yunghfap Nienj baenz mba，moix baez aeu habliengh ndau raemxcij、raemxhing gwn.

Cujyau yw Lwgnyez hwnjfung.

Goekgaen Ningzmingz Yen. ※

062. 验方 水八角、海螵蛸各适量。

用法 捣烂，开水泡服，每日 1 剂。

主治 小儿高热抽搐。

来源 隆林各族自治县。※

062. Danyw Makgaknaemq、haijbyauhsiuh gak habliengh.

Yunghfap Daem yungz，roemxgoenj cimq gwn，moix ngoenz fuk ndeu.

Cujyau yw Lwgnyez fatndatsang hwnjgeuq.

Goekgaen Lungzlinz Gak Cuz Swciyen. ※

063. 验方 ①全蝎、半夏、制南星、僵蚕、虫蜕各等量；②双钩藤、防风各 3 克，牛筋草 5 克。

用法 验方①研末，每次 1 克，以验方②水煎送服，每日 3 次。

主治 小儿高热惊厥。

来源 都安瑶族自治县。※

063. Danyw ① Duzhez、buenqyaq、gonoegnuegceih、nonsei'gyaengj、bokbid gak daengjliengh；② gaeugvaqngaeu、gofangzfungh gak 3 gwz，nywjlamhvaiz 5 gwz.

Yunghfap Danyw ① nienj baenz mba，moix baez 1 gwz，aeu danyw ② cienq raemx soengq gwn，moix ngoenz 3 baez.

Cujyau yw Lwgnyez fatndatsang lekmaez.

Goekgaen Duh'anh Yauzcuz Swciyen. ※

064. 验方 满天星、酢浆草、仙鹤草、小叶鸭脚木各 15～30 克。

用法 捣烂取汁，冲童小便服，每日 1 剂。

主治 小儿高热抽搐。

来源 金秀瑶族自治县。※

064. Danyw Go'ndokmax、byaeksoemjmeiq、nyacaijmaj、godinbit-mbawiq gak 15～30 gwz.

Yunghfap　Dub yungz aeu raemxyw, cung nyouh lwgnyezsai gwn，moix ngoenz fuk ndeu.

Cujyau yw　Lwgnyez fatndatsang hwnjgeuq.

Goekgaen　Ginhsiu Yauzcuz Swciyen. ※

065. **验方**　白马鞭草（截叶铁扫帚）30 克，雷公根 60 克，虫蜕 6 克，蚯蚓、双钩藤各 9 克，糖适量。

用法　水煎服，每日 1 剂。

主治　小儿惊风。

来源　柳州市。

065. **Danyw**　Gobienmax 30 gwz, byaekcienz 60 gwz, bokbid 6 gwz, nengzndwen、gaeugvaqngaeu gak 9 gwz, dangz habliengh.

Yunghfap　Cienq raemx gwn, moix ngoenz fuk ndeu.

Cujyau yw　Lwgnyez hwnjfung.

Goekgaen　Liujcouh Si.

066. **验方**　皂角、细辛各等份。

用法　共研末，吹入鼻孔中，得嚏即止。

主治　小儿中风致牙关紧闭。

来源　马山县。※

066. **Danyw**　Ceugoeg、gosisinh gak daengjfaenh.

Yunghfap　Caez nienj baenz mba, boq haeuj ndaw ndaeng bae, haetcwi couh dingz.

Cujyau yw　Lwgnyez mauhfung haeb hangz ndaetndwk.

Goekgaen　Majsanh Yen. ※

067. **验方**　蟑螂（骚甲）屎适量。

用法　研末，以开水冲服，每日 1 剂。

主治　小儿惊风。

来源　桂林市临桂区。

067. **Danyw**　Haexsap habliengh.

Yunghfap　Nienj baenz mba, aeu raemxgoenj cung gwn, moix ngoenz fuk ndeu.

Cujyau yw　Lwgnyez hwnjfung.

Goekgaen　Gveilinz Si Linzgvei Gih.

068. **验方**　大蜘蛛 1～2 只（焙干研末，或取其腹捣烂）。

用法 开水调服，每日 1 剂。

主治 小儿惊风。

来源 桂林市临桂区、柳城县。

068. Danyw Duzgyauhung 1～2 duz（lang sauj nienj baenz mba，roxnaeuz aeu aendungx de ma daem yungz）.

Yunghfap Raemxgoenj ndau gwn，moix ngoenz fuk ndeu.

Cujyau yw Lwgnyez hwnjfung.

Goekgaen Gveilinz Si Linzgvei Gih、Liujcwngz Yen.

069. **验方** 白矾 6 克，陈皮 3 克。

用法 水煎灌服，每日 1 剂。

主治 小儿惊风。症见痰涌不省人事，四肢抽搐，两目直视，喉中痰鸣。

来源 岑溪市。

069. Danyw Begfanz 6 gwz，naeng makgam 3 gwz.

Yunghfap Cienq raemx guenq gwn，moix ngoenz fuk ndeu.

Cujyau yw Lwgnyez hwnjfung. Bingh raen myaiz duengh mbouj rox saeh，seiqguengq hwnjgeuq，song da dinghdingh yawj，conghhoz miz myaiz yiengj.

Goekgaen Cinzhih Si.

070. **验方** 白颈蚯蚓 10 条，地龟虫（䗪）10 只。

用法 共捣烂泡开水分数次服，每日 1 剂。

主治 小儿惊风。

来源 岑溪市。

070. Danyw Nengzndwen hozhau 10 duz，duzdaeuhlaux 10 duz.

Yunghfap Caez daem yungz cimq raemxgoenj baen geij baez gwn，moix ngoenz fuk ndeu.

Cujyau yw Lwgnyez hwnjfung.

Goekgaen Cinzhih Si.

071. **验方** 蕹菜根 150 克，韭菜根 120 克。

用法 共捣烂调酒，擦四肢、躯干。

主治 小儿惊风抽搐。

来源 岑溪市。

071. Danyw Ragbyaekmbungj 150 gwz，ragbyaekgep 120 gwz.

Yunghfap Caez daem yungz diuz laeuj，cat seiqguengq、ndang.

Cujyau yw Lwgnyez hwnjfung hwnjgeuq.

Goekgaen　Cinzhih Si.

072. 验方　人字草、白纸扇、山栀子根、银花藤各 6 克。

用法　水煎服，每日 1 剂。

主治　小儿惊风。

来源　金秀瑶族自治县。※

072. Danyw　Gosaheu、gaeubeizhau、ragvuengzgae、gaeuvagimngaenz gak 6 gwz.

Yunghfap　Cienq raemx gwn，moix ngoenz fuk ndeu.

Cujyau yw　Lwgnyez hwnjfung.

Goekgaen　Ginhsiu Yauzcuz Swciyen. ※

073. 验方　惊风草（白马骨）、酢浆草、玉叶金花、钩藤、海金沙（包煎）各适量。

用法　水煎服，每日 1 剂，另取 1 剂煎水外洗。

主治　小儿惊风。

来源　金秀瑶族自治县。※

073. Danyw　Ndokmaxhau、byaeksoemjmeiq、gaeubeizhau、gaeugvaqngaeu、rumseidiet（suk hwnjdaeuj cienq）gak habliengh.

Yunghfap　Cienq raemx gwn，moix ngoenz fuk ndeu，lingh aeu 1 fukyw cienq raemx swiq rog.

Cujyau yw　Lwgnyez hwnjfung.

Goekgaen　Ginhsiu Yauzcuz Swciyen. ※

074. 验方　钩藤、路边菊、饿蚂蝗、野六谷根（野薏苡仁）、吊水莲各 6 克。

用法　水煎服，每日 1 剂。伴有疳积者加石蚂蝗适量。

主治　小儿惊风。

来源　金秀瑶族自治县。※

074. Danyw　Gaeugvaqngaeu、byaekvaizhenzloh、govaiziq、haeuxlidlu、swnjgyaeujhenj gak 6 gwz.

Yunghfap　Cienq raemx gwn，moix ngoenz fuk ndeu. Boux buenx miz baenzgam de gya gosipraemxbwn habliengh.

Cujyau yw　Lwgnyez hwnjfung.

Goekgaen　Ginhsiu Yauzcuz Swciyen. ※

075. 验方　木贼、饿蚂蝗、大青叶、山栀子、野荞麦、旱莲草、凤尾草、小百解各 6 克，地龟虫 5 只（研末冲服），蟑螂屎 3 克（研末冲服）。

　　用法　水煎服，每日 1 剂。

　　主治　小儿惊风。

　　来源　金秀瑶族自治县。※

075. Danyw　Godaebdoengz、govaiziq、godaihcing、vuengzgae、gomeg-
sieng、gomijcauq、goriengroeggaeq、siujbwzgaij gak 6 gwz、duzdaeuhlaux 5
duz（nienj baenz mba cung gwn），haexsap 3 gwz（nienj baenz mba cung
gwn）.

　　Yunghfap　Cienq raemx gwn，moix ngoenz fuk ndeu.

　　Cujyau yw　Lwgnyez hwnjfung.

　　Goekgaen　Ginhsiu Yauzcuz Swciyen. ※

　　076. **验方**　白马骨、柑子叶、斑鸠米叶、红网子藤、饿蚂蝗、鸡屎藤、
牛屎青、假花生各适量。

　　用法　加盐 1 匙水煎洗澡，每日 1 剂。

　　主治　小儿惊风。

　　来源　金秀瑶族自治县。※

076. Danyw　Ndokmaxhau、mbawmakgam、mbawgohaeuxroegraeu、gaeu-
muengxbya、govaiziq、gaeuroetma、godaihcing、duhheubya gak habliengh.

　　Yunghfap　Gya gyu 1 beuzgeng cienq raemx caemxndang，moix ngoenz
fuk ndeu.

　　Cujyau yw　Lwgnyez hwnjfung.

　　Goekgaen　Ginhsiu Yauzcuz Swciyen. ※

　　077. **验方**　鲜惊药（白马骨）15 克。

　　用法　捣烂擦患儿脉门，每日 3 次。

　　主治　小儿惊风。

　　来源　金秀瑶族自治县。※

077. Danyw　Ndokmaxhau 15 gwz.

　　Yunghfap　Daem yungz cat megmonz lwgbingh，moix ngoenz 3 baez.

　　Cujyau yw　Lwgnyez hwnjfung.

　　Goekgaen　Ginhsiu Yauzcuz Swciyen. ※

　　078. **验方**　①辣蓼、柑子叶、山胡椒、鸡屎藤、钩藤各适量；②箭猪毛、
穿山甲、饿蚂蝗、百解、路边菊、石菖蒲、紫苏、葛根、桑叶、淡竹叶、葫
芦茶、薄荷（后下）各 5 克。

　　用法　验方①煎水洗澡，验方②水煎服，每日各 1 剂。

主治　小儿惊风。

来源　金秀瑶族自治县。※

078. Danyw　① Gofeq、mbawmakgam、haeuxceubya、gaeuroetma、gaeugvaqngaeu gak habliengh；② bwnduzcenh、gyaeplinh、govaiziq、goganghmeiz、byaekvaizhenzloh、goyiengfuz、gosijsu、maenzgat、mbawgonengznuengx、gogaekboux、gocazso、gobozhoz（roengz doeklaeng）gak 5 gwz.

Yunghfap　Danyw ① cienq raemx caemxndang，danyw ② cienq raemx gwn，moix ngoenz gak fuk ndeu.

Cujyau yw　Lwgnyez hwnjfung.

Goekgaen　Ginhsiu Yauzcuz Swciyen. ※

079. **验方**　竹沥 1 小杯，姜汁 1 小杯，蚯蚓 2～3 条。

用法　蚯蚓水煎取汁兑竹沥、姜汁服。

主治　小儿惊风。

来源　广西民族医药研究院。※

079. Danyw　Raemxhanh faexcuk 1 cenj iq，raemxhing 1 cenj iq，nengzndwen 2～3 duz.

Yunghfap　Duzndwen cienq raemx aeu raemxyw doiq raemxhanh faexcuk、raemxhing gwn.

Cujyau yw　Lwgnyez hwnjfung.

Goekgaen　Gvangjsih Minzcuz Yihyoz Yenzgiuyen. ※

080 **验方**　金竹叶、金不换根各 15 克，大蚯蚓（白颈的最好）取中间 1 段。

用法　金竹叶、金不换根水煎，蚯蚓捣烂，冲服。

主治　小儿惊风。

来源　柳州市柳江区。

080 Danyw　Mbawgo'ndoekgim、raggolaeng'aeuj gak 15 gwz，nengzndwenhung（duz hozhau engq ndei）aeu gyaengh cungqgyang.

Yunghfap　Mbawgo'ndoekgim、raggolaeng'aeuj cienq raemx，nengzndwen dub yungz，cung gwn.

Cujyau yw　Lwgnyez hwnjfung.

Goekgaen　Liujcouh Si Liujgyangh Gih.

081. **验方**　麝香 0.03 克，梅片 0.06 克，朱砂 0.09 克，鲜蚯蚓适量（白颈的更好）。

用法　蚯蚓捣烂，其余药研末，和匀，开水冲服。

主治 小儿惊风（病势危重）。

来源 苍梧县。

081. **Danyw** Seyangh 0.03 gwz，meizben 0.06 gwz，cuhsah 0.09 gwz，nengzndwen ndip habliengh（duz hozhau engq ndei）。

Yunghfap Nengzndwen dub yungz，yw gizyawz nienj baenz mba，gyaux yinz，raemxgoenj cung gwn.

Cujyau yw Lwgnyez hwnjfung（binghnaek）.

Goekgaen Canghvuz Yen.

082. **验方** 小叶买麻藤、草鞋根各9克，伏龙肝、薄荷（后下）、淡竹叶各3克。

用法 水煎服，每日1剂。

主治 小儿惊风。

来源 龙州县。※

082. **Danyw** Gaeuhohdu、goranggve gak 9 gwz，namhhenjndawcauq、gobozhoz（roengz doeklaeng）、gogaekboux gak 3 gwz.

Yunghfap Cienq raemx gwn，moix ngoenz fuk ndeu.

Cujyau yw Lwgnyez hwnjfung.

Goekgaen Lungzcouh Yen. ※

083. **验方** ①浅刺疗法；②吹风蛇胆、烂刀鱼胆各适量。

用法 当小儿抽搐不省人事时，先清除呼吸道异物，再分别用小绳扎紧上肢，以手由近心端向远端挤压，在手指甲沿两侧行①至出血为度；验方②开水冲服。

主治 小儿惊风，不省人事。

来源 龙州县。※

083. **Danyw** ① Camzfeuh ywfap；② mbei'ngwzhab、mbeibyalanzdauh gak habliengh.

Yunghfap Youq mwh lwgnyez hwnjgeuq maez bae mbouj singj，sien cawzseuq gij doxgaiq mbouj doengz saidiemheiq，caiq faenbied yungh cag'iq cug ndaet genfwngz，aeu fwngz daj giz gaenh simdaeuz caenx haeuj giz gyae bae，youq ndaw gwnz ribfwngz guh coh song mbiengj ① daengz ok lwed cijdingz；danyw ② raemxgoenj cung gwn.

Cujyau yw Lwgnyez hwnjfung，maez.

Goekgaen Lungzcouh Yen. ※

084. **验方** ①点灸颊车穴、迎香穴、太阳穴、攒竹穴、丝竹空穴、地仓穴（均双侧）；②蛇胆、鸡胆、飞鹰胆各 1 克。

用法　验方①灯油线点灸。验方②分 2 次开水冲服，每 4 小时 1 次。

主治　小儿惊风。

来源　*罗城仫佬族自治县。*※

084. Danyw　① Diemjcit gyazcehhez、yingzyanghhez、daiyangzhez、canj-cuzhez、swhcuzgunghhez、dicanghhez（cungj dwg song mbiengj）；② mbei-ngwz、mbeigaeq、mbeiyiuh gak 1 gwz.

Yunghfap　Danyw ① mae youz daeng diemj cit. Danyw ② baen 2 baez aeu raemxgoenj cung gwn, moix 4 aen cungdaeuz 1 baez.

Cujyau yw　Lwgnyez hwnjfung.

Goekgaen　Lozcwngz Mulaujcuz Swciyen. ※

085. **验方**　小鸡 1 只。

用法　将小鸡腹部剖开，直接敷肚脐，同时给患儿做人工呼吸。

主治　小儿惊风致昏迷不省人事。

来源　*罗城仫佬族自治县。*※

085. Danyw　Gaeqlwg 1 duz.

Yunghfap　Hai dungx gaeqlwg, cigciep baeng saejndw, doengzseiz hawj lwgnyez guh vunz guh diemheiq.

Cujyau yw　Lwgnyez hwnjfung deng maez.

Goekgaen　Lozcwngz Mulaujcuz Swciyen. ※

086. **验方**　①后退虫（蛟蜻蛉）1 只；②菊花 6 克，红花、甘草各 3 克。

用法　验方①焙干研粉，乳汁调匀，每日早上顿服，连服 3 日。验方②水煎服，每日 1 剂。

主治　小儿三旱风。

来源　*罗城仫佬族自治县。*※

086. Danyw　① Houduicungz 1 duz；② vagut 6 gwz、govahoengz、gam-cauj gak 3 gwz.

Yunghfap　Danyw ① lang hawq nienj baenz mba, raemxcij ndau yinz, moix ngoenz gyanghaet guh baez ndeu gwn, laebdaeb gwn 3 ngoenz. Danyw ② cienq raemx gwn, moix ngoenz fuk ndeu.

Cujyau yw　Lwgnyez sam haet rumz.

Goekgaen　Lozcwngz Mulaujcuz Swciyen. ※

087. **验方**　脐周一横指数点。

用法　将灯草蘸油点燃片刻，吹灭，1 个月大的婴儿数数到 20，1 个月至

1 岁的婴儿数数到 10，然后点灸。

主治 小儿惊风。

来源 东兰县。※

087. Danyw Saejndw seiqhenz lwgfwngz vang ndeu geij diemj.

Yunghfap Aeu hazbiz caemj youz diemj dawz yaep ndeu, boq ndaep, lwgnding 1 ndwen hung geq soq daengz 20，lwgnding 1 ndwen daengz 1 bi geq soq daengz 10，menhcij diemj cit.

Cujyau yw Lwgnyez hwnjfung.

Goekgaen Dunghlanz Yen. ※

088. 验方 ①黑节风（蒴藋）、枫树皮、薄荷（后下）、三十六风（娃儿藤）各 3 克；②鸡血藤、枫树叶、乌桕叶、黑节风、薄荷各适量。

用法 验方①水煎服，每日 1 剂。验方②水煎洗澡。

主治 小儿惊风。

来源 金秀瑶族自治县。※

088. Danyw ① Nyayouzfanj、naenggoraeu、gobozhoz (roengz doeklaeng)、samcibroekdang gak 3 gwz；② gaeulwed、mbawgoraeu、mbawfaexgoux、nyayouzfanj、gobozhoz gak habliengh.

Yunghfap Danyw ① cienq raemx gwn, moix ngoenz fuk ndeu. Danyw ② cienq raemx caemxndang.

Cujyau yw Lwgnyez hwnjfung.

Goekgaen Ginhsiu Yauzcuz Swciyen. ※

089. 验方 ①苏叶、薄荷（后下）、陈皮各 3 克，水灯芯、金竹叶各 9 克，灶心土 10 克，葱 3 条，钩藤 6 克，生姜 4 片；②葛麻叶、金竹叶、枫树叶、钩藤、樟树叶、车前草、百解、水灯芯、荷叶各适量。

用法 验方①水煎服，每日 1 剂。验方②水煎洗澡。

主治 小儿惊风。

来源 金秀瑶族自治县。※

089. Danyw ① mbawgosijsu、gobozhoz (roengz doeklaeng)、naeng makgam gak 3 gwz, hazbiz、mbawgo'ndoekgim gak 9 gwz, namhndawcauqbaihlaj 10 gwz, coeng 3 diuz, gaeugvaqngaeu 6 gwz, hingndip 4 gep；② mbawgogaeugat、mbawgo'ndoekgim、mbawgoraeu、gaeugvaqngaeu、mbawgocueng、nyadaezmax、goganghmeiz、hazbiz、go'mbu gak habliengh.

Yunghfap Danyw ① cienq raemx gwn, moix ngoenz fuk ndeu. Danyw ② cienq raemx caemxndang.

Cujyau yw　Lwgnyez hwnjfung.

Goekgaen　Ginhsiu Yauzcuz Swciyen. ※

090. 验方　①麝香 0.3 克；②陈皮、桑白皮、荆芥、薄荷、灯心草各 6 克，苏叶 3 张，糯米 5 粒。

用法　验方①调开水灌服，验方②水煎服，每日各 1 剂。

主治　小儿惊风致牙关紧闭。

来源　金秀瑶族自治县。※

090. Danyw　① Seyangh 0.3 gwz；② naeng makgam、gonengznuengx、goginghgai、gobozhoz、mwnhdwnghcauj gak 6 gwz，mbawgosijsu 3 mbaw，haeuxcid 5 naed.

Yunghfap　Danyw ① boiq raemx guenq gwn，danyw ② cienq raemx gwn，moix ngoenz gak fuk ndeu.

Cujyau yw　Lwgnyez hwnjfung yinxhwnj hangzheuj haeb maenh.

Goekgaen　Ginhsiu Yauzcuz Swciyen. ※

091. 验方　三叶人字草、老鸦酸、旱田草各 15 克。

用法　共捣烂，水煎服，每日 1 剂，药渣擦全身或针百会穴、太阳穴、劳宫穴等穴。

主治　小儿惊风。

来源　金秀瑶族自治县。※

091. Danyw　Gosaheu、byaeksoemjmeiq、nyaleng gak 15 gwz.

Yunghfap　Caez daem yungz，cienq raemx gwn，moix ngoenz fuk ndeu，nyaqyw cat daengx ndang roxnaeuz cim bwzveihez、daiyangzhez、lauzgunghhez daengj hezvei.

Cujyau yw　Lwgnyez hwnjfung.

Goekgaen　Ginhsiu Yauzcuz Swciyen. ※

092. 验方　鸡屎藤、钻地风、九节风各 6 克，麝香 0.3 克（冲服）。

用法　水煎服，每日 1 剂。

主治　小儿惊风。

来源　金秀瑶族自治县。※

092. Danyw　Gaeuroetma、byaeknu、goloemq gak 6 gwz，seyangh 0.3 gwz（cung gwn）.

Yunghfap　Cienq raemx gwn，moix ngoenz fuk ndeu.

Cujyau yw　Lwgnyez hwnjfung.

Goekgaen　Ginhsiu Yauzcuz Swciyen. ※

093. **验方** 针刺百会穴、十宣穴、人中穴。

用法 用三棱针或陶针针刺。

主治 小儿发热惊风。

来源 金秀瑶族自治县。※

093. **Danyw** Cim camz bwzveihez、sizsenhhez、yinzcunghhez.

Yunghfap Aeu cimsamlimq roxnaeuz cimmeng daeuj camz.

Cujyau yw Lwgnyez fatndat hwnjfung.

Goekgaen Ginhsiu Yauzcuz Swciyen. ※

094. **验方** 白马骨、秤砣果、橘子叶、木满天星、鸡屎藤、牛屎青、米碎木、山姜叶、小钻各适量。

用法 水煎服，每日 1 剂。

主治 小儿惊风。

来源 金秀瑶族自治县。※

094. **Danyw** Ndokmaxhau、lwgfob、mbawmakgam、ladbiuj、gaeuroetma、godaihcing、govangh、mbawhingbya、gaeucuenqiq gak habliengh.

Yunghfap Cienq raemx gwn，moix ngoenz fuk ndeu.

Cujyau yw Lwgnyez hwnjfung.

Goekgaen Ginhsiu Yauzcuz Swciyen. ※

095. **验方** 大蟑螂（又名偷油婆）数只。

用法 烧黄，开水送服。

主治 小儿慢惊风。

来源 天等县。※南丹县。※

095. **Danyw** Saphung geij duz.

Yunghfap Coemh henj，raemxgoenj soengq gwn.

Cujyau yw Lwgnyez hwnjfung numq.

Goekgaen Denhdwngj Yen. ※Nanzdanh Yen. ※

096. **验方** 白花蛇舌草、叶下珠各适量。

用法 水煎服，每日 1 剂。

主治 小儿慢惊风。

来源 罗城仫佬族自治县。※

096. **Danyw** Golinxngwz vahau、golwglunghgak habliengh.

Yunghfap Cienq raemx gwn，moix ngoenz fuk ndeu.

Cujyau yw Lwgnyez hwnjfung numq.

Goekgaen Lozcwngz Mulaujcuz Swciyen. ※

097. **验方** 山姜、生姜、四季葱各适量，鸡蛋 1 个。

用法 草药切碎与鸡蛋调匀，加茶油或桐油 50 毫升炒热，擦患儿胸腹、上肢内侧及手指，同时在十宣放血。

主治 小儿慢惊风。

来源 都安瑶族自治县。※

097. **Danyw** Hingbya、hingndip、coengseiqgeiq gak habliengh, gyaeqgaeq 1 aen.

Yunghfap Ywdoj ronq soiq caeuq gyaeqgaeq ndau yinz, gya youzcaz roxnaeuz youzgyaeuq 50 hauzswngh cauj ndat, cat aek dungx, ndaw gen caeuq lwgfwngz lwgbingh, caemhcaiq youq gwnz hezvei sizsenh cuengq lwed.

Cujyau yw Lwgnyez hwnjfung numq.

Goekgaen Duh'anh Yauzcuz Swciyen. ※

098. **验方** 路边菊、金锁匙、九龙胆、夜关门、细叶鼠曲草各适量。

用法 水煎服，每日 1 剂。

主治 小儿慢惊风。

来源 金秀瑶族自治县。※

098. **Danyw** Byaekvaizhenzloh、gaeugidaengz、golungzdanj、gomongdwngx、ngaihgyaeujhau gak habliengh.

Yunghfap Cienq raemx gwn, moix ngoenz fuk ndeu.

Cujyau yw Lwgnyez hwnjfung numq.

Goekgaen Ginhsiu Yauzcuz Swciyen. ※

099. **验方** 白头竹蜂 4 只，蜘蛛 2 只。

用法 共捣烂，加适量开水调，蒸取汁，每次服 1 汤匙，每半小时 1 次，每日 1 剂。

主治 小儿痢疾转慢惊风。

来源 富川瑶族自治县、钟山县。

099. **Danyw** Duzbiuxgyaeujhau 4 duz, duzgyau 2 duz.

Yunghfap Caez daem yungz, aeu raemxgoenj habliengh boiq, naengj aeu raemxyw, moix baez gwn 1 beuzgeng, moix buenq aen cungdaeuz 1 baez, moix ngoenz fuk ndeu.

Cujyau yw Lwgnyez okdungx bienq hwnjfung numq.

Goekgaen Fuconh Yauzcuz Swciyen、Cunghsanh Yen.

100. **验方** 铺地龙 12 克，紫苏、枫木浆、香附子各 3 克，蛀竹蜂 1 只（去头、足），地虱（平甲虫）3 只，黄蜂 3 只（去羽、足），大蜘蛛 2 只（去头、足，毛烧净）。

用法 草药水煎取汁，加酒少许，虫类药捣烂冲服。

主治 小儿慢惊风。

来源 昭平县。

100. **Danyw** Natdeih 12 gwz, gosijsu、ienggoraeu、cidmou gak 3 gwz, duzbiux 1 duz（mbouj aeu gyaeuj、din）, nonhaizdaej 3 duz, dinz 3 duz（byaet fwed、din bae）, duzgyauhung 2 duz（gvengh gyaeuj、din bae，bwn byaeu seuq）.

Yunghfap Ywdoj cienq raemx aeu raemxyw, gya di laeuj ndeu, yw nengz daem yungz cung gwn.

Cujyau yw Lwgnyez hwnjfung numq.

Goekgaen Cauhbingz Yen.

101. **验方** 地婆虱（平甲虫）2～5只，蟑螂1～2只，壁虎1～2只，薄荷叶10张。

用法 前3味药焙干研末，以薄荷叶煎水冲服，每日1剂，同时在人中穴两侧用油线点灸各一壮。

主治 小儿慢惊风。

来源 金秀瑶族自治县。※

101. **Danyw** Nonhaizdaej 2～5 duz, sap 1～2 duz, duzgungqgemq 1～2 duz, mbawgobozhoz 10 mbaw.

Yunghfap 3 cungj yw gaxgonq lang sauj nienj baenz mba, aeu mbawgobozhoz cienq raemx cung gwn, moix ngoenz fuk ndeu, caemhcaiq aeu song diuz maeyouz daeuj diemjcit song mbiengj yinzcunghhez.

Cujyau yw Lwgnyez hwnjfung numq.

Goekgaen Ginhsiu Yauzcuz Swciyen. ※

102. **验方** 千层纸、益母草各3克，香附子5粒，猴枣散适量（冲服）。

用法 水煎服，每日1剂。

主治 小儿慢惊风。

来源 都安瑶族自治县。※

102. **Danyw** Govuengzgya、ngaihmwnj gak 3 gwz, cidmou 5 naed, houzcaujsan habliengh（cung gwn）.

Yunghfap Cienq raemx gwn, moix ngoenz fuk ndeu.

Cujyau yw Lwgnyez hwnjfung numq.

Goekgaen Duh'anh Yauzcuz Swciyen. ※

103. **验方** ①小叶九里香（细叶黄杨）、金粟藤、草决明、车前草、海金沙（包煎）各 5 克；②鲜大风艾叶适量。

用法 验方①水煎服，每日 1 剂。验方②外擦嘴唇周围、太阳穴、手心、足心。

主治 小儿慢惊风。

来源 都安瑶族自治县。※

103. **Danyw** ① Govangzyangz mbawsaeq、ginhsuzdwngz、cehyiengzmbeq、nyadaezmax、rumseidiet（suk hwnjdaeuj cienq）gak 5 gwz；② mbawgo'ngaihlaux ndip habliengh.

Yunghfap Danyw ① cienq raemx gwn，moix ngoenz fuk ndeu. Danyw ② rog cat naengbak seiqhenz、daiyangzhez、gyang fwngz、gyang din.

Cujyau yw Lwgnyez hwnjfung numq.

Goekgaen Duh'anh Yauzcuz Swciyen. ※

104. **验方** 活地龙 1 条，人乳汁 1 杯。

用法 将地龙砍为两段，急惊风者取蹦得高的一段，慢惊风者取另一段，焙干研末，用乳汁送服。

主治 小儿惊风。

来源 罗城仫佬族自治县。※

104. **Danyw** Duzndwen lix 1 duz，raemxcij vunz 1 cenj.

Yunghfap Ronq duzndwen baenz song donh，boux hwnjfung gaenjgip aeu donh bongh hwnj sang de，boux hwnjfung numq aeu lingh donh，lang sauj nienj baenz mba，aeu raemxcij soengq gwn.

Cujyau yw Lwgnyez hwnjfung.

Goekgaen Lozcwngz Mulaujcuz Swciyen. ※

105. **验方** 螳螂 2 只（煅，研末），人乳汁 1 小杯。

用法 共调匀分 2 次服，每日 1 剂。

主治 小儿惊风。

来源 马山县。※

105. **Danyw** Daekmax 2 duz（coemh，nienj baenz mba），raemxcij vunz 1 cenj iq.

Yunghfap Caez ndau yinz baen guh 2 baez gwn，moix ngoenz fuk ndeu.

Cujyau yw Lwgnyez hwnjfung.

Goekgaen Majsanh Yen. ※

106. **验方** 土狗（蝼蛄）适量。

用法　焙干研末，每次 1 克茶水冲服，每日 3～4 次。

主治　小儿惊风、痰鸣、口唇青紫等。

来源　象州县。※

106. Danyw　Duzndungjndingq habliengh.

Yunghfap　Lang sauj nienj baenz mba, moix baez 1 gwz raemxcaz cung gwn, moix ngoenz 3～4 baez.

Cujyau yw　Lwgnyez hwnjfung、myaiz yiengj、naengbak heuaeuj daengj.

Goekgaen　Siengcouh Yen. ※

107. **验方**　①针刺攒竹穴、神庭穴、乳根、人中穴；②金锁匙、金耳环、金不换各适量。

用法　验方①用陶针浅刺出血，验方②水煎服，每日 1 剂。痰多者加紫苏、鹅不食草各适量。

主治　小儿惊风、锁症。

来源　象州县。※

107. Danyw　① Cim camz canjcuzhez、sinzdingzhez、goekcij、yinzcunghhez；② gaeugidaengz、gosisinh、golaeng'aeuj gak habliengh.

Yunghfap　Danyw ① aeu cimmeng daeuj camzfeuh oklwed, danyw ② cienq raemx gwn, moix ngoenz fuk ndeu. Boux miz myaiz lai gya gosijsu、gomoeggyej gak habliengh.

Cujyau yw　Lwgnyez hwnjfung、bingh deng daep.

Goekgaen　Siengcouh Yen. ※

盗 汗
Okhanhheu

盗汗是指睡中汗出，醒时即止的症候，多由阴虚阳浮，津液外泄所致。

Okhanhheu dwg naeuz gij bingh mwh ninz ok hanh, ndiu le couh dingz, dingzlai aenvih yaemhaw yiengz fouz, raemx ndawndang laeuh ok rog daeuj cauhbaenz.

001. 验方 炙甘草 9 克，瘦猪肉 60 克。
用法 蒸服，每日 1 剂，或 2 剂。
主治 盗汗。
来源 昭平县。※
001. Danyw Gamcaujceuj 9 gwz, nohmoucing 60 gwz.
Yunghfap Naengj gwn, moix ngoenz fuk ndeu, roxnaeuz 2 fuk.
Cujyau yw Okhanhheu.
Goekgaen Cauhbingz Yen. ※

002. 验方 北芪 18 克，浮小麦 12 克。
用法 水煎服，每日 1 剂。
主治 睡觉出虚汗。
来源 南宁市。
002. Danyw Bwzgiz 18 gwz, megbeb 12 gwz.
Yunghfap Cienq raemx gwn, moix ngoenz fuk ndeu.
Cujyau yw Ninz ndaek ok hanhheu.
Goekgaen Nanzningz Si.

003. 验方 郁金 3 克（研末）。
用法 调醋敷两乳头。
主治 小儿盗汗。
来源 《广西本草选编》。
003. Danyw Goyiginh 3 gwz (nienj baenz mba).
Yunghfap Boiq meiq oep song aen gyaeujcij.
Cujyau yw Lwgnyez okhanhheu.
Goekgaen 《Gvangjsih Bwnjcauj Senjbenh》.

004. 验方 白花丹、鹅不食草、天鹅抱蛋、蚂蝗七、红乌桕树、猴肉各适量，韭菜 10 克。

用法　水煎服，每日 1 剂。

主治　小儿盗汗。

来源　金秀瑶族自治县。※

004. Danyw　Godonhhau、gomoeggyej、lwggut、gosipraemx、faexgoux mbawhoengz、nohlingz gak habliengh，byaekgep 10 gwz.

Yunghfap　Cienq raemx gwn，moix ngoenz fuk ndeu.

Cujyau yw　Lwgnyez okhanhheu.

Goekgaen　Ginhsiu Yauzcuz Swciyen. ※

咯 血
Gyaklwed

咯血系指血因咳嗽而出，或痰中带血，或纯血的病证。

Gyaklwed dwg naeuz gij binghyiengh lwed aenvih ae couh ok，roxnaeuz ndaw myaiz miz lwed，roxnaeuz dan lwed.

001. **验方** 枇杷叶、土牛膝、陈皮各适量。

用法 水煎服，每日 1 剂。

主治 小儿咯血。

来源 河池市宜州区。※

001. **Danyw** Mbawmakbizbaz、godauqrod、naeng makgam gak habliengh.

Yunghfap Cienq raemx gwn，moix ngoenz fuk ndeu.

Cujyau yw Lwgnyez gyaklwed.

Goekgaen Hozciz Si Yizcouh Gih. ※

小儿肝炎
Lwgnyez Ganhyenz

小儿肝炎表现为发热、乏力、厌食、黄疸、肝肿大和肝区疼痛等症状。

Lwgnyez ganhyenz biujyienh baenz fatndat、mbouj miz rengz、mbwq gwn、vuengzbiu、daep gawh hung caeuq giz daep indot daengj binghyiengh.

001. 验方 大田基黄、九龙根各 6～9 克。

用法 水煎服，每日 1 剂。

主治 小儿肝炎。

来源 *金秀瑶族自治县。*※

001. Danyw Byaekraghoengz、gaeu'enq gak 6～9 gwz.

Yunghfap Cienq raemx gwn, moix ngoenz fuk ndeu.

Cujyau yw Lwgnyez ganhyenz.

Goekgaen Ginhsiu Yauzcuz Swciyen. ※

002. 验方 竹猛、蚂蝗七各 15 克，饿蚂蝗 30 克。

用法 水煎取汁与瘦猪肉蒸，饭前服，每日 1 剂。

主治 小儿肝炎。

来源 *金秀瑶族自治县。*※

002. Danyw Duzdaekfaexcuk、gosipraemx gak 15 gwz, govaiziq 30 gwz.

Yunghfap Cienq raemx aeu raemxyw caeuq nohcing naengj, gwn haeux gaxgonq gwn, moix ngoenz fuk ndeu.

Cujyau yw Lwgnyez ganhyenz.

Goekgaen Ginhsiu Yauzcuz Swciyen. ※

新生儿黄疸

Lwgnding Vuengzbiu

新生儿黄疸又称胎黄，是指胎儿出生后皮肤、面目出现黄疸为特征的一种病证，多因母体湿热过盛，影响胎儿所致。轻者 10 日左右自行消退。严重者黄疸迅速加重，并有发热，精神萎靡，食欲不振等症状。

Lwgnding vuengzbiu youh heuhguh vuengzbiu, dwg naeuz cungj bingh lwgndawdungx okseng le okyienh gij binghyiengh naengnoh、yienghceij miz vuengzbiu ndeu, dingzlai aenvih ndangmeh caepndat gvaqbouh, yingjyangj lwgndawdungx cauhbaenz. Boux binghmbaeu 10 ngoenz baedauq ndaej gag siu. Boux youqgaenj de vuengzbiu fwt couh gya naek, caemhcaiq miz fatndat, cingsaenz duix, gwn mbouj hoengh daengj binghyiengh.

001. **验方** 无娘藤、密蒙花、姜黄各适量。

用法 水煎，用蒸气熏患儿，乳母可服适量药液，每日 1 剂。

主治 新生儿黄疸。

来源 都安瑶族自治县。※

001. **Danyw** Gogimsienq、vamai、gieng gak habliengh.

Yunghfap Cienq raemx, aeu heiqfwi oenq lwgbingh, gwn cijmeh ndaej gwn di raemxyw ndeu, moix ngoenz fuk ndeu.

Cujyau yw Lwgnding vuengzbiu.

Goekgaen Duh'anh Yauzcuz Swciyen. ※

002. **验方** 鲜满天星 15 克。

用法 捣烂，以开水泡服，每日 1 剂。

主治 婴儿黄疸。

来源 金秀瑶族自治县。※

002. **Danyw** Go'ndokmax ndip 15 gwz.

Yunghfap Daem yungz, aeu roemxgoenj cimq gwn, moix ngoenz fuk ndeu.

Cujyau yw Lwgnding vuengzbiu.

Goekgaen Ginhsiu Yauzcuz Swciyen. ※

003. **验方** 山黄连、粽粑叶梗、龙眼木寄生各 9 克，鸡屎藤 6 克。

用法 水煎服，每日 1 剂。

主治　新生儿黄疸。

来源　龙州县。※

003. Danyw　Faexvenyi、gaengjgorongfaengx、gosiengz gomaknganx gak 9 gwz，gaeuroetma 6 gwz.

Yunghfap　Cienq raemx gwn，moix ngoenz fuk ndeu.

Cujyau yw　Lwgnding vuengzbiu.

Goekgaen　Lungzcouh Yen. ※

004. 验方　田基黄 15 克，节节花 9 克。

用法　水煎服，每日 1 剂。

主治　新生儿黄疸。

来源　龙州县。※

004. Danyw　Nyavetrwz 15 gwz, gorwzco 9 gwz.

Yunghfap　Cienq raemx gwn，moix ngoenz fuk ndeu.

Cujyau yw　Lwgnding vuengzbiu.

Goekgaen　Lungzcouh Yen. ※

005. 验方　十大功劳、鸡屎藤各 6 克，山花椒 1.5 克。

用法　水煎服，每日 1 剂。

主治　新生儿黄疸。

来源　龙州县。※

005. Danyw　Faexgoenglauz、gaeuroetma gak 6 gwz, gaeucuenqiq 1.5 gwz.

Yunghfap　Cienq raemx gwn，moix ngoenz fuk ndeu.

Cujyau yw　Lwgnding vuengzbiu.

Goekgaen　Lungzcouh Yen. ※

006. 验方　一箭球适量。

用法　水煎服并外洗。用药前先用刺猬毛刺破患儿牙龈黏膜数点。

主治　新生儿黄疸。

来源　隆林各族自治县。※

006. Danyw　Gosamlimj habliengh.

Yunghfap　Cienq raemx gwn caiq rog swiq dem. Yungh yw gaxgonq, sien aeu bwnduzcenh camz byoengq i nohheuj lwgbingh geij diemj.

Cujyau yw　Lwgnding vuengzbiu.

Goekgaen　Lungzlinz Gak Cuz Swciyen. ※

007. 验方 水八角、田基黄、小叶金不换、鹅不食草各等量。

用法 共捣烂，用冷开水浸泡，少量多次服，每日 1 剂。

主治 新生儿黄疸。

来源 崇左市。※

007. Danyw Makgaknaemq、nyavetrwz、byaeknyaujgaeq、gomoeggyej gak daengjliengh.

Yunghfap Caez daem yungz，aeu raemxgoenj nit cimq，guh lai baez gwn，moix ngoenz fuk ndeu.

Cujyau yw Lwgnding vuengzbiu.

Goekgaen Cungzcoj Si. ※

008. 验方 黄饭花 120 克。

用法 水煎内服并洗澡，每日 1 剂。

主治 小儿月黄。

来源 忻城县。

008. Danyw Vamai 120 gwz.

Yunghfap Cienq raemx gwn caemhcaiq swiqndang，moix ngoenz fuk ndeu.

Cujyau yw Lwgnding vuengzbiu.

Goekgaen Yinhcwngz Yen.

009. 验方 ①路边青、红丝线草、白饭树根（壮语枯薹）、桐油树根各 250 克。②竹蜂 1 只。

用法 验方①煎水洗澡，验方②研末分 2 次服，每日各 1 剂。

主治 小儿月黄。

来源 忻城县。

009. Danyw ① Govaihag、gohungzcen、ragfaexbwzfan、ragfaexyouzgyaeuq gak 250 gwz. ② Duzbiux 1 duz.

Yunghfap Danyw ① cienq raemx caemxndang，danyw ② nienj baenz mba baen 2 baez gwn，moix ngoenz gak 1 fuk.

Cujyau yw Lwgnding vuengzbiu.

Goekgaen Yinhcwngz Yen.

010. 验方 旱莲草 10 克，路边菊、蓝靛根各 8 克。

用法 捣烂，开水泡服，每日 1 剂。如上身热下身冷加九龙盘 8 克，鱼腥草、三月泡各 6 克。

主治 小儿铜锁。

来源　金秀瑶族自治县。※

010. Danyw　Gomijcauq 10 gwz, byaekvaizhenzloh、gohungh gak 8 gwz.

Yunghfap　Daem yungz, roemxgoenj cimq gwn, moix ngoenz fuk ndeu. Langh ndang gwnz ndat laj gyoet gya goseqmanh 8 gwz, caekvaeh、makdumh gak 6 gwz.

Cujyau yw　Lwgnding vuengzbiu.

Goekgaen　Ginhsiu Yauzcuz Swciyen. ※

011. 验方　金锁匙、银花、山栀子、射干、无根藤、铁钻、红网子藤、三加皮、过江龙、木通、水竹草、人字草各适量。

用法　水煎服并外洗，每日 1 剂。同时配合针刺疗法。

主治　小儿铜锁。

来源　金秀瑶族自治县。※

011. Danyw　Gaeugidaengz、vagimngaenz、vuengzgae、goseganh、gogaujhaux、gaeucuenqdiet、gaeumuengxbya、baeklaeg、gaeuniuj、fanhdoeggaeu、byaekgyap、gosaheu gak habliengh.

Yunghfap　Cienq raemx gwn caiq rog swiq dem，moix ngoenz fuk ndeu. Doengzseiz boiqhab cimcamz ywfap.

Cujyau yw　Lwgnding vuengzbiu.

Goekgaen　Ginhsiu Yauzcuz Swciyen. ※

012. 验方　鬼画符适量。

用法　水煎外洗，每日 1 剂。

主治　新生儿黄疸。

来源　象州县。※

012. Danyw　Faexbijnding habliengh.

Yunghfap　Cienq raemx rog swiq, moix ngoenz fuk ndeu.

Cujyau yw　Lwgnding vuengzbiu.

Goekgaen　Siengcouh Yen. ※

小儿腹痛

Lwgnding Dungxin

腹痛涉及的疾病范围很广，许多内、外科疾病均可出现腹痛症状。本节主要是指无外科急腹症指征的小儿腹痛，这类腹痛以感受外邪，乳食积滞，脏气虚冷，气滞血瘀为发痛因素。

Gij bingh dungxin nangqdaengz haenx aen gvaengh de gig gvangq, haujlai bingh neigoh、vaigoh cungj ndaej baenz dungxin. Ciet neiyungz neix cujyau dwg gangj gij dungxin lwgnding mbouj miz binghdungxin gaenjgip vaigoh haenx, loih dungxin neix deng in yienzaen dwg deng baihrog gij yak gung, sieng daengz dungx, dungxsaej hawcaep, heiq saek lwed cwk.

001. 验方　橘子皮1个，枫树叶1撮，油菜籽1勺，四季葱头2个，香附子1勺。

用法　共捣烂，调盐水炒热，敷肚脐。

主治　小儿腹痛。

来源　富川瑶族自治县、钟山县。

001. Danyw　Naeng makgam 1 aen, mbawgoraeu 1 nyaeb, cehyouzcaiq 1 beuz, gyaeujcoeng seiqgeiq 2 aen, cidmou 1 beuz.

Yunghfap　Caez daem yungz, boiq gyu cauj ndat，baeng saejndw.

Cujyau yw　Lwgnding dungxin.

Goekgaen　Fuconh Yauzcuz Swciyen、Cunghsanh Yen.

002. 验方　茶叶、生盐、酒各适量。

用法　共捣烂，加入银器敷肚脐。

主治　小儿腹痛。

来源　富川瑶族自治县、钟山县。

002. Danyw　Mbawcaz、gyu'ndip、laeuj gak habliengh.

Yunghfap　Caez daem yungz, gyahaeuj doxgaiq ngaenz baeng saejndw.

Cujyau yw　Lwgnding dungxin.

Goekgaen　Fuconh Yauzcuz Swciyen、Cunghsanh Yen.

臌 胀

Binghraengbongz

臌胀指以腹部胀大如鼓，皮色萎黄，腹部青筋显露为特征的病证。但小儿臌胀一般多指腹部胀满，中空无物的气胀。

Binghraengbongz dwg naeuz dungx bongz hung lumj gyong nei, binghyiengh raen naeng reuq henj, gwnz dungx nyinz heu cingcuj. Hoeng lwgnyez raengbongz itbuen dwg naeuz dungx raeng, gij raengbongz ndaw byouq mbouj miz doxgaiq, bongzrumz ndwi.

001. 验方 鲜假烟叶、吴萸各适量。

用法 共捣烂敷肚脐。

主治 小儿臌胀。

来源 都安瑶族自治县。※

001. **Danyw** Goiendoj ndip、gocazlad gak habliengh.

Yunghfap Caez daem yungz baeng saejndw.

Cujyau yw Lwgnyez raengbongz.

Goekgaen Duh'anh Yauzcuz Swciyen. ※

002. 验方 野韭菜头1.5克，食盐3克，吴茱萸5克，生鸡蛋1个。

用法 在鸡蛋上开一小口，取出部分鸡蛋黄、鸡蛋白，将药捣烂塞入鸡蛋内，用湿草纸包裹数层，煨熟，温敷患儿脐部。

主治 新生儿腹胀。

来源 都安瑶族自治县。※

002. **Danyw** Byaekgepyax gvej dangq daih'it 1.5 gwz, gyu 3 gwz, gocazlad 5 gwz, gyaeqgaeq ndip 1 aen.

Yunghfap Youq gwnz gyaeqgaeq hai aen bak iq, dawz bouhfaenh hakhenj、gyaeqhau gyaeqgaeq okdaeuj, dawz yw ma daem yungz le saek haeuj ndaw gyaeqgaeq bae, aeu ceij mbaeq duk geij caengz, saz cug, raeuj oep saejndw lwgbingh.

Cujyau yw Lwgnding dungxraeng.

Goekgaen Duh'anh Yauzcuz Swciyen. ※

003. 验方 吴茱萸6克，皂角10克，熟鸡蛋白1个，生姜5片。

用法 前两味药研末，与后两味药混合捣烂，炒热，用纱布包好，趁热擦曲池穴、委中穴、太阳穴及脊背、胸腹。

主治 初生儿腹胀、小儿发热。

来源 都安瑶族自治县。※

003. **Danyw** Gocazlad 6 gwz, ceugoeg 10 gwz, gyaeqhau cug 1 aen, hingndip 5 gep.

Yunghfap Song cungj yw baihnaj nienj baenz mba, caeuq song cungj yw doeklaeng doxgyaux dub yungz, cauj ndat, aeu baengzmuengx duk ndei, swnh ndat cat gizcizhez、veijcunghhez、daiyangzhez caeuq baihlaeng、aek dungx.

Cujyau yw Lwgngamqseng dungxraeng、lwgnyez fatndat.

Goekgaen Duh'anh Yauzcuz Swciyen. ※

004. **验方** 吴茱萸、鲜青蒿各适量。

用法 共捣烂敷脐部。

主治 小儿臌胀。

来源 都安瑶族自治县。※

004. **Danyw** Gocazlad、ngaihseiq ndip gak habliengh.

Yunghfap Caez daem yungz oep saejndw.

Cujyau yw Lwgnyez raengbongz.

Goekgaen Duh'anh Yauzcuz Swciyen. ※

005. **验方** ①大黄 6 克,虫蜕 10 克,全蝎、厚朴、枳壳各 5 克;②田螺 2 个,韭菜 20 克,地龙 10 克,黑丑 3 克,棉花籽 10 粒;③烧灸脐旁 1 寸 (双侧)、脐下 1 寸。

用法 验方①前 3 味药研末,每次 0.5～1 克,后两味药水煎送服,每日 3 次。验方②捣烂敷肚脐,每日 1 次。验方③灯火烧灸各一壮。

主治 小儿臌胀。

来源 都安瑶族自治县。※

005. **Danyw** ① Golinxvaiz 6 gwz, bokbid 10 gwz, duzhez、gohoubuj、makdoengjsoemj gak 5 gwz; ② saenaz 2 aen, byaekgep 20 gwz, duzndwen 10 gwz, cehvalwgbaenq 3 gwz, cehfaiq 10 naed; ③ coemh cit henz saejndw 1 conq (song mbiengj)、laj saejndw 1 conq.

Yunghfap Danyw ① sam cungj yw baihnaj nienj baenz mba, moix baez 0.5～1 gwz, song cungj yw doeklaeng cienq raemx soengq gwn, moix ngoenz 3 baez. Danyw ② daem yungz baeng saejndw, moix ngoenz baez ndeu. Danyw ③ feizdaeng coemh cit gak 1 liek.

Cujyau yw　Lwgnyez raengbongz.

Goekgaen　Duh'anh Yauzcuz Swciyen. ※

006. 验方　松树寄生 30 克。

用法　配瘦猪肉水煎服，每日 1 剂。

主治　小儿肠气。

来源　金秀瑶族自治县。※

006. Danyw　Gosiengz gocoengz 30 gwz.

Yunghfap　Boiq nohcing cienq raemx gwn, moix ngoenz fuk ndeu.

Cujyau yw　Lwgnyez saej doek raem.

Goekgaen　Ginhsiu Yauzcuz Swciyen. ※

007. 验方　①大防风、土荆芥、田螺、薄荷（后下）、紫苏各适量；②鼠妇 3 只。

用法　验方①水煎外洗。验方②焙干研末，每次 10～15 克，以开水送服，每日 2 次。

主治　小儿腹胀。

来源　都安瑶族自治县。※

007. Danyw　① Gofangzfunghhung、heiqvaiz mbawhung、saenaz、gobozhoz（roengz doeklaeng）、gosijsu gak habliengh；② nonhaizdaej 3 duz.

Yunghfap　Danyw ① cienq raemx rog swiq. Danyw ② lang sauj nienj baenz mba, moix baez 10～15 gwz, aeu raemxgoenj soengq gwn, moix ngoenz 2 baez.

Cujyau yw　Lwgnyez dungxraeng.

Goekgaen　Duh'anh Yauzcuz Swciyen. ※

小儿腹泻
Lwgnyez Oksiq

小儿腹泻又称小儿消化不良，指小儿食欲不振，腹泻呕吐，严重时伴有发热、口渴、精神委顿、哭而无泪、眼窝下陷、尿少等症状。

Lwgnyez oksiq youh heuhguh lwgnyez siuvaq mbouj ndei, dwg naeuz lwgnyez gwn mbouj miz feihdauh, oksiq youh rueg, seiz youqgaenj buenx miz gij binghyiengh fatndat、hozhawq、cingsaenz duix、daej mbouj miz raemxda、gumzda mboep、nyouh noix daengj.

001. 验方　小飞扬草 6～15 克。

用法　水煎服，每日 1 剂。

主治　小儿消化不良。

来源　金秀瑶族自治县。※

001. Danyw　Go'gyakiq 6～15 gwz.

Yunghfap　Cienq raemx gwn, moix ngoenz fuk ndeu.

Cujyau yw　Lwgnyez siuvaq mbouj ndei.

Goekgaen　Ginhsiu Yauzcuz Swciyen. ※

002. 验方　麻风草根（去表皮）、田基黄、鹅不食草各 250 克，神曲 120 克。

用法　浓煎取汁 500 毫升，每次服 1 匙羹，每日 3 次。

主治　小儿消化不良、肌肉消瘦、夜间大便次数多。

来源　田东县。

002. Danyw　Raggohumzfwngz（hot naeng bae）、nyavetrwz、gomoeggyej gak 250 gwz, sinzgiz 120 gwz.

Yunghfap　Cienq noengz aeu raemxyw 500 hauzswngh, moix baez gwn 1 beuzgeng, moix ngoenz 3 baez.

Cujyau yw　Lwgnyez siuvaq mbouj ndei、noh byomroz、byonghhwnz hwnjdaeuj okhaex baezsoq lai.

Goekgaen　Denzdungh Yen.

003. 验方　三叶人字草（鸡眼草）15 克。

用法　水煎服或当茶饮，大便次数增多者加枳壳 3 克。

主治　小儿消化不良，每日大便数次。

来源　广西壮族自治区卫生和计划生育委员会。

003. **Danyw**　Gosaheu 15 gwz.

Yunghfap　Cienq raemx gwn roxnaeuz dang caz gwn，boux okhaex baez-soq demlai de gya makdoengjsoemj 3 gwz.

Cujyau yw　Lwgnyez siuvaq mbouj ndei，moix ngoenz ok geij baez haex.

Goekgaen　Gvangjsih Bouxcuengh Swcigih Veiswngh Caeuq Giva Swnghyuz Veijyenzvei.

004. **验方**　鲜路边菊（鸡儿肠）全草 30 克。

用法　水煎服，每日 1 剂。

主治　小儿消化不良，解蛋花汤样便，每日数次至数十次，有酸臭味。

来源　广西壮族自治区卫生和计划生育委员会。

004. **Danyw**　Daengx go byaekvaizhenzloh ndip 30 gwz.

Yunghfap　Cienq raemx gwn，moix ngoenz fuk ndeu.

Cujyau yw　Lwgnyez siuvaq mbouj ndei，okhaex okdaeuj lumj dang gyaeq nei，moix ngoenz geij baez daengz geij cib baez，heiq haeusoemj.

Goekgaen　Gvangjsih Bouxcuengh Swcigih Veiswngh Caeuq Giva Swnghyuz Veijyenzvei.

005. **验方**　石榴树心、山荆木心、稔子木心、金樱藤、枫木心各 6 克。

用法　捣烂加少许生盐，米酒 1～2 滴，泡开水服，每日 1 剂。

主治　小儿消化不良。

来源　昭平县。

005. **Danyw**　Gyangsim faexmaksigloux、simfaexsanhgingh、simfaex-maknim、gaeumakvengj、simgoraeu gak 6 gwz.

Yunghfap　Daem yungz gya di gyu'ndip，laeujhaeux 1～2 ndik，cimq raemxgoenj gwn，moix ngoenz fuk ndeu.

Cujyau yw　Lwgnyez siuvaq mbouj ndei.

Goekgaen　Cauhbingz Yen.

006. **验方**　党参、麦芽、海蛸、神曲、芡实、仙子、莲子、鸡内金各 15 克，山楂肉、薏苡仁、鹅不食草各 30 克，白术、云苓各 18 克，山药 45 克，扁豆 6 克，炙甘草 4.5 克。

用法　共炒黄研末，每次 3 克，配猪肝或猪肉蒸服，每日1～2 次。

主治　小儿消化不良、消瘦以及疳积、虫积。

来源　田东县。

006. **Danyw**　Dangjsinh、ngazmienh、haijbyauhsiuh、sinzgiz、haeux-

gyaeujgaeq、senhswj、ceh mbu、dawgaeq gak 15 gwz，maksanhcah、haeux-lidlu、gomoeggyej gak 30 gwz，begsaed、yinzlingz gak 18 gwz，maenzcienz 45 gwz，duhbap 6 gwz，gamcaujceuj 4.5 gwz.

Yunghfap Caez cauj henj caiq nienj baenz mba，moix baez 3 gwz，boiq daepmou roxnaeuz nohmou naengj gwn，moix ngoenz 1～2 baez.

Cujyau yw Lwgnyez siuvaq mbouj ndei、byomroz caeuq baenzgam、ndaw saej miz nengz.

Goekgaen Denzdungh Yen.

007. 验方 火炭母、地桃花各 60 克，凤尾草 30 克。
用法 水煎服，每日 1 剂。
主治 小儿消化不良。
来源 河池市宜州区。※

007. Danyw Gaeumeij、govaetdauz gak 60 gwz，goriengroeggaeq 30 gwz.
Yunghfap Cienq raemx gwn，moix ngoenz fuk ndeu.
Cujyau yw Lwgnyez siuvaq mbouj ndei.
Goekgaen Hozciz Si Yizcouh Gih. ※

008. 验方 ①枫树叶、铺地苋、酸藤根、毛算盘根、土党参、饿蚂蝗各 6 克；②紫苏、仙鹤草、三颗针、钩藤、七爪风根、玉叶金花、鸟不站、地旺草（筋骨草）各适量。
用法 验方①水煎服，每日 1 剂。验方②水煎洗澡。
主治 小儿消化不良。
来源 金秀瑶族自治县。※

008. Danyw ① Mbawgoraeu、natdeih、gosoemjrumz、rag'aenmoedgunj、dangjsinhdoj、govaiziq gak 6 gwz；② gosijsu、nyacaijmaj、gooennou、gaeu-gvaqngaeu、ragfunghcaetnyauj、gaeubeizhau、doenghha、gutnyungqvaek gak habliengh.

Yunghfap Danyw ① cienq raemx gwn，moix ngoenz fuk ndeu. Danyw ② cienq raemx caemxndang.

Cujyau yw Lwgnyez siuvaq mbouj ndei.
Goekgaen Ginhsiu Yauzcuz Swciyen. ※

009. 验方 背上青适量。
用法 水煎服，每日 1 剂。
主治 小儿消化不良。
来源 隆林各族自治县。※

009. Danyw　Beisangcingh habliengh.

Yunghfap　Cienq raemx gwn，moix ngoenz fuk ndeu.

Cujyau yw　Lwgnyez siuvaq mbouj ndei.

Goekgaen　Lungzlinz Gak Cuz Swciyen.　※

010. **验方**　推拿法。

用法　呕吐者，揉内关穴、足三里穴各 30 次。泄泻者，从长强穴往上推至腰椎 50 次，揉丹田穴 30 次，必要时按压长强穴。气虚者，加艾条温和灸神阙穴。

主治　小儿消化不良。

来源　上林县。

010. Danyw　Ywfap doinaep.

Yunghfap　Boux deng rueg，nu neigvanhhez、cuzsanhlijhez gak 30 baez. Boux oksiq，daj cangzgyangzhez coh baihgwnz doi daengz ndokhwet 50 baez，nu danhdenzhez 30 baez，bizyau seiz nyaenx cangzgyangzhez. Boux heiqnoix，gya mbaw'ngaih guhbaenz ywdiuz raeuj cit congh saejndw.

Cujyau yw　Lwgnyez siuvaq mbouj ndei.

Goekgaen　Sanglinz Yen.

011. **验方**　莱菔子、小茴香各 6 克。

用法　共研末，开水泡服，药渣敷肚脐。

主治　小儿消化不良，腹胀。

来源　柳城县。※

011. Danyw　Cehlauxbaeg、byaekhom gak 6 gwz.

Yunghfap　Caez nienj baenz mba，roemxgoenj cimq gwn，nyaqyw baeng saejndw.

Cujyau yw　Lwgnyez siuvaq mbouj ndei，dungxraeng.

Goekgaen　Liujcwngz Yen.　※

012. **验方**　艾叶、皂角、老蒜梗、粘禾秆（当地口音）、冬瓜皮各适量。

用法　水煎服，每日 1 剂。

主治　小儿消化不良、腹大臌胀。

来源　富川瑶族自治县、钟山县。

012. Danyw　Mbaw'ngaih、ceugoeg、ganjgyaeujho、ganjgohaeuxnah、naenglwgfaeg gak habliengh.

Yunghfap　Cienq raemx gwn，moix ngoenz fuk ndeu.

Cujyau yw　Lwgnyez siuvaq mbouj ndei、dungx gawh dungx bongz.

Goekgaen　Fuconh Yauzcuz Swciyen、Cunghsanh Yen.

013. 验方　香附子适量。

用法　共捣烂，以醋炒热敷肚脐。

主治　小儿消化不良、腹大臌胀。

来源　富川瑶族自治县、钟山县。

013. Danyw　Cidmou habliengh.

Yunghfap　Caez daem yungz, dwk meiq cauj ndat baeng saejndw.

Cujyau yw　Lwgnyez siuvaq mbouj ndei, dungx gawh dungx bongz.

Goekgaen　Fuconh Yauzcuz Swciyen、Cunghsanh Yen.

014. 验方　鲜霜坡虎（爬地牛奶）75 克。

用法　加水 500 毫升，煎至 150 毫升。6 个月大内婴儿每次服 20 毫升，7 个月至 1 岁半每次服 25～30 毫升，每日 3 次。

主治　小儿中毒性消化不良。

来源　《广西本草选编》。

014. Danyw　Natdeih ndip 75 gwz.

Yunghfap　Gya raemx 500 hauzswngh, cienq daengz 150 hauzswngh. Lwgnding ndaw 6 ndwen hung moix baez gwn 20 hauzswngh, 7 ndwen daengz bi buenq moix baez gwn 25～30 hauzswngh, moix ngoenz 3 baez.

Cujyau yw　Lwgnyez deng doeg siuvaq mbouj ndei.

Goekgaen　《Gvangjsih Bwnjcauj Senjbenh》.

015. 验方　牡蛎 15 克，白芍、算盘子、番石榴叶各 9 克，青凡木 4.5 克。

用法　水煎服，每日 1 剂。

主治　小儿中毒性消化不良。

来源　《广西本草选编》。

015. Danyw　Mujli 15 gwz, gobwzsoz、aenmoedlwngj、mbawgosandauz gak 9 gwz, gogiengh 4.5 gwz.

Yunghfap　Cienq raemx gwn, moix ngoenz fuk ndeu.

Cujyau yw　Lwgnyez deng doeg siuvaq mbouj ndei.

Goekgaen　《Gvangjsih Bwnjcauj Senjbenh》.

016. 验方　朱砂莲适量。

用法　研末，每次 0.3～0.5 克，分 3 次以开水送服。

主治　小儿消化不良。

来源 《广西本草选编》。

016. Danyw Gomaenzbyaj habliengh.

Yunghfap Nienj baenz mba，moix baez 0.3～0.5 gwz，baen 3 baez aeu raemxgoenj soengq gwn.

Cujyau yw Lwgnyez siuvaq mbouj ndei.

Goekgaen 《Gvangjsih Bwnjcauj Senjbenh》.

017. 验方 白胡椒 10 粒，丁香、肉桂各 0.3 克。
用法 共研末，每次取适量敷脐部或命门穴，每日换药 1 次。
主治 小儿消化不良。
来源 《广西本草选编》。

017. Danyw Hozceumong 10 naed，dinghyangh、go'gviq gak 0.3 gwz.

Yunghfap Caez nienj baenz mba，moix baez aeu habliengh baeng saejndw roxnaeuz mingmwnzhez，moix ngoenz vuenh yw 1 baez.

Cujyau yw Lwgnyez siuvaq mbouj ndei.

Goekgaen 《Gvangjsih Bwnjcauj Senjbenh》.

018. 验方 海芋（野芋头）500 克，樟树根 9 克，粘米 90 克。
用法 海芋、粘米分别炒黄，海芋以武火煮沸 1 小时以上，然后加入其余药，再煮沸 3～7 分钟，以不让米成粥为度，去渣浓缩至 1500 毫升，加防腐剂备用，每日 3 次温服。1 岁以下每次服 10 毫升，1～2 岁每次服 15～20 毫升，3～5 岁每次服 25～30 毫升。
主治 小儿消化不良。
来源 《广西本草选编》。

018. Danyw Gofangzlengj 500 gwz，raggocueng 9 gwz，haeuxciem 90 gwz.

Yunghfap Gofangzlengj、haeuxciem faenbied cauj henj，gofangzlengj aeu feizhaenq cawj goenj 1 aen cungdaeuz doxhwnj，yienzhaeuh gyahaeuj yw gizyawz，caiq cawj goenj 3～7 faen cung，gaej hawj haeux baenz souh couh ndaej，lawh nyaq bae noengzsuk daengz 1500 hauzswngh，gya fangzfujci bwh yungh，moix ngoenz raeuj gwn 3 baez. 1 bi doxroengz moix baez gwn 10 hauzswngh，1～2 bi moix baez gwn 15～20 hauzswngh，3～5 bi moix baez gwn 25～30 hauzswngh.

Cujyau yw Lwgnyez siuvaq mbouj ndei.

Goekgaen 《Gvangjsih Bwnjcauj Senjbenh》.

019. 验方 稔子干、茶叶、土葛根各 6 克。

用法 共研末，以开水泡，分 3 次服，每日 1 剂。

主治 小儿消化不良。

来源 岑溪市。

019. Danyw Maknimhawq、mbawcaz、maenzgatgoj gak 6 gwz.

Yunghfap Caez nienj baenz mba, aeu roemxgoenj cimq, baen 3 baez gwn, moix ngoenz fuk ndeu.

Cujyau yw Lwgnyez siuvaq mbouj ndei.

Goekgaen Cinzhih Si.

020. **验方** 山药、白术、野牡丹、火炭母、布渣叶、番石榴叶各适量。

用法 上方水煎 2 次，取汁浓缩后烤干，制成散剂，每次服 1～3 克，每日 3 次，以开水送服。

主治 小儿中毒性消化不良。

来源 《广西本草选编》。

020. Danyw Maenzcienz、begsaed、gomaknat、gaeumei、mbawbucah、mbawgosandauz gak habliengh.

Yunghfap Gij yw baihgwnz cienq raemx 2 baez, aeu raemxyw noengzsuk le hangq hawq, guhbaenz fukyw mba, moix baez gwn 1～3 gwz, moix ngoenz 3 baez, aeu raemxgoenj soengq gwn.

Cujyau yw Lwgnyez deng doeg siuvaq mbouj ndei.

Goekgaen 《Gvangjsih Bwnjcauj Senjbenh》.

021. **验方** 大飞扬 50 克，火炭母 30 克，铁苋菜 20 克。

用法 加水煎取 90 毫升，每次服 5～15 毫升，每日 3 次。

主治 小儿消化不良。

来源 《广西本草选编》。

021. Danyw Go'gyak 50 gwz, gaeumei 30 gwz, nyadameuz 20 gwz.

Yunghfap Gya raemx cienq aeu 90 hauzswngh, moix baez gwn 5～15 hauzswngh, moix ngoenz 3 baez.

Cujyau yw Lwgnyez siuvaq mbouj ndei.

Goekgaen 《Gvangjsih Bwnjcauj Senjbenh》.

022. **验方** 火炭母、黑脚蕨、霜坡虎（入地虎）各 9 克，甘草 6 克。

用法 水煎服，每日 1 剂。

主治 小儿中毒性消化不良。

来源 《广西本草选编》。

022. Danyw Gaeumeij、gutndaem、natdeih gak 9 gwz, gamcauj 6 gwz.

Yunghfap　Cienq raemx gwn，moix ngoenz fuk ndeu.

Cujyau yw　Lwgnyez deng doeg siuvaq mbouj ndei.

Goekgaen　《Gvangjsih Bwnjcauj Senjbenh》.

023. 验方　鲜牛筋草（千斤草）根及地面上 3 厘米的茎叶 30 克。

用法　加水煎成 100 毫升，分 2～3 次服，每日 1～3 剂。本方可口吸服代替补液。

主治　小儿消化不良。

来源　《广西本草选编》。

023. Danyw　Raggohazbab ndip caeuq gij ganj mbaw hazbab gwnz namh 3 lizmij 30 gwz.

Yunghfap　Gya raemx cienq baenz 100 hauzswngh，baen guh 2～3 baez gwn，moix ngoenz 1～3 fuk. Aen danyw neix ndaej bak sup gwn dingjlawh raemxyw bouj.

Cujyau yw　Lwgnyez siuvaq mbouj ndei.

Goekgaen　《Gvangjsih Bwnjcauj Senjbenh》.

024. 验方　一点红 4 份，番石榴叶 2 份，铁苋菜 4 份。

用法　上药切碎煎成 1∶1 浓汁，加 1% 苯甲酸钠防腐。1～2 岁每次服 10 毫升，2～5 岁每次服 15 毫升，每日服 3～4 次。

主治　小儿消化不良。

来源　《广西本草选编》。

024. Danyw　Golizlungz 4 faenh，mbawgosandauz 2 faenh，nyadameuz 4 faenh.

Yunghfap　Yw baihgwnz ronq soiq cienq baenz raemxyw noengz 1∶1，gya 1% bwnjgyazsonhnaz fuengz naeuh. 1～2 bi moix baez gwn 10 hauzswngh，2～5 bi moix baez gwn 15 hauzswngh，moix ngoenz gwn 3～4 baez.

Cujyau yw　Lwgnyez siuvaq mbouj ndei.

Goekgaen　《Gvangjsih Bwnjcauj Senjbenh》.

025. 验方　鲜路边菊（脾草）30～60 克。

用法　水煎服，每日 1 剂。

主治　小儿消化不良。

来源　《广西本草选编》。

025. Danyw　Byaekvaizhenzloh ndip 30～60 gwz.

Yunghfap　Cienq raemx gwn，moix ngoenz fuk ndeu.

Cujyau yw　Lwgnyez siuvaq mbouj ndei.

Goekgaen 《Gvangjsih Bwnjcauj Senjbenh》.

026. 验方 路边菊（马兰丹）全草、黄荆（五指风）叶各 30 克。

用法 水煎成 100 毫升，1 岁以下每次服 10～15 毫升，1～2 岁每次服 15～20 毫升，每日 3 次。重症结合输液及对症治疗。

主治 小儿消化不良。

来源 《广西本草选编》。

026. Danyw Daengx go byaekvaizhenzloh、mbawgoging gak 30 gwz.

Yunghfap Cienq raemx baenz 100 hauzswngh，1 bi doxroengz moix baez gwn 10～15 hauzswngh，1～2 bi moix baez gwn 15～20 hauzswngh，moix ngoenz 3 baez. Bingh naek giethab daj diuqcim caeuq doiq bingh yw.

Cujyau yw Lwgnyez siuvaq mbouj ndei.

Goekgaen 《Gvangjsih Bwnjcauj Senjbenh》.

027. 验方 猪胆汁、绿豆粉各适量。

用法 合方拌匀至不渗出胆汁为宜，密封 24 小时后取出，烘干至绿豆粉熟为度，压片或装入小胶囊，每片（粒）0.5 克，每次 1 片，每日服 3 次。

主治 小儿中毒性消化不良。

来源 《广西本草选编》。

027. Danyw Mbeimou、mbaduhheu gak habliengh.

Yunghfap Habfueng gyaux yinz daengz mbouj iemq ok raemxmbei，fung red 24 aen cungdaeuz le dawz okdaeuj，ring hawq daengz mba duhheu cug，at benq roxnaeuz cang haeuj daehgyau iq bae，moix gep（naed）0.5 gwz，moix baez 1 gep，moix ngoenz gwn 3 bacz.

Cujyau yw Lwgnyez deng doeg siuvaq mbouj ndei.

Goekgaen 《Gvangjsih Bwnjcauj Senjbenh》.

028. 验方 木姜子（豆豉姜）6 克，茶叶 3 克，鸡屎藤 9 克。

用法 水煎分 3～4 次服，每日 1 剂。

主治 小儿中毒性消化不良。

来源 《广西本草选编》。

028. Danyw Gauginghsaej 6 gwz，mbawcaz 3 gwz，gaeuroetma 9 gwz.

Yunghfap Cienq raemx baen 3～4 baez gwn，moix ngoenz fuk ndeu.

Cujyau yw Lwgnyez deng doeg siuvaq mbouj ndei.

Goekgaen 《Gvangjsih Bwnjcauj Senjbenh》.

029. 验方 大飞扬、桃金娘（岗稔根）、朱砂莲各适量。

用法　晒干研末，药末与白糖按 1∶3 配成冲剂，1～2 岁小儿每次服 2 克，每日 3～4 次。其他年龄酌量。

主治　小儿消化不良。

来源　《广西本草选编》。

029. **Danyw**　Go' gyak、raggomaknim、gomaenzbyaj gak habliengh.

Yunghfap　Dak sauj nienj baenz mba, mbayw caeuq begdangz ciuq 1∶3 boiq baenz fukyw cung, lwgnyez 1～2 bi moix baez gwn 2 gwz, moix ngoenz 3～4 baez. Gizyawz nienzgeij aenqliengh.

Cujyau yw　Lwgnyez siuvaq mbouj ndei.

Goekgaen　《Gvangjsih Bwnjcauj Senjbenh》.

030. **验方**　鸡屎藤叶 3 张。

用法　水煎服，每日 1～2 剂。

主治　小儿消化不良。

来源　梧州市。

030. **Danyw**　Mbawgaeuroetma 3 mbaw.

Yunghfap　Cienq raemx gwn, moix ngoenz 1～2 fuk.

Cujyau yw　Lwgnyez siuvaq mbouj ndei.

Goekgaen　Vuzcouh Si.

031. **验方**　车前草、青蒿各 9 克，枫木蕈（黑米木蕈）15～30 克。

用法　水煎服，每日 1 剂。

主治　小儿腹泻。

来源　广西民族医药研究院。※

031. **Danyw**　Nyadaezmax、ngaihseiq gak 9 gwz, raetgoraeu 15～30 gwz.

Yunghfap　Cienq raemx gwn, moix ngoenz fuk ndeu.

Cujyau yw　Lwgnyez oksiq.

Goekgaen　Gvangjsih Minzcuz Yihyoz Yenzgiuyen. ※

032. **验方**　酒饼 1 只。

用法　开水泡，每次服小半匙，每日 3～4 次，如久泻体虚，先用湿草纸包酒饼，煨 5～10 分钟。

主治　小儿腹泻。

来源　昭平县。

032. **Danyw**　Lwgndo 1 aen.

Yunghfap　Roemxgoenj cimq, moix baez gwn byonghsiuj beuzgeng, moix ngoenz 3～4 baez, langh oksiq ngoenz nanz ndang haw, sien aeu ceij mbaeq suek lwgndo，saz 5～10 faen cung.

Cujyau yw　Lwgnyez oksiq.

Goekgaen　Cauhbingz Yen.

033. 验方　五指牛奶根、过塘蛇各 15 克，稔子树根 9 克，藿香 6 克。

用法　水煎服，每日 1 剂。

主治　小儿腹泻。

来源　贺州市。

033. Danyw　Raggocijcwz、byaekmbungjcwx gak 15 gwz，ragfaexmaknim 9 gwz，gomat 6 gwz.

Yunghfap　Cienq raemx gwn，moix ngoenz fuk ndeu.

Cujyau yw　Lwgnyez oksiq.

Goekgaen　Hocouh Si.

034. 验方　黄花古粥（黄花母）根 60 克，鸡肉（去皮）15～30 克。

用法　水煎去油，每日 1 剂。

主治　小儿腹泻。

来源　蒙山县。

034. Danyw　Raggovangzvahmuj 60 gwz，nohgaeq（bok naeng bae）15～30 gwz.

Yunghfap　Cienq raemx lauz youz okbae，moix ngoenz fuk ndeu.

Cujyau yw　Lwgnyez oksiq.

Goekgaen　Mungzsanh Yen.

035. 验方　茅莓根 15 克。

用法　水煎服，每日 1 剂。

主治　小儿腹泻。

来源　金秀瑶族自治县。※

035. Danyw　Raggomakdumh 15 gwz.

Yunghfap　Cienq raemx gwn，moix ngoenz fuk ndeu.

Cujyau yw　Lwgnyez oksiq.

Goekgaen　Ginhsiu Yauzcuz Swciyen. ※

036. 验方　银花 3 克，蜂糖 18 克。

用法　银花水煎取汁冲蜂蜜服，每日 4 次，每次 1 剂。

主治　小儿腹泻。

来源　南宁市。

036. Danyw　Vagimngaenz 3 gwz，dangzrwi 18 gwz.

Yunghfap　Vagimngaenz cienq raemx aeu raemxyw cung dangzrwi gwn，moix ngoenz 4 baez，moix baez fuk ndeu.

Cujyau yw　Lwgnyez oksiq.

Goekgaen　Nanzningz Si.

037. 验方　珍珠草（铁苋）15 克。

用法　配瘦猪肉水煎服，每日 1 剂。

主治　小儿腹泻，小儿疳积。

来源　金秀瑶族自治县。※河池市宜州区。※

037. Danyw　Golwglungh 15 gwz.

Yunghfap　Boiq nohcing cienq raemx gwn，moix ngoenz fuk ndeu.

Cujyau yw　Lwgnyez oksiq, lwgnyez baenzgam.

Goekgaen　Ginhsiu Yauzcuz Swciyen. ※Hozciz Si Yizcouh Gih. ※

038. 验方　鲜假烟叶适量，鸡蛋 1 个。

用法　假烟叶捣烂，与蛋黄拌匀，加油、盐煎吃。

主治　小儿腹泻，伴有轻度脱水。

来源　隆林各族自治县。※

038. Danyw　Goiendoj ndip habliengh, gyaeqgaeq 1 aen.

Yunghfap　Goiendoj daem yungz, caeuq gyaeqhak boen yinz, dwk youz、gyu cien gwn.

Cujyau yw　Lwgnyez oksiq, buenx miz saetraemx mbaeu.

Goekgaen　Lungzlinz Gak Cuz Swciyen. ※

039. 验方　鲜香辣蓼适量，鸡蛋 1 个（去壳）。

用法　共捣烂抖匀，调油、盐蒸服，每日 1 剂。

主治　小儿腹泻，伴有轻度脱水。

来源　隆林各族自治县。※

039. Danyw　Gofeqhom ndip habliengh, gyaeqgaeq 1 aen（aeu byuk deuz）.

Yunghfap　Caez daem yungz saenq yinz, dwk youz、gyu naengj gwn，moix ngoenz fuk ndeu.

Cujyau yw　Lwgnyez oksiq, buenx miz saetraemx mbaeu.

Goekgaen　Lungzlinz Gak Cuz Swciyen. ※

040. 验方　红铁树 10 克，番桃叶 12 克，榄核莲、金钱草各 6 克。

用法　水煎服，每日 1 剂。

主治　小儿腹泻。

来源　都安瑶族自治县。※

040. Danyw　Dietmbawhoengz 10 gwz, mbawgosandauz 12 gwz, nyafaenzlenz、duhnamhfangz gak 6 gwz.

Yunghfap　Cienq raemx gwn, moix ngoenz fuk ndeu.

Cujyau yw　Lwgnyez oksiq.

Goekgaen　Duh'anh Yauzcuz Swciyen. ※

041. **验方**　毛算盘根、地桃花根、车前草各 10 克。

用法　水煎服，每日 1 剂。

主治　小儿腹泻。

来源　都安瑶族自治县。※

041. Danyw　Rag'aenmoedgunj、raggovaetdauz、nyadaezmax gak 10 gwz.

Yunghfap　Cienq raemx gwn, moix ngoenz fuk ndeu.

Cujyau yw　Lwgnyez oksiq.

Goekgaen　Duh'anh Yauzcuz Swciyen. ※

042. **验方**　大叶桉树嫩苗 9 份，海螵蛸 1 份。

用法　研末和匀。2～12 月大的婴儿每次服 0.5 克，1 岁以上的儿童服 1 克，每日 2 次，以铁树叶适量水煎送下。

主治　小儿腹泻。

来源　都安瑶族自治县。※

042. Danyw　Nyodfaexan mbawhung 9 faenh, haijbyauhsiuh 1 faenh.

Yunghfap　Nienj baenz mba cai yinz. Lwgnding ndaej 2～12 ndwen moix baez gwn 0.5 gwz, lwgnyez 1 bi doxhwnj gwn 1 gwz, moix ngoenz 2 baez, aeu mbawgofaexdiet habliengh cienq raemx soengq roengzbae.

Cujyau yw　Lwgnyez oksiq.

Goekgaen　Duh'anh Yauzcuz Swciyen. ※

043. **验方**　鲜青蒿 100～250 克。

用法　捣烂取汁，冲凉开水或澄清石灰水服，每日 1 剂。

主治　小儿腹泻。

来源　河池市。※

043. Danyw　Ngaihseiq ndip 100～250 gwz.

Yunghfap　Dub yungz aeu raemxyw, cung raemxgoenj liengz roxnaeuz

127

raemxhoi saw gwn, moix ngoenz fuk ndeu.

Cujyau yw Lwgnyez oksiq.

Goekgaen Hozciz Si. ※

044. 验方 洗手果（去核，放入少许生盐，烧存性）、罂粟壳、柠檬桉浆各等份。

用法 共研末，每次 1～3 克，以开水送服，每日 2 次。

主治 小儿腹泻。

来源 马山县。※

044. Danyw Lwgsaeg (gveng ngveih bae, cuengq di gyu'ndip, aeu feiz ruemx daengz baihrog remjndaem baihndaw remjhenj)、byakmakien、ienggolimzmungqnganh gak daengjfaenh.

Yunghfap Caez nienj baenz mba, moix baez 1～3 gwz, aeu raemxgoenj soengq gwn, moix ngoenz 2 baez.

Cujyau yw Lwgnyez oksiq.

Goekgaen Majsanh Yen. ※

045. 验方 木菠萝鲜叶 30 克，白米 30 克。

用法 共炒至米变黄色，水煎分 2 次服，每日 1 剂。

主治 小儿腹泻。

来源 扶绥县。

045. Danyw Mbawmaknam ndip 30 gwz, haeuxsan 30 gwz.

Yunghfap Caez cauj daengz saek haeux bienq henj, cienq raemx faen 2 baez gwn, moix ngoenz fuk ndeu.

Cujyau yw Lwgnyez oksiq.

Goekgaen Fuzsuih Yen.

046. 验方 秽草（防风草）根、稔子根、番桃籽各 6 克。

用法 水煎服，每日 1 剂。

主治 小儿腹泻。

来源 岑溪市。

046. Danyw Raggofangzfungh、raggomaknim、cehmaksandauz gak 6 gwz.

Yunghfap Cienq raemx gwn, moix ngoenz fuk ndeu.

Cujyau yw Lwgnyez oksiq.

Goekgaen Cinzhih Si.

047. 验方 茶麸炭、扫把枝（岗松）炭、鱼腥草各 3 克，田基黄 4.5 克，灯盏菜 6 克，簕鲁（露兜簕）根 4.5 克，鸡母酸（酸藤果）根 3 克。

用法 共研末，每日 1 剂，分 3 次以开水送服，病除停药。

主治 小儿消化不良。

来源 岑溪市。

047. Danyw Danqcazgu、danqnyasaujbaet、caekvaeh gak 3 gwz, nyavetrwz 4.5 gwz, byaeknok 6 gwz, bohlozcwx 4.5 gwz, raggo'maksoemjrumz 3 gwz.

Yunghfap Caez nienj baenz mba, moix ngoenz fuk ndeu, baen 3 baez aeu raemxgoenj soengq gwn, bingh cawz dingz yw.

Cujyau yw Lwgnyez siuvaq mbouj ndei.

Goekgaen Cinzhih Si.

048. 验方 金耳环（一块瓦）6 克。

用法 水煎服，每日 1 剂。泻白者加透骨消 3 克。

主治 小儿腹泻。

来源 金秀瑶族自治县。※

048. Danyw Gwzva 6 gwz.

Yunghfap Cienq raemx gwn, moix ngoenz fuk ndeu. Boux siq hau gya byaeknu 3 gwz.

Cujyau yw Lwgnyez oksiq.

Goekgaen Ginhsiu Yauzcuz Swciyen. ※

049. 验方 拦路蛇（茅莓）、石榴皮各 30 克，老茶麸炭 15 克，柿蒂 9 克，樟木第二层皮 18 克（以米炒黄为度）。

用法 水煎服，每日 1 剂。

主治 小儿消化不良。

来源 岑溪市。

049. Danyw Makdumh、naengmaksigloux gak 30 gwz, danqcazgugeq 15 gwz, bingqlwgndae 9 gwz, gofaexcueng caengz naeng daihngeih 18 gwz (cauj daengz haeux henj cijdingz).

Yunghfap Cienq raemx gwn, moix ngoenz fuk ndeu.

Cujyau yw Lwgnyez siuvaq mbouj ndei.

Goekgaen Cinzhih Si.

050. 验方 升麻、砂仁各 1.5 克，车前子 9 克，乌梅 1 个。

用法 水煎服，每日 1 剂。

主治 小儿久泻。

来源 田东县。※

050. **Danyw** Goswngmaz、sahyinz gak 1.5 gwz, cehgomaxdaez 9 gwz, makmoizndaem 1 aen.

Yunghfap Cienq raemx gwn, moix ngoenz fuk ndeu.

Cujyau yw Lwgnyez oksiq ngoenznanz.

Goekgaen Denzdungh Yen. ※

051. **验方** 山芝麻 6 克。

用法 水煎服,每日 1～2 剂。

主治 上吐下泻。

来源 田东县。

051. **Danyw** Cwxlwgraz 6 gwz.

Yunghfap Cienq raemx gwn, moix ngoenz 1～2 fuk.

Cujyau yw Gwnz rueg laj siq.

Goekgaen Denzdungh Yen.

052. **验方** 生姜、老细茶、灶心土各适量。

用法 水煎服,每日 1 剂。呕吐者加煨姜。

主治 小儿泄泻。

来源 富川瑶族自治县、钟山县。

052. **Danyw** Hingndip、cazsaeqgeq、namhndawcauqbaihlaj gak habliengh.

Yunghfap Cienq raemx gwn, moix ngoenz fuk ndeu. Bouxdeng rueg gya hingsaz.

Cujyau yw Lwgnyez baihdungx.

Goekgaen Fuconh Yauzcuz Swciyen、Cunghsanh Yen.

053. **验方** 车前草、串鱼草(截叶铁扫帚)、椅木子各适量。

用法 水煎服,每日 1 剂。

主治 小儿泄泻。

来源 富川瑶族自治县、钟山县。

053. **Danyw** Nyadaezmax、gomongdwngx、yijmuzswj gak habliengh.

Yunghfap Cienq raemx gwn, moix ngoenz fuk ndeu.

Cujyau yw Lwgnyez baihdungx.

Goekgaen Fuconh Yauzcuz Swciyen、Cunghsanh Yen.

054. **验方** 大米、茶叶各适量。

用法 共炒黄，水煎服，每日1剂。

主治 小儿腹泻。

来源 马山县。※

054. **Danyw** Haeuxsan、mbawcaz gak habliengh.

Yunghfap Caez cauj henj, cienq raemx gwn, moix ngoenz fuk ndeu.

Cujyau yw Lwgnyez oksiq.

Goekgaen Majsanh Yen. ※

055. **验方** 狗肝菜30～45克。

用法 水煎服，每日1剂。

主治 小儿腹泻。

来源 马山县。※

055. **Danyw** Gyaemfangz 30～45 gwz.

Yunghfap Cienq raemx gwn, moix ngoenz fuk ndeu.

Cujyau yw Lwgnyez oksiq.

Goekgaen Majsanh Yen. ※

056. **验方** 马齿苋、刺苋菜、香头果树皮、大米各适量。

用法 共炒，水煎服，每日1剂。

主治 小儿腹泻。

来源 宁明县。※

056. **Danyw** Byaekgipsae、byaekroemoen、naengfaexyanghdouzgoj、haeuxsan gak habliengh.

Yunghfap Caez cauj, cienq raemx gwn, moix ngoenz fuk ndeu.

Cujyau yw Lwgnyez oksiq.

Goekgaen Ningzmingz Yen. ※

057. **验方** 车前子5克，山楂、地榆各3克。

用法 水煎服，每日1剂。

主治 小儿热泻。

来源 富川瑶族自治县、钟山县。

057. **Danyw** Cehgomaxdaez 5 gwz、sanhcah、maxlienzan gak 3 gwz.

Yunghfap Cienq raemx gwn, moix ngoenz fuk ndeu.

Cujyau yw Lwgnyez siqndat.

Goekgaen Fuconh Yauzcuz Swciyen、Cunghsanh Yen.

058. **验方** 党参 6 克，山药 10 克，丁香 2 克。

用法 水煎服，每日 1 剂。

主治 小儿久泻。

来源 来宾市。※

058. **Danyw** Dangjsinh 6 gwz, maenzcienz 10 gwz, dinghyangh 2 gwz.

Yunghfap Cienq raemx gwn，moix ngoenz fuk ndeu.

Cujyau yw Lwgnyez oksiq ngoenznanz.

Goekgaen Laizbinh Si. ※

059. **验方** 生地、银花、细茶、车前子各适量。

用法 水煎服，每日 1 剂。

主治 小儿热泻。

来源 来宾市。※

059. **Danyw** Goragndip、vagimngaenz、cazsaeqgeq、cehgomaxdaez gak habliengh.

Yunghfap Cienq raemx gwn，moix ngoenz fuk ndeu.

Cujyau yw Lwgnyez siqndat.

Goekgaen Laizbinh Si. ※

060. **验方** 乌梅、车前草各 9 克，芹菜根 30 克，铁砂（炒）30 克，老茶麸（烧炭）30 克。

用法 水煎服，每日 1 剂。

主治 小儿呕吐、腹泻，口渴心烦、抽搐等。

来源 岑溪市。

060. **Danyw** Makmoizndaem、nyadaezmax gak 9 gwz, ragbyaekginxcaiq 30 gwz, sadiet (cauj) 30 gwz, cazgugeq (coemh baenz danq) 30 gwz.

Yunghfap Cienq raemx gwn，moix ngoenz fuk ndeu.

Cujyau yw Lwgnyez rueg、oksiq, hozhat simfanz、hwnjgeuq daengj.

Goekgaen Cinzhih Si.

061. **验方** 藿香草、甘草各 10 克，伏龙肝 50 克，新黄土一团。

用法 后两味药捣碎浸泡取上清液，与前两味药煎服，每日 1 剂。吐泻不止者加生半夏 10 克。

主治 小儿上吐下泻。

来源 龙胜各族自治县。※

061. **Danyw** Gohoyangh、gamcauj gak 10 gwz, namhhenjndawcauq 50 gwz, namhhenjmoq ndaek ndeu.

Yunghfap　Song cungj yw doeklaeng dub mwnh cimq aeu raemxsaw baih-gwnz，caeuq song cungj yw gaxgonq cienq gwn，moix ngoenz fuk ndeu．Boux gwnz rueg laj siq mbouj dingz de gya buenqyaq ndip 10 gwz．

Cujyau yw　Lwgnyez gwnz rueg laj siq．

Goekgaen　Lungzswng Gak Cuz Swciyen．※

062. 验方　南蛇藤苗 9 克，灶心土 30 克（用布包）。

用法　水煎服，每日 1 剂。

主治　小儿上吐下泻。

来源　天等县。

062. Danyw　Nyodgaeulumx 9 gwz，namhndawcauq baihlaj 30 gwz（aeu baengz suek）．

Yunghfap　Cienq raemx gwn，moix ngoenz fuk ndeu．

Cujyau yw　Lwgnyez gwnz rueg laj siq．

Goekgaen　Denhdwngj Yen．

063. 验方　串鱼草叶、石榴叶、黄荆树叶各适量（均为鲜药），葱头 3 个。

用法　共捣烂调酒敷肚脐。如大便色黄加车前草 3 根，用水炒热敷肚脐。

主治　小儿吐泻。

来源　富川瑶族自治县、钟山县。※

063. Danyw　Mbawgutndaem、mbaw gomaksigloux、mbawgoging gak habliengh（cungj dwg yw ndip），gyaeujcoeng 3 aen．

Yunghfap　Caez daem yungz diuz laeuj baeng saejndw．Langh haex saek henj gya nyadaezmax 3 go，aeu raemx cauj ndat baeng saejndw．

Cujyau yw　Lwgnyez rueg siq．

Goekgaen　Fuconh Yauzcuz Swciyen、Cunghsanh Yen．※

064. 验方　草鞋根、银花、生姜各适量。

用法　煎水洗澡。

主治　小儿吐泻。

来源　富川瑶族自治县、钟山县。※

064. Danyw　Goranggve、vagimngaenz、hingndip gak habliengh．

Yunghfap　Cienq raemx caemxndang．

Cujyau yw　Lwgnyez rueg siq．

Goekgaen　Fuconh Yauzcuz Swciyen、Cunghsanh Yen．※

065. **验方**　高粱粟、麦糁粟、灶心土、羊牯草根、樟树皮、粘米各适量。
用法　共炒黑，水煎服，每日1剂。
主治　小儿吐泻。
来源　富川瑶族自治县、钟山县。※

065. Danyw　Megmax、mwzsinhsuz、namhndawcauq baihlaj、ragyangz-gujcauj、naengfaexgocueng、haeuxciem gak habliengh.

Yunghfap　Caez cauj ndaem, cienq raemx gwn, moix ngoenz fuk ndeu.

Cujyau yw　Lwgnyez rueg siq.

Goekgaen　Fuconh Yauzcuz Swciyen、Cunghsanh Yen. ※

066. **验方**　灶心土一团（如鸡蛋大），老麦糁60克，鲜车前草30克。
用法　水煎当茶饮。
主治　小儿吐泻。
来源　富川瑶族自治县、钟山县。※

066. Danyw　Namhndawcauq baihlaj ndaek（lumj aen gyaeqgaeq hung），laujmwzsinh 60 gwz, nyadaezmax ndip 30 gwz.

Yunghfap　Cienq raemx dang caz gwn.

Cujyau yw　Lwgnyez rueg siq.

Goekgaen　Fuconh Yauzcuz Swciyen、Cunghsanh Yen. ※

067. **验方**　葱头3个，酒饼半个，车前草3根。
用法　共捣成饼，煨热敷肚脐。
主治　小儿吐泻。
来源　富川瑶族自治县、钟山县。

067. Danyw　Gyaeujcoeng 3 aen, Lwgndo donh aen, nyadaezmax 3 go.

Yunghfap　Caez daem yungz guh baenz bingj, saz ndat baeng saejndw.

Cujyau yw　Lwgnyez rueg siq.

Goekgaen　Fuconh Yauzcuz Swciyen、Cunghsanh Yen.

小儿营养不良
Lwgnding Yingzyangj Mbouj Gaeuq

　　小儿营养不良是因营养物质摄入不足、需求量增大、损失过多、吸收不良或不能充分利用所造成的病症。早期症状不明显，较重者有消瘦、乏力、肌肉萎缩等症状，有时可能出现贫血、水肿或发育障碍。缺乏某些维生素可引起特殊的病症，如鸡盲、脚气病、佝偻病、口角炎、舌炎等。

　　Lwgnding yingzyangj mbouj gaeuq, dwg gij bingh aenvih yingzyangj aeu mbouj gaeuq、aeuyungh soqliengh gyalai、sonjsaet daiq lai、supsou mbouj ndei roxnaeuz mbouj ndaej yungh liux cauhbaenz. Cungj bingh neix binghyiengh geizcaeux de mbouj yienhda, boux haemq naek de miz gij yienghsiengq byom、mbouj miz rengz、ndangnoh reuqsuk daengj, mizseiz aiq miz lwedhaw、foegraemx roxnaeuz hungmaj gazngaih. Noix mbangj di veizswnghsu ndaej yinxhwnj bingh daegbied, lumjbaenz gaeq mengz、bingh din miz heiq、binghndokunq、binghgakbak、linxyiemz daengj.

001. 验方　黄花倒水莲、野蛾眉豆根、搬倒甑（虎杖）各等份。

用法　配猪肉或鸡蛋水煎服，每日 1 剂。

主治　小儿营养不良、干瘦。

来源　恭城瑶族自治县。

001. Danyw　Swnjgyaeujhen、ragduhbapyax、godonghmboengq gak daengjfaenh.

Yunghfap　Boiq nohmou roxnaeuz gyaeqgaeq cienq raemx gwn, moix ngoenz fuk ndeu.

Cujyau yw　Lwgnding yingzyangj mbouj gaeuq、byombyengq.

Goekgaen　Gunghcwngz Yauzcuz Swciyen.

002. 验方　绚马桩（千斤拔）、山药、饿蚂蝗、蚬壳菜（铁苋菜）各 30 克。

用法　共研末，每次 6～9 克，白糖水冲服或蒸猪肉服，每日 1 剂。

主治　小儿营养不良、干瘦。

来源　恭城瑶族自治县。※

002. Danyw　Goragdingh、maenzcienz、govaiziq、nyadameuz gak 30 gwz.

Yunghfap　Caez nienj baenz mba, moix baez 6～9 gwz, raemxbegdangz cung gwn roxnaeuz cwng nohmou gwn，moix ngoenz fuk ndeu.

Cujyau yw　Lwgnding yingzyangj mbouj gaeuq，byombyengq.

Goekgaen　Gunghcwngz Yauzcuz Swciyen. ※

003. 验方　桐木寄生、葱各适量。

用法　炒干研末蒸猪肝服，每日 1 剂。

主治　小儿营养不良，干瘦。

来源　恭城瑶族自治县。

003. Danyw　Gosiengz go'gyaeuq、coeng gak habliengh.

Yunghfap　Ceuj hawq nienj baenz mba naengj daepmou gwn，moix ngoenz fuk ndeu.

Cujyau yw　Lwgnding yingzyangj mbouj gaeuq，byombyengq.

Goekgaen　Gunghcwngz Yauzcuz Swciyen.

004. 验方　蚬壳菜、乳草（泽漆）各适量。

用法　与猪肉蒸服，每日 1 剂。

主治　小儿营养不良，干瘦。

来源　恭城瑶族自治县。

004. Danyw　Nyadameuz、goywhumz gak habliengh.

Yunghfap　Aeuq nohmou naengj gwn，moix ngoenz fuk ndeu.

Cujyau yw　Lwgnding yingzyangj mbouj gaeuq，byombyengq.

Goekgaen　Gunghcwngz Yauzcuz Swciyen.

005. 验方　回阳草（卷柏）3 克（研末），猪肉适量。

用法　共蒸服，每日 1 剂。

主治　小儿营养不良，干瘦。

来源　恭城瑶族自治县。

005. Danyw　Gut roz 3 gwz（nienj baenz mba），nohmou habliengh.

Yunghfap　Caez naengj gwn，moix ngoenz fuk ndeu.

Cujyau yw　Lwgnding yingzyangj mbouj gaeuq，byombyengq.

Goekgaen　Gunghcwngz Yauzcuz Swciyen.

006. 验方　走马风根皮 60 克，糖 20 克。

用法　水煎，分早、晚各服 1 次，每日 1 剂。

主治　小儿营养不良，干瘦。

来源　恭城瑶族自治县。

006. Danyw　Naengragcoujmajfungh 60 gwz，dangz 20 gwz.

Yunghfap Cienq raemx，baen haet、haemh gak gwn baez ndeu，moix ngoenz fuk ndeu.

Cujyau yw Lwgnding yingzyangj mbouj gaeuq, byombyengq.

Goekgaen Gunghcwngz Yauzcuz Swciyen.

007. **验方** 野桃花根 9 克，猪肉适量。

用法 水煎服，每日 1 剂。

主治 小儿营养不良、干瘦。

来源 恭城瑶族自治县。※

007. Danyw Raggomakdauzfangz 9 gwz, nohmou habliengh.

Yunghfap Cienq raemx gwn, moix ngoenz fuk ndeu.

Cujyau yw Lwgnding yingzyangj mbouj gaeuq, byombyengq.

Goekgaen Gunghcwngz Yauzcuz Swciyen. ※

008. **验方** 百鸟不落根 6 克。

用法 研末与鸡蛋蒸服，每日 1 剂。

主治 小儿营养不良、干瘦。

来源 恭城瑶族自治县。

008. Danyw Raggonaenh 6 gwz.

Yunghfap Nienj baenz mba caeuq gyaeqgaeq naengj gwn, moix ngoenz fuk ndeu.

Cujyau yw Lwgnding yingzyangj mbouj gaeuq, byombyengq.

Goekgaen Gunghcwngz Yauzcuz Swciyen.

009. **验方** 饿蚂蟥 500 克，金线吊白米（肺金草）250 克，白茅根、小火炭母、鸡屎藤各1000克。

用法 切碎，水煎取汁，浓缩成膏，每次服 15 克，每日 2 次。

主治 小儿营养不良。

来源 龙胜各族自治县。※

009. Danyw Govaiziq 500 gwz, feiginhcauj 250 gwz, raghazdaij、gaeumeiiq、gaeuroetma gak 1000 gwz.

Yunghfap Ronq soiq, cienq raemx aeu raemxyw, noengzsuk baenz gau, moix baez gwn 15 gwz, moix ngoenz 2 baez.

Cujyau yw Lwgnding yingzyangj mbouj gaeuq.

Goekgaen Lungzswng Gak Cuz Swciyen. ※

010. **验方** 黄糖、黄豆粉各 500 克，炒糯米 100 克，胎盘粉 200 克，乳酸钙 50 克。

用法 共研末，蒸制成饼，每个饼重 8 克，每次服 1～3 个。

主治 小儿营养不良。

来源 广西民族医药研究院。※

010. **Danyw** Dangzhenj、mbaduhhenj gak 500 gwz，haeuxcid ceuj 100 gwz，mbabauei 200 gwz，yujsonhgai 50 gwz.

Yunghfap Caez nienj baenz mba，naengj guhbaenz bingj，moix aen bingj naek 8 gwz，moix baez gwn 1～3 aen.

Cujyau yw Lwgnding yingzyangj mbouj gaeuq.

Goekgaen Gvangjsih Minzcuz Yihyoz Yenzgiuyen. ※

011. **验方** 泥鳅、蚂蚱、粪蛆（五谷虫）各 9 克。

用法 炒干研末，温开水送服，可同时吃鲤鱼或胎盘粉适量，每日 1 剂。

主治 小儿干瘦、浮肿。

来源 隆林各族自治县。※

011. **Danyw** Byanouq、duzdaek、nonhaeux gak 9 gwz.

Yunghfap Ceuj hawq nienj baenz mba，raemxgoenj raeuj soengq gwn，ndaej doengzseiz gwn byaleix roxnaeuz mbabauei habliengh，moix ngoenz fuk ndeu.

Cujyau yw Lwgnyez byombyengq、foegraemx.

Goekgaen Lungzlinz Gak Cuz Swciyen. ※

012. **验方** 粪蛆（五谷虫）10 克（洗净晒干），鹅不食草 3 克，岩泽兰 6～10 克，猴肉 5 克。

用法 共研末，配瘦猪肉蒸服，每日 1 剂。

主治 小儿干瘦、浮肿。

来源 隆林各族自治县。※

012. **Danyw** Nonhaeux 10 gwz（swiq seuq dak hawq），gomoeggyej 3 gwz，caeglamzrin 6～10 gwz，nohlingz 5 gwz.

Yunghfap Caez nienj baenz mba，boiq nohcing naengj gwn，moix ngoenz fuk ndeu.

Cujyau yw Lwgnyez byombyengq、foegraemx.

Goekgaen Lungzlinz Gak Cuz Swciyen. ※

小儿痢疾
Lwgnyez Okdungx

小儿痢疾是指以小儿大便次数增多而量少，夹杂黏液脓血，腹痛，里急后重为主要症状的疾病。

Lwgnyez okdungx dwg naeuz cungj bingh cujyau binghyiengh dwg gij haexnyouh lwgnyez baezsoq demlai moix baez soqliengh youh noix, gij haex cab miz raemxniu lwednong, lajdungx in, roxnyinh cungj siengj okhaex.

001. 验方 状元红（敕桐）花适量。

用法 甜酒煎服，每日 1 剂。

主治 小儿赤痢。

来源 宁明县。※

001. **Danyw** Vagobiengzbeih habliengh.

Yunghfap Laeujvan cienq gwn, moix ngoenz fuk ndeu.

Cujyau yw Lwgnyez okdungx hoengzleih.

Goekgaen Ningzmingz Yen. ※

002. 验方 灯盏菜 30 克，鸡蛋 1 个。

用法 水煎，吃蛋喝汤，每日 1 剂。

主治 小儿红痢、小儿腹泻。

来源 金秀瑶族自治县。※

002. **Danyw** Byaeknok 30 gwz, gyaeqgaeq 1 aen.

Yunghfap Cienq raemx, gwn gyaeq gwn dang, moix ngoenz fuk ndeu.

Cujyau yw Lwgnyez okduengx miz lwed、lwgnyez oksiq.

Goekgaen Ginhsiu Yauzcuz Swciyen. ※

003. 验方 枫木皮、毛算盘根、钩藤根各 12 克，地桃花根、藿香草各 9 克。

用法 水煎服，每日 1 剂。

主治 小儿痢疾。

来源 昭平县。

003. **Danyw** Naenggoraeu、rag'aenmoedgunj、raggaeugvaqngaeu gak 12 gwz, raggovaetdauz、gohoyangh gak 9 gwz.

Yunghfap Cienq raemx gwn, moix ngoenz fuk ndeu.

Cujyau yw Lwgnyez okdungx.

Goekgaen　Cauhbingz Yen.

004. 验方　大芒箕笋、凤尾草、鱼腥草、铁线草（扇叶铁线蕨）各取鲜品 10 克，蜂蜜适量。

用法　水煎冲蜂蜜服，每日 1 剂。

主治　小儿红、白痢疾。

来源　昭平县。

004. Danyw　Rangzgogut、goriengroeggaeq、caekvaeh、gutndaem gak aeu yw ndip 10 gwz，dangzrwi habliengh.

Yunghfap　Cienq raemx cung dangzrwi gwn，moix ngoenz fuk ndeu.

Cujyau yw　Lwgnyez haexnding、haexmug.

Goekgaen　Cauhbingz Yen.

小儿吐乳
Lwgnding Gvex Cij

小儿吐乳是小儿哺乳后不久即将部分奶汁吐出的现象。

Lwgnding gvex cij dwg cungj yienhsiengq lwgnding gwn cij ndaej mbouj nanz couh gvex mbangj raemxcij okdaeuj.

001. 验方　老姜3片，水竹叶1片，灶心土12克，灯草1扎，薄荷（后下）1.5克，蜘蛛1只（捣烂泡开水取汁）。

用法　水煎冲蜘蛛水服，每日1剂。

主治　小儿吐乳。

来源　富川瑶族自治县、钟山县。

001. **Danyw**　Hinggeq 3 gep, mbawgolinxgaeq 1 mbaw, namhndawcauq baihlaj 12 gwz, hazbiz 1 nyup, gobozhoz (roengz doeklaeng) 1.5 gwz, duzgyau 1 duz (daem yungz cimq raemxgoenj aeu raemxyw).

Yunghfap　Cienq raemx cung raemxgyau gwn, moix ngoenz fuk ndeu.

Cujyau yw　Lwgnding gvex cij.

Goekgaen　Fuconh Yauzcuz Swciyen、Cunghsanh Yen.

002. 验方　樟木子、陈大麦各12克。

用法　捣碎水煎频服，每日1剂。

主治　小儿吐乳。

来源　富川瑶族自治县、钟山县。

002. **Danyw**　Cehfaexcueng、meggangjgaeuq gak 12 gwz.

Yunghfap　Daem yungz cienq raemx gwn lai baez, moix ngoenz fuk ndeu.

Cujyau yw　Lwgnding gvex cij.

Goekgaen　Fuconh Yauzcuz Swciyen、Cunghsanh Yen.

003. 验方　大米7粒。

用法　炒焦研末，加开水、乳汁各半送服，每日2～3次。

主治　小儿吐乳。

来源　环江毛南族自治县。※富川瑶族自治县、钟山县。

003. **Danyw**　Haeuxsan 7 naed.

Yunghfap　Ceuj mij caiq nienj baenz mba, gya raemxgoenj、raemxcij gak donh ndeu soengq gwn, moix ngoenz 2～3 baez.

Cujyau yw   Lwgnding gvex cij.

Goekgaen   Vanzgyangh Mauznanzcuz Swciyen. ※ Fuconh Yauzcuz
Swciyen、Cunghsanh Yen.

004. 验方   鸡内金适量。

用法   焙干研末，每次 2 克，乳汁调服，每日 1～2 次。

主治   小儿吐乳。

来源   扶绥县。

004. Danyw   Dawgaeq habliengh.

Yunghfap   Lang sauj nienj baenz mba，moix baez 2 gwz，ndau raemxcij
gwn，moix ngoenz 1～2 baez.

Cujyau yw   Lwgnding gvex cij.

Goekgaen   Fuzsuih Yen.

新生儿不吮乳

Lwgnding Mbouj Sup Cij

新生儿不吮乳指婴儿出生 12 小时后因口腔疾患而不能吮乳，简称"不乳"。

Lwgnding mbouj sup cij dwg naeuz lwgnding okseng 12 aen cungdaeuz gvaqlaeng aenvih gij bingh ndaw bak cix mbouj ndaej ndoetgwn cij, genjdanh heuhguh "mbouj gwn cij".

001. 验方　葱、人乳汁各适量，黄连 1 克。

用法　前两味药共蒸服，黄连另煎服，每日 1 剂。

主治　新生儿不吮乳。

来源　富川瑶族自治县、钟山县。

001. Danyw　Coeng、raemxcij vunz gak habliengh, vuengzlienz 1 gwz.

Yunghfap　Song cungj yw gaxgonq caez naengj gwn, vuengzlienz lingh cienq gwn, moix ngoenz fuk ndeu.

Cujyau yw　Lwgnding mbouj sup cij.

Goekgaen　Fuconh Yauzcuz Swciyen、Cunghsanh Yen.

002. 验方　吴茱萸、鸡肠草、磨盘草、夜关门、毛算盘、地桃花、仙茅草、山胡椒各 10 克，田螺 5 只，人中白少许，秆砣 1 只。

用法　水煎取汁，将秆砣烧红后淬入药液中，令蒸汽熏患儿，每日 2 次。

主治　新生儿厌奶、面青。

来源　都安瑶族自治县。※

002. Danyw　Gocazlad、gomoeggyej、gomakmuh、gomongdwngx、aenmoedgunj、govaetdauz、gohazsien、haeuxceubya gak 10 gwz, saenaz 5 duz, gyaqnyouh di ndeu, dozcaengh 1 aen.

Yunghfap　Cienq raemx aeu raemxyw, coemh dazcaengh hoengz le coq haeuj ndaw raemxyw bae, hawj fwiheiq oenq lwgbingh, moix ngoenz 2 baez.

Cujyau yw　Lwgnding mbwq cij、naj heu.

Goekgaen　Duh'anh Yauzcuz Swciyen. ※

肠道虫证
Ndaw Dungx Miz Deh

肠道寄生虫病是由饮食不洁引起的寄生虫寄生于肠道的疾病。主要症状为面黄肌瘦、时吐苦水清水、腹部膨大、脘腹疼痛或剧痛、痛处或脐周，时痛时止，或有积块可触及等。

Ndaw dungx miz deh dwg gij bingh aenvih gwn mbouj seuq miz non dakseng youq diuzsaej yinxhwnj. Cujyau binghyiengh dwg byombyangbyang、seiz mbouj seiz haiz raemx haemz saw、dungx bongz、dungxgwnz in roxnaeuz indot、giz in roxnaeuz saejndw seiqhenz, seiz in seiz dingz, roxnaeuz miz gaiq rom ndaej bungzdaengz daengj.

001. 验方 土荆芥穗 60 克。

用法 研末，每次 6～9 克，以开水送服，每日 1～2 次，连服 3 日。

主治 肠道寄生虫病。

来源 贺州市。

001. Danyw Rienggoheiqvaiz mbawhung 60 gwz.

Yunghfap Nienj baenz mba, moix baez 6～9 gwz, aeu raemxgoenj soengq gwn, moix ngoenz 1～2 baez, laebdaeb gwn 3 ngoenz.

Cujyau yw Ndaw dungx miz deh.

Goekgaen Hocouh Si.

002. 验方 青矾 30 克，乌豆（炒熟）150 克。

用法 研末，炼蜜为丸，每次服 15 克，姜汤送下，每日 2 次。

主治 肠道寄生虫病。

来源 贺州市。※

002. Danyw Cinghfanz 30 gwz, duhndaem（cauj cug）150 gwz.

Yunghfap Nienj baenz mba, lienh dangzrwi guh baenz ywyienz, moix baez gwn 15 gwz, raemxdanghing soengq gwn, moix ngoenz 2 baez.

Cujyau yw Ndaw dungx miz deh.

Goekgaen Hocouh Si. ※

003. 验方 榧子肉 9 克，乌梅、花椒各 6 克，老姜 4.5 克，白糖 3 克。

用法 水煎，空腹顿服，每日 1 剂，连服 2 剂。

主治 肠道寄生虫病。

来源　贺州市。

003. Danyw　Ngveihgofeij cauj gvaq 9 gwz, makmoizndaem、vaceu gak 6 gwz, hinggeq 4. 5 gwz, begdangz 3 gwz.

Yunghfap　Cienq raemx, seiz dungx iek guh baez ndeu gwn, moix ngoenz fuk ndeu, laebdaeb gwn 2 fuk.

Cujyau yw　Ndaw dungx miz deh.

Goekgaen　Hocouh Si.

004. 验方　雷丸、芜荑、鹤虱各 6 克，使君肉 9 克，川椒 1.5 克，雄黄 0.9 克。

用法　水煎，饭后服，每日 1 剂，连服 2 剂。

主治　肠道寄生虫病。

来源　贺州市。

004. Danyw　Leizvanz、vuzyiz、makgohaeuheiq gak 6 gwz, gaeucijginh 9 gwz, lwgmanh 1. 5 gwz, rinroujgyaeq 0. 9 gwz.

Yunghfap　Cienq raemx, gwn haeux gvaq le gwn, moix ngoenz fuk ndeu, laebdaeb gwn 2 fuk.

Cujyau yw　Ndaw dungx miz deh.

Goekgaen　Hocouh Si.

疳 积
Baenzgam

疳积是指以面黄肌瘦，肚腹胀大，时发潮热，心烦口渴，精神萎靡，尿如米泔，食欲减退或嗜异食等症状为主的儿科病症，多由饮食失调、脾胃损伤或虫积所致。

Baenzgam dwg naeuz gij bingh lwgnyez, binghyiengh de cujyau dwg byombyangbyang, dungxraeng dungx ciengqhung, miz seiz fat cumx ndat, sim fanz hozhawq, cingsaenz unqduix, nyouh lumj raemxreiz nei, mbouj haengj gwn doxgaiq roxnaeuz yinx gwn gij doxgaiq wnq daengj, dingzlai youz gijgwn mbouj doxdaengh、sieng daengz mamx dungx roxnaeuz nengz giet ndaw saej cauhbaenz.

001. 验方　大飞扬、小飞扬各15克。

用法　配猪肝蒸服，每日1剂。

主治　疳积、腹泻。

来源　龙州县。来宾市。※

001. Danyw　Go'gyak、go'gyakiq gak 15 gwz.

Yunghfap　Boiq daepmou naengj gwn, moix ngoenz fuk ndeu.

Cujyau yw　Baenzgam、oksiq.

Goekgaen　Lungzcouh Yen. Laizbinh Si. ※

002. 验方　龙眼核10粒，蛇蜕、血余炭各3克，田螺5只（取肉）。

用法　焙酥研末，配猪肝煎服，每日1剂。

主治　疳积。

来源　龙州县。※

002. Danyw　Ngveihmaknganx 10 naed, danghboklonj、danqbyoem gak 3 gwz, saenaz 5 aen（aeu noh de）.

Yunghfap　Lang byoiq nienj baenz mba, boiq daepmou cienq gwn, moix ngoenz fuk ndeu.

Cujyau yw　Baenzgam.

Goekgaen　Lungzcouh Yen. ※

003. 验方　独脚金、鱼腥草各9克，一支箭、儿茶各6克，香附3克。

用法　烘干研末，每次3克，以开水送服，每日2～3次。

主治 疳积。

来源 龙州县。※

003. Danyw Gogamnyap、caekvaeh gak 9 gwz，gosamlig、gaeuhouznou gak 6 gwz，cidmou 3 gwz.

Yunghfap Lang sauj nienj baenz mba，moix baez 3 gwz，aeu raemxgoenj soengq gwn，moix ngoenz 2～3 baez.

Cujyau yw Baenzgam.

Goekgaen Lungzcouh Yen. ※

004. 验方 骨碎补、叶下珠、入地龙各 9 克，八角枫根皮 6 克。

用法 水煎服，每日 1 剂。

主治 疳积。

来源 龙州县。※

004. Danyw Gofwngzmaxlaeuz、golwglungh、gosoemjrumz gak 9 gwz，naengraggogingz 6 gwz.

Yunghfap Cienq raemx gwn，moix ngoenz fuk ndeu.

Cujyau yw Baenzgam.

Goekgaen Lungzcouh Yen. ※

005. 验方 白花丹、骨碎补、石板兰、大飞扬、青莪丝藤各 6 克。

用法 烘干研末，每次 4.5 克，以开水送服，每日 1～2 次。

主治 疳积。

来源 龙州县。※

005. Danyw Godonhhau、gofwngzmaxlaeuz、sizbanjlanz、go'gyak、gaeungvaheu gak 6 gwz.

Yunghfap Lang sauj nienj baenz mba，moix baez 4.5 gwz，aeu raemxgoenj soengq gwn，moix ngoenz 1～2 baez.

Cujyau yw Baenzgam.

Goekgaen Lungzcouh Yen. ※

006. 验方 水香附（单穗水蜈蚣）、独脚金各 9 克。

用法 水煎服，每日 1 剂。

主治 疳积。

来源 龙州县。※

006. Danyw Gosamlimj、gogamnyap gak 9 gwz.

Yunghfap Cienq raemx gwn，moix ngoenz fuk ndeu.

Cujyau yw Baenzgam.

Goekgaen　Lungzcouh Yen.　※

007. 验方　独脚金、饿蚂蝗、蚂蝗七、半截叶、猴掌姜各 15 克。

用法　配瘦猪肉蒸服，每日 1 剂。

主治　小儿疳积。

来源　河池市宜州区。※

007. Danyw　　Gogamnyap、govaiziq、gosipraemx、sihfanhlenzmbaw-liemz、gohingfwngzlingz gak 15 gwz.

Yunghfap　Boiq nohcing naengj gwn，moix ngoenz fuk ndeu.

Cujyau yw　Lwgnyez baenzgam.

Goekgaen　Hozciz Si Yizcouh Gih.　※

008. 验方　红土茯苓（土茯苓）30 克。

用法　水煎服，每日 1 剂，连服 4 日。

主治　小儿疳积。

来源　河池市宜州区。※

008. Danyw　Maenzgex 30 gwz.

Yunghfap　Cienq raemx gwn，moix ngoenz fuk ndeu，laebdaeb gwn 4 ngoenz.

Cujyau yw　Lwgnyez baenzgam.

Goekgaen　Hozciz Si Yizcouh Gih.　※

009. 验方　独脚金、饿蚂蝗、半截叶各适量。

用法　水煎服或配瘦猪肉蒸服，每日 1 剂。

主治　小儿疳积。

来源　河池市宜州区。※

009. Danyw　　Gogamnyap、govaiziq、sihfanhlenzmbawliemz gak hab-liengh.

Yunghfap　Cienq raemx gwn roxnaeuz boiq nohcing naengj gwn，moix ngoenz fuk ndeu.

Cujyau yw　Lwgnyez baenzgam.

Goekgaen　Hozciz Si Yizcouh Gih.　※

010. 验方　半截叶、蚂蝗七、饿蚂蝗、黄龙退壳各适量。

用法　共研末，每次取 5 克，开水冲服，每日 3 次。

主治　小儿疳积。

来源　河池市宜州区。※

010. Danyw　Sihfanhlenzmbawliemz、gosipraemx、govaiziq、gooenciq gak habliengh.

Yunghfap　Caez nienj baenz mba，moix baez aeu 5 gwz，raemxgoenj cung gwn，moix ngoenz 3 baez.

Cujyau yw　Lwgnyez baenzgam.

Goekgaen　Hozciz Si Yizcouh Gih.　※

011. **验方**　珍珠草（叶下珠）（蒸后晒干）、独脚金、山药、海螵蛸各适量。

用法　共研末，每次2克蒸瘦猪肉服，每日2次。

主治　小儿疳积。

来源　金秀瑶族自治县。※

011. Danyw　Golwglungh（naengj gvaq le dak hawq）、gogamnyap、maenzcienz、haijbyauhsiuh gak habliengh.

Yunghfap　Caez nienj baenz mba，moix baez 2 gwz naengj nohcing gwn，moix ngoenz 2 baez.

Cujyau yw　Lwgnyez baenzgam.

Goekgaen　Ginhsiu Yauzcuz Swciyen.　※

012. **验方**　石蚂蝗（密毛蚂蝗七）60克，饿蚂蝗、红背菜各30克。

用法　共研末，每日15克配瘦猪肉蒸服。

主治　小儿疳积。

来源　金秀瑶族自治县。※

012. Danyw　Gosipraemxbwn 60 gwz，govaiziq、byaekboiq gak 30 gwz.

Yunghfap　Caez nienj baenz mba，moix ngoenz 15 gwz boiq nohcing naengj gwn.

Cujyau yw　Lwgnyez baenzgam.

Goekgaen　Ginhsiu Yauzcuz Swciyen.　※

013. **验方**　一包针（鬼针草）全草50克。

用法　切碎蒸猪肝或瘦猪肉服，每日1剂。

主治　小儿疳积。

来源　龙胜各族自治县。※

013. Danyw　Daengx go gogemzgungq 50 gwz.

Yunghfap　Ronq soiq naengj daepmou roxnaeuz nohcing gwn，moix ngoenz fuk ndeu.

Cujyau yw　Lwgnyez baenzgam.

Goekgaen　Lungzswng Gak Cuz Swciyen. ※

014. 验方　白花丹、饿蚂蝗、田基黄、凤凰蛋（肾蕨）、九龙藤、蜈蚣草（七指蕨）、金线风各适量。

用法　水煎服，每日 1 剂。虫积者加金线吊白米、野六谷根各适量；水积者加淡竹叶、葛根、黄花倒水莲、千斤拔、鸡血藤；夜啼者加水灯草、虫蜕；盗汗者加百燕藤。服药前先针刺四缝穴挤出黄水。

主治　小儿疳积。

来源　龙胜各族自治县。※

014. Danyw　Godonhhau、govaiziq、nyavetrwz、lwggut、gaeu'enq、gogutsip、ginhsenfungh gak habliengh.

Yunghfap　Cienq raemx gwn, moix ngoenz fuk ndeu. Boux ndaw saej miz nengz gya feiginhcauj、raghaeuxlidluyax gak habliengh; boux rom raemx gya gogaekboux、maenzgat、swnjgyaeujhen、goragdingh、gaeulwed; boux hwnzdaej gya hazbiz、bokbid; boux okhanhheu de gya bwzyendwngz. Gwn yw gaxgonq sien aeu cim camz swfungzhez caenx raemxhenj okbae.

Cujyau yw　Lwgnyez baenzgam.

Goekgaen　Lungzswng Gak Cuz Swciyen. ※

015. 验方　蒲公英、金钱草、山药、八角枫树皮各 4 克。

用法　水煎服，每日 1 剂。

主治　小儿疳积。

来源　来宾市。※

015. Danyw　Golinzgaeq、duhnamhfangz、maenzcienz、naenggogingz gak 4 gwz.

Yunghfap　Cienq raemx gwn, moix ngoenz fuk ndeu.

Cujyau yw　Lwgnyez baenzgam.

Goekgaen　Laizbinh Si. ※

016. 验方　铁扫帚（全草）30 克，天名精全草 15 克，鸡肝或猪肝适量。

用法　水煎服，每日 1 剂，连服 10 日。

主治　小儿疳积、腹胀吐泻、食欲不振、肌肉消瘦。

来源　广西壮族自治区卫生和计划生育委员会。

016. Danyw　Gomongdwngx（daengx go）30 gwz, daengx go gohaeuheiq 15 gwz, daepgaeq roxnaeuz daepmou habliengh.

Yunghfap　Cienq raemx gwn, moix ngoenz fuk ndeu, laebdaeb gwn 10 ngoenz.

Cujyau yw   Lwgnyez baenzgam、dungxraeng rueg siq、gwn mbouj hoengh、noh byomroz.

Goekgaen   Gvangjsih Bouxcuengh Swcigih Veiswngh Caeuq Giva Swnghhyuz Veijyenzvei.

017. **验方**   红丝草（地锦草）、无根藤、人字草、水杉（垂穗石松）、铺地莲（母草）、山蚂蝗根、独脚金、大田基黄、使君子、地榆各适量。

用法   共研末，每日取适量蒸瘦猪肉服。

主治   小儿疳积。

来源   富川瑶族自治县。※

017. Danyw   Gobazsanhhuj、gogaujhaux、gosaheu、gutnyungqvaek、golwgmanhraemx、raggovaiziq、gogamnyap、byaekraghoengz、gaeucijginh、maxlienzan gak habliengh.

Yunghfap   Caez nienj baenz mba、moix ngoenz aeu habliengh naengj nohcing gwn.

Cujyau yw   Lwgnyez baenzgam.

Goekgaen   Fuconh Yauzcuz Swciyen. ※

018. **验方**   青蛇1条，蛇皮1条，五灵脂适量。

用法   焙干研末，每次取3克，蒸猪肝服，每日2次。

主治   小儿疳积。

来源   宁明县。※

018. Danyw   Ngwzheu 1 duz、naengngwz 1 diuz、vujlingzcih habliengh.

Yunghfap   Lang sauj nienj baenz mba、moix baez aeu 3 gwz、naengj daepmou gwn、moix ngoenz 2 baez.

Cujyau yw   Lwgnyez baenzgam.

Goekgaen   Ningzmingz Yen. ※

019. **验方**   田基黄、干枝草（珍珠草）、鸡肠草（鹅不食草）、草决明各6克。

用法   水煎服，每日1剂。

主治   小儿五疳，症见腹大、肌肉消瘦、烦躁不安、大便溏烂而臭、夜间大便次数多。

来源   田东县。

019. Danyw   Nyavetrwz、golwglungh、gomoeggyej、cehyiengzmbeq gak 6 gwz.

Yunghfap　Cienq raemx gwn，moix ngoenz fuk ndeu.

Cujyau yw　Lwgnyez baenzgam，bingh raen dungx hung、noh byomroz、nyapnyuk mbouj onj、haexmyag youh haeu、byonghhwnz hwnjdaeuj okhaex baezsoq lai.

Goekgaen　Denzdungh Yen.

020. 验方　儿茶、五倍子、山楂、枯矾、夜明砂、硼砂、蒺藜、海螵蛸、使君子、木贼、甘草各 3 克，辰砂 1.5 克。

用法　共研末，每次取药末 5 克，配猪肝或鸡肝蒸服，每日 1 剂。

主治　小儿疳积、虫积致烦躁不安、双目紧闭，有白膜。

来源　田东县。

020. Danyw　Gaeuhouznou、faexcwj、sanhcah、begfanzcoemh、haexvumzvauz、baengzsa、vanbahciengq、haijbyauhsiuh、gaeucijginh、godaebdoengz、gamcauj gak 3 gwz，cuhsah 1. 5 gwz.

Yunghfap　Caez nienj baenz mba，moix baez aeu mba yw 5 gwz，boiq daepmou roxnaeuz daepgaeq naengj gwn，moix ngoenz fuk ndeu.

Cujyau yw　Lwgnyez baenzgam、ndaw saej miz nengz yinxhwnj nyapnyuk mbouj onj、song da laep dwk，miz i hau.

Goekgaen　Denzdungh Yen.

021. 验方　田基黄、石榴花、麻风草根、鹅不食草各 12 克。

用法　研末，每次取 3 克蒸鸡肝服。

主治　小儿疳积致面黄肌瘦、大便溏烂。

来源　田东县。※

021. Danyw　Nyavetrwz、vamaksigloux、raggohumzfwngz、gomoeggyej gak 12 gwz.

Yunghfap　Nienj baenz mba，moix baez aeu 3 gwz naengj daepgaeq gwn.

Cujyau yw　Lwgnyez baenzgam cauhbaenz byombyangbyang、haex myaijmyad.

Goekgaen　Denzdungh Yen. ※

022. 验方　猴肉（晒干）、旱莲草各等份。

用法　研末，每日取 10 克蒸服。

主治　小儿五疳，症见腹胀大、肌肉消瘦、夜间大便多、烦躁啼哭不睡。

来源　田东县。

022. Danyw　Nohlingz（dak hawq）、gomijcauq gak daengjfaenh.

Yunghfap　Nienj baenz mba，moix ngoenz aeu 10 gwz naengj gwn.

Cujyau yw　Lwgnyez baenzgam, bingh raen dungxraeng ciengq hung、noh byomroz、byonghhwnz okhaex lai、nyapnyuk daej mbouj ninz.

Goekgaen　Denzdungh Yen.

023 验方　山黄皮根、黄皮根、苦楝树根各等份。

用法　共研末，每次取 3 克，蒸瘦猪肉吃，每日 2 次。

主治　小儿疳积。

来源　田东县。

023 Danyw　Raggomaedgyaj、raggomakmoed、raggofaexrenh gak daengjfaenh.

Yunghfap　Caez nienj baenz mba, moix baez aeu 3 gwz, naengj nohcing gwn, moix ngoenz 2 baez.

Cujyau yw　Lwgnyez baenzgam.

Goekgaen　Denzdungh Yen.

024. 验方　枸杞 30 克，蝉蜕、夜明砂各 4.5 克。

用法　共研末，每次取 14 克瘦猪肉蒸服，每日 2 次。

主治　小儿疳积致眼闭不能张开。

来源　田东县。

024. Danyw　Gaeujgij 30 gwz, bokbid、haexvumzvauz gak 4.5 gwz.

Yunghfap　Caez nienj baenz mba, moix baez aeu 14 gwz nohcing naengj gwn, moix ngoenz 2 baez.

Cujyau yw　Lwgnyez baenzgam yinxhwnj da laep aj mbouj ndaej.

Goekgaen　Denzdungh Yen.

025. 验方　夜明砂、桑叶各 30 克，蝉蜕 6 克。

用法　共研末，每次取 10 克，配猪肝蒸服，每日 2 次。

主治　小儿疳积致眼闭不能张开。

来源　田东县。

025. Danyw　Haexvumzvauz、mbawgonengznuengx gak 30 gwz, bokbid 6 gwz.

Yunghfap　Caez nienj baenz mba, moix baez aeu 10 gwz, boiq daepmou naengj gwn, moix ngoenz 2 baez.

Cujyau yw　Lwgnyez baenzgam yinxhwnj da laep aj mbouj ndaej.

Goekgaen　Denzdungh Yen.

026. 验方　槐花（炒）、硼砂、枯矾各等份。

用法 研末，每次取 5 克，配猪肝蒸服或煮粥喝，每日 1～2 次。

主治 小儿疳积、虫积。

来源 田东县。

026. Danyw Vaizva（cauj）、baengzsa、begfanzcoemh gak daengjfaenh.

Yunghfap Nienj baenz mba，moix baez aeu 5 gwz，boiq daepmou naengj gwn roxnaeuz cawj souh gwn，moix ngoenz 1～2 baez.

Cujyau yw Lwgnyez baenzgam、ndaw saej miz nengz.

Goekgaen Denzdungh Yen.

027. **验方** 苍术、陈皮、川朴、枳壳、尖槟榔、神曲、山楂、麦芽、三棱、莪术、砂仁、云苓、胡黄连、使君子肉、芦荟、黄连、芜荑各等份。

用法 共研末，每次取 3 克，配猪肝 30 克蒸服，每日 1～2 次。

主治 疳积、腹胀、食不消化、肌肉消瘦、夜间大便多、烦躁不安等。

来源 田东县。

027. Danyw Gocangsaed、byakmakgam、goconhbo、makdoengjsoemj、maklangz、sinzgiz、sanhcah、ngazmienh、gosamlimj、gomehnaeuh、sahyinz、yinzlingz、huzvuengzlienz、gaeucijginh、nyangqnyungz、vuengzlienz、vuzyiz gak daengjfaenh.

Yunghfap Caez nienj baenz mba，moix baez aeu 3 gwz，boiq daepmou 30 gwz naengj gwn，moix ngoenz 1～2 baez.

Cujyau yw Baenzgam、dungxraeng、gwn mbouj siuvaq、noh byomroz、byonghhwnz okhaex lai、nyapnyuk mbouj onj daengj.

Goekgaen Denzdungh Yen.

028. **验方** 夜明砂、百草霜各 3 克，猪肝 50 克（切碎）。

用法 前两味药研末与猪肝拌匀蒸服，每日 1 剂。

主治 疳积。

来源 天等县。※

028. Danyw Haexvumzvauz、mijrek gak 3 gwz，daepmou 50 gwz（ronq soiq）.

Yunghfap Song cungj yw baihnaj nienj baenz mba caeuq daepmou gyaux yinz naengj gwn，moix ngoenz fuk ndeu.

Cujyau yw Baenzgam.

Goekgaen Denhdwngj Yen. ※

029. **验方** 马鬃蛇适量。

用法 焙干研末，每次取 15 克，以开水冲服或配猪肉蒸服，每日 2 次。

主治 小儿疳积。

来源 马山县。※

029. Danyw Duzcoengmax habliengh.

Yunghfap Lang sauj nienj baenz mba, moix baez aeu 15 gwz, aeu raemxgoenj cung gwn roxnaeuz boiq nohmou naengj gwn, moix ngoenz 2 baez.

Cujyau yw Lwgnyez baenzgam.

Goekgaen Majsanh Yen. ※

030. **验方** 葫芦茶全草、田基黄全草各3份，三叶人字草（鸡眼草）2份，饿蚂蝗、甘草各1份。

用法 研细末，每次取9克与瘦猪肉蒸服，每日1剂。

主治 小儿疳积、身体瘦弱。

来源 广西壮族自治区卫生和计划生育委员会。

030. Danyw Daengx go gocazso、daengx go nyavetrwz gak 3 faenh, gosaheu 2 faenh, govaiziq、gamcauj gak 1 faenh.

Yunghfap Nienj mwnh, moix baez aeu 9 gwz caeuq nohcing naengj gwn, moix ngoenz fuk ndeu.

Cujyau yw Lwgnyez baenzgam、ndang nyieg.

Goekgaen Gvangjsih Bouxcuengh Swcigih Veiswngh Caeuq Giva Swnghyuz Veijyenzvei.

031. **验方** 山药250克，独脚疳、水仙子各45克，使君子30克。

用法 共研末，每次取4.5～6克，配瘦猪肉或猪肝蒸服，每日2次。

主治 小儿疳积。

来源 昭平县。※

031. Danyw Maenzcienz 250 gwz, gogamnyap、suijsenhswj gak 45 gwz, gaeucijginh 30 gwz.

Yunghfap Caez nienj baenz mba, moix baez aeu 4.5～6 gwz, boiq nohcing roxnaeuz daepmou naengj gwn, moix ngoenz 2 baez.

Cujyau yw Lwgnyez baenzgam.

Goekgaen Cauhbingz Yen. ※

032. **验方** 蟑螂3只（去头、翅、内脏）。

用法 煨熟内服，每日1剂，连服2～5剂。

主治 小儿疳积、宿食不化、食欲不振。

来源 柳州市。

032. Danyw　Sap 3 duz（gvengh gyaeuj、fwed、dungxsaej bae）.

Yunghfap　Saz cug gwn, moix ngoenz fuk ndeu, laebdaeb gwn 2～5 fuk.

Cujyau yw　Lwgnyez baenzgam、gwn mbouj siuvaq、gwn mbouj hoengh.

Goekgaen　Liujcouh Si.

033. **验方**　夜关门、饿蚂蝗、仰天盅各 15 克，甘草 3 克。

用法　水煎服，每日 1 剂。

主治　小儿疳积。

来源　鹿寨县。

033. Danyw　Gomongdwngx、govaiziq、gonap gak 15 gwz, gamcauj 3 gwz.

Yunghfap　Cienq raemx gwn, moix ngoenz fuk ndeu.

Cujyau yw　Lwgnyez baenzgam.

Goekgaen　Luzcai Yen.

034. **验方**　人字草、地桃花、车前草、豨莶草 9 克。

用法　水煎服，每日 1 剂。

主治　疳积、腹泻。

来源　天等县。

034. Danyw　Gosaheu、govaetdauz、nyadaezmax、gohihcenh 9 gwz.

Yunghfap　Cienq raemx gwn, moix ngoenz fuk ndeu.

Cujyau yw　Baenzgam、oksiq.

Goekgaen　Denhdwngj Yen.

035. **验方**　小青蛙 60 只（去内脏，焙干），假花生（假地兰）叶 500 克，漆木叶 60 克。

用法　后两味药晒干后与青蛙共研末，每次 6 克，煮粥调油、盐服，每日 2 次。

主治　小儿疳积。

来源　岑溪市。

035. Danyw　Duzgvej 60 duz（gvengh dungxsaej bae, lang hawq）, mbawduhheubya 500 gwz, mbawgocaet 60 gwz.

Yunghfap　Song cungj yw doeklaeng dak hawq le caeuq gvej caez nienj baenz mba, moix baez 6 gwz, cawj souh dwk youz、gyu gwn, moix ngoenz 2 baez.

Cujyau yw　Lwgnyez baenzgam.

Goekgaen　Cinzhih Si.

036. **验方** 鸡内金、水仙子各 1 份，山药 2 份。

用法 洗净晒干或烘干，研粉，每次 6～9 克，配瘦猪肉蒸服，每日 2 次。

主治 小儿疳积。

来源 昭平县。

036. **Danyw** Dawgaeq、suijsenhswj gak 1 faenh, maenzcienz 2 faenh.

Yunghfap Swiq seuq dak hawq roxnaeuz lang hawq, nienj baenz mba, moix baez 6～9 gwz, boiq nohcing naengj gwn, moix ngoenz 2 baez.

Cujyau yw Lwgnyez baenzgam.

Goekgaen Cauhbingz Yen.

037. **验方** 猴肉 3 克，瘦猪肉 30 克。

用法 剁碎蒸服，每日 1 剂。

主治 小儿倒竹（疳积）。

来源 金秀瑶族自治县。※

037. **Danyw** Nohlingz 3 gwz, nohcing 30 gwz.

Yunghfap Faeg soiq naengj gwn, moix ngoenz fuk ndeu.

Cujyau yw Lwgnyez baenzgam.

Goekgaen Ginhsiu Yauzcuz Swciyen. ※

038. **验方** 红无根藤、鸡屎藤根、萹蓄各 6 克。

用法 水煎服，每日 1 剂。亦可水煎外洗。

主治 小儿倒竹（疳积）。

来源 金秀瑶族自治县。※

038. **Danyw** Gogaujhauxhoengz、raggaeuroetma、go'byaekgyap gak 6 gwz.

Yunghfap Cienq raemx gwn, moix ngoenz fuk ndeu. Cienq raemx swiq baihrog hix ndaej.

Cujyau yw Lwgnyez baenzgam.

Goekgaen Ginhsiu Yauzcuz Swciyen. ※

039. **验方** 黑竹（紫竹）15 克。

用法 水煎服，每日 1 剂。同时在脐周行灯草灸。

主治 小儿倒竹（疳积）。

来源 金秀瑶族自治县。※

039. **Danyw** Go'ndaem 15 gwz.

Yunghfap Cienq raemx gwn, moix ngoenz fuk ndeu. Caemhcaiq youq saejndw seiqhenz cit hazbiz.

Cujyau yw Lwgnyez baenzgam.

Goekgaen Ginhsiu Yauzcuz Swciyen. ※

040. 验方 青竹龙6克，扁竹1.5克。

用法 水煎服或配鸡蛋煎服，每日1剂。

主治 小儿疳积，腹大青筋。

来源 昭平县。

040. Danyw Cinghcuzlungz 6 gwz, goseganh 1.5 gwz.

Yunghfap Cienq raemx gwn roxnaeuz boiq gyaeqgaeq cienq gwn, moix ngoenz fuk ndeu.

Cujyau yw Lwgnyez baenzgam, dungx bongz nyinzheu hwnj.

Goekgaen Cauhbingz Yen.

041. 验方 海金沙草、草决明、狗屁藤、草鞋根、大飞扬、小飞扬各等份，猴子肉适量。

用法 共研末，每次10克，配瘦猪肉蒸服，每日1～2次。

主治 小儿疳积——蛇疳。

来源 都安瑶族自治县。※

041. Danyw Rumseidiet、cehyiengzmbeq、gaeuroetma、goranggve、go'gyak、go'gyakiq gak daengjfaenh, nohlingz habliengh.

Yunghfap Caez nienj baenz mba, moix baez 10 gwz, boiq nohcing naengj gwn, moix ngoenz 1～2 baez.

Cujyau yw Lwgnyez baenzgam——gamngwz.

Goekgaen Duh'anh Yauzcuz Swciyen. ※

042. 验方 独脚金2克，猴子肉、猪肝各50克。

用法 切碎蒸服，每日1剂，10剂为1个疗程。

主治 小儿疳积。

来源 来宾市。※

042. Danyw Gogamnyap 2 gwz, nohlingz、daepmou gak 50 gwz.

Yunghfap Ronq soiq naengj gwn, moix ngoenz fuk ndeu, 10 fuk guh aen liuzcwngz ndeu.

Cujyau yw Lwgnyez baenzgam.

Goekgaen Laizbinh Si. ※

043. 验方 鹅不食草、独脚金各10克，蛤蚧1只，瘦猪肉50克。

用法 蒸服，每日 1 剂，连服 10 剂。

主治 小儿疳积。

来源 来宾市。※

043. **Danyw** Gomoeggej、gogamnyap gak 10 gwz, aekez 1 duz, noh-cing 50 gwz.

Yunghfap Naengj gwn, moix ngoenz fuk ndeu, laebdaeb gwn 10 fuk.

Cujyau yw Lwgnyez baenzgam.

Goekgaen Laizbinh Si. ※

044. **验方** 饿蚂蝗、蚂蝗七、大力王各 6 克。

用法 配瘦猪肉炖服，每日 1 剂，同时针刺四缝穴（双侧）挤出黄水。

主治 小儿疳积。

来源 金秀瑶族自治县。※

044. **Danyw** Govaiziq、gosipraemx、go'ngaihyungz gak 6 gwz.

Yunghfap Boiq nohcing aeuq gwn, moix ngoenz fuk ndeu, caemhcaiq cim camz swfungzhez (song mbiengj) caenx raemxhenj okbae.

Cujyau yw Lwgnyez baenzgam.

Goekgaen Ginhsiu Yauzcuz Swciyen. ※

045. **验方** 蝙蝠 1 只，辰砂 0.6 克，塘角鱼 1 条。

用法 蝙蝠去内脏，烧存性，辰砂研末，与塘角鱼蒸服，每日 1 剂。

主治 小儿疳积。

来源 宁明县。※

045. **Danyw** Vumzvauz 1 duz, cuhsah 0.6 gwz, bya'ndoek duz ndeu.

Yunghfap Vumzvauz dawz dungxsaej deuz, aeu feiz ruemx daengz baihrog remjndaem baihndaw remjhenj, cuhsah nienj baenz mba, caeuq bya'ndoek naengj gwn, moix ngoenz fuk ndeu.

Cujyau yw Lwgnyez baenzgam.

Goekgaen Ningzmingz Yen. ※

046. **验方** 牛甘果虫、溏鸡屎、猪肝各适量。

用法 焙干研末，以米汤送服，每日 1 剂。

主治 小儿五疳。

来源 罗城仫佬族自治县。※

046. **Danyw** Nonmakyid、haexgaeqguet、daepmou gak habliengh.

Yunghfap Lang sauj nienj baenz mba, aeu raemxreiz soengq gwn, moix ngoenz fuk ndeu.

Cujyau yw　Lwgnyez baenzgam.

Goekgaen　Lozcwngz Mulaujcuz Swciyen. ※

047. 验方　黄花草、夜关门、遍钱草（排钱草）各适量。

用法　共研末，每日取 10 克，配瘦猪肉蒸服。重症配鸡肝蒸服。

主治　小儿疳积。

来源　象州县。※

047. Danyw　Gohihcenh、gomongdwngx、godabcienz gak habliengh.

Yunghfap　Caez nienj baenz mba，moix ngoenz aeu 10 gwz，boiq nohcing naengj gwn. Binghnaek boiq daepgaeq naengj gwn.

Cujyau yw　Lwgnyez baenzgam.

Goekgaen　Siengcouh Yen. ※

048. 验方　金钱草、地菍、仰天盅、鹅不食草、叶下珠、野茉莉（紫茉莉）各 5 克。

用法　首剂水煎，1 日服完，后各剂焙干研末，每日 10 克，配瘦猪肉蒸服。

主治　小儿疳积。

来源　象州县。※

048. Danyw　Duhnamhfangz、natdeih、gonap、gomoeggyej、golwglungh、govayenhcih gak 5 gwz.

Yunghfap　Fukyw daih'it cienq raemx，1 ngoenz gwn liux，baihlaeng gak fukyw lang sauj nienj baenz mba，moix ngoenz 10 gwz，boiq nohcing naengj gwn.

Cujyau yw　Lwgnyez baenzgam.

Goekgaen　Siengcouh Yen. ※

049. 验方　夜关门（铁扫帚）嫩叶或根 15 克。

用法　用嫩叶煮粥或用根水煎服，每日 1 剂。

主治　小儿疳积。

来源　象州县。※

049. Danyw　Gomongdwngx mbaw oiq roxnaeuz rag 15 gwz.

Yunghfap　Aeu mbaw oiq cawj souh roxnaeuz saeu rag de cienq raemx gwn，moix ngoenz fuk ndeu.

Cujyau yw　Lwgnyez baenzgam.

Goekgaen　Siengcouh Yen. ※

050. **验方**　百草霜、小田基黄、草决明、猴子肉各等份。

用法　共研末，每次5克，配瘦猪肉蒸服，每日1～2次。

主治　小儿疳积——火疳。

来源　都安瑶族自治县。※

050. **Danyw**　Mijrek、nyavetrwz、cehyiengzmbeq、nohlingz gak daengjfaenh.

Yunghfap　Caez nienj baenz mba，moix baez 5 gwz，boiq nohcing naengj gwn，moix ngoenz 1～2 baez.

Cujyau yw　Lwgnyez baenzgam——gamhuj.

Goekgaen　Duh'anh Yauzcuz Swciyen. ※

051. **验方**　毛咀签叶适量。

用法　晒干研末，每次1～2克，配瘦猪肉蒸服，每日2次。

主治　小儿疳积。

来源　都安瑶族自治县。※

051. **Danyw**　Mbawcicenhbwn habliengh.

Yunghfap　Dak sauj nienj baenz mba，moix baez 1～2 gwz，boiq nohcing naengj gwn，moix ngoenz 2 baez.

Cujyau yw　Lwgnyez baenzgam.

Goekgaen　Duh'anh Yauzcuz Swciyen. ※

052. **验方**　一支箭10克，使君子3粒，鸡内金6克。

用法　水煎服，每日1剂。

主治　小儿疳积。

来源　都安瑶族自治县。※

052. **Danyw**　Gosamlig 10 gwz，gaeucijginh 3 naed，dawgaeq 6 gwz.

Yunghfap　Cienq raemx gwn，moix ngoenz fuk ndeu.

Cujyau yw　Lwgnyez baenzgam.

Goekgaen　Duh'anh Yauzcuz Swciyen. ※

053. **验方**　柴胡、神曲、郁金、白芍、党参、白术、山楂、莪术、甘草、独脚金、饿蚂蝗各等份。

用法　共研末，每次3～6克，配瘦猪肉或塘角鱼蒸服，每日2次。同时按摩腹部、背部、足三里。

主治　小儿疳积。

来源　都安瑶族自治县。※

053. **Danyw**　Goyahdaemq、sinzgiz、goyiginh、gobwzsoz、dangjsinh、

begsaed、 sanhcah、 gomehnaeuh、 gamcauj、 gogamnyap、 govaiziq gak daengjfaenh.

Yunghfap Caez nienj baenz mba, moix baez 3～6 gwz, boiq nohcing roxnaeuz bya'ndoek naengj gwn, moix ngoenz 2 baez. Caemhcaiq anmoh dungx、 baihlaeng、 cuzsanhlij.

Cujyau yw Lwgnyez baenzgam.

Goekgaen Duh'anh Yauzcuz Swciyen. ※

054. **验方** 白花石榴果、白牡丹花、白鸡冠花、山姜、独脚金、鹅不食草各等份。

用法 共研末，每日 6 克，配瘦猪肉蒸服。

主治 小儿疳积。

来源 都安瑶族自治县。※

054. **Danyw** Maksigloux vahau、 vamauxdan、 varoujgaeqhau、 hingbya、 gogamnyap、 gomoeggyej gak daengjfaenh.

Yunghfap Caez nienj baenz mba, moix ngoenz 6 gwz, boiq nohcing naengj gwn.

Cujyau yw Lwgnyez baenzgam.

Goekgaen Duh'anh Yauzcuz Swciyen. ※

055. **验方** 独脚金 24 克，焦大米、黄芪、叶下珠、饿蚂蝗、牛甘果虫、石斛各 18 克，焦山楂、五谷虫、葫芦茶、砂仁、岗稔根、葛根各 15 克，党参、炒白术、炒山药各 12 克，鸡内金、啤酒花（新疆生产）、茯苓、甘草各 10 克。

用法 共研末，每次 3～6 克，配瘦猪肉蒸服或以开水送服，每日 2 次，连服 15～30 日。

主治 小儿疳积。

来源 都安瑶族自治县。※

055. **Danyw** Gogamnyap 24 gwz, haeuxsanremj、 vangzgiz、 golwglungh、 govaiziq、 nonmakyid、 davangzcauj gak 18 gwz, sanhcahremj、 nonhaeux、 gocazso、 sahyinz、 raggomaknim、 maenzgat gak 15 gwz, dangjsinh、 begsaedcauj、 maenzcienzceuj gak 12 gwz, dawgaeq、 vabizciuj（Sinhgyangh swnghcanj）、 fuzlingz、 gamcauj gak 10 gwz.

Yunghfap Caez nienj baenz mba, moix baez 3～6 gwz, boiq nohmoucing naengj gwn roxnaeuz aeu raemxgoenj soengq gwn, moix ngoenz 2 baez, laebdaeb gwn 15～30 ngoenz.

Cujyau yw　Lwgnyez baenzgam.

Goekgaen　Duh'anh Yauzcuz Swciyen. ※

056. 验方　独脚金、饿蚂蝗、金钱草、孩儿草、六角英（狗肝菜）、叶下珠、含羞草、骨碎补各等份。

用法　烘干研末，每次 2 克，配瘦猪肉蒸服，每日 2 次。

主治　小儿疳积。

来源　都安瑶族自治县。※

056. Danyw　Gogamnyap、govaiziq、duhnamhfangz、golaeng'aeuj、gyaemfangz、golwglungh、nywjfuemx、gofwngzmaxlaeuz gak daengjfaenh.

Yunghfap　Lang sauj nienj baenz mba, moix baez 2 gwz, boiq nohcing naengj gwn, moix ngoenz 2 baez.

Cujyau yw　Lwgnyez baenzgam.

Goekgaen　Duh'anh Yauzcuz Swciyen. ※

057. 验方　叶下珠、金钱草、小田基黄各 10 克。

用法　水煎服，每日 1 剂。

主治　小儿疳积。

来源　都安瑶族自治县。※

057. Danyw　Golwglungh、duhnamhfangz、nyavetrwz gak 10 gwz.

Yunghfap　Cienq raemx gwn, moix ngoenz fuk ndeu.

Cujyau yw　Lwgnyez baenzgam.

Goekgaen　Duh'anh Yauzcuz Swciyen. ※

058. 验方　①蚂蝗七、望江南、饿蚂蝗叶、叶下珠、鸡内金各 20 克；②针刺环跳、足三里穴、四缝穴（均双侧）。

用法　验方①研末，每日取 10 克，配瘦猪肉蒸服，连服10～15 日。验方②各穴针刺，每周 1 次，连针 2～3 次。

主治　小儿疳积、软骨症（2 岁以上仍不会走路）。

来源　都安瑶族自治县。※

058. Danyw　① Gosipraemx、caekgoekmbe、mbawgovaiziq、golwglungh、dawgaeq gak 20 gwz; ② cim camz vanzdiuhez、cuzsanhlijhez、swfungzhez（cungj dwg song mbiengj）.

Yunghfap　Danyw ① nienj baenz mba, moix ngoenz aeu 10 gwz, boiq nohcing naengj gwn, laebdaeb gwn 10～15 ngoenz. Danyw ②cim camz gak aen hezvei, moix aen singhgiz baez ndeu, laebdaeb cim 2～3 baez.

Cujyau yw　Lwgnyez baenzgam、bingh ndokunq（2 bi doxhwnj vanzlij caengz rox byaij loh).

Goekgaen　Duh'anh Yauzcuz Swciyen. ※

059. 验方　石榴皮、白牡丹、草龙、大良姜根、白饭树子、仙人掌、叶下珠、独脚金、车前草各等份。

用法　共研末，每次 5 克，配瘦猪肉蒸服，每日 2 次。

主治　小儿疳积。

来源　都安瑶族自治县。※

059. Danyw　Naengmaksigloux、vamauxdan、gvahgya、raggogazhoengz、cehfaexbwzfan、golinxvaiz、golwglungh、gogamnyap、nyadaezmax gak daengjfaenh.

Yunghfap　Caez nienj baenz mba，moix baez 5 gwz，boiq nohcing naengj gwn，moix ngoenz 2 baez.

Cujyau yw　Lwgnyez baenzgam.

Goekgaen　Duh'anh Yauzcuz Swciyen. ※

060. 验方　鹅不食草、金钱草、独脚金、半边莲、大良姜根、仙人掌、草龙、白饭树子、小田基黄、白术、红丝线各等份。

用法　共研末，每次 5 克，配瘦猪肉蒸服，每日 2 次。

主治　小儿疳积。

来源　都安瑶族自治县。※

060. Danyw　Gomoeggyej、duhnamhfangz、gogamnyap、byaeknda、raggogazhoengz、golinxvaiz、gvahgya、cehfaexbwzfan、nyavetrwz、begsaed、gohungzcen gak daengjfaenh.

Yunghfap　Caez nienj baenz mba，moix baez 5 gwz，boiq nohcing naengj gwn，moix ngoenz 2 baez.

Cujyau yw　Lwgnyez baenzgam.

Goekgaen　Duh'anh Yauzcuz Swciyen. ※

061. 验方　骨碎补适量。

用法　晒干研末，每日 5 克，配瘦猪肉蒸服。

主治　小儿疳积。

来源　都安瑶族自治县。※

061. Danyw　Gofwngzmaxlaeuz habliengh.

Yunghfap　Dak sauj nienj baenz mba，moix ngoenz 5 gwz，boiq nohcing naengj gwn.

Cujyau yw　Lwgnyez baenzgam.

Goekgaen　Duh'anh Yauzcuz Swciyen. ※

062. 验方　独脚金、一支箭各 10 克。

用法　水煎服，每日 1 剂。

主治　小儿疳积。

来源　都安瑶族自治县。※

062. Danyw　Gogamnyap、gosamlig gak 10 gwz.

Yunghfap　Cienq raemx gwn, moix ngoenz fuk ndeu.

Cujyau yw　Lwgnyez baenzgam.

Goekgaen　Duh'anh Yauzcuz Swciyen. ※

063. 验方　独脚金、望江南、石上七、铺地蜈蚣、小田基黄、葫芦茶、鬼针草各等份。

用法　晒干研末，每次 2～3 克，配瘦猪肉蒸服，每日 1～2 次。

主治　小儿疳积。

来源　都安瑶族自治县。※

063. Danyw　Gogamnyap、caekgoekmbe、sizsangciz、gutnyungqvaek、nyavetrwz、gocazso、gogemzgungq gak daengjfaenh.

Yunghfap　Dak sauj nienj baenz mba, moix baez 2～3 gwz, boiq nohcing naengj gwn, moix ngoenz 1～2 baez.

Cujyau yw　Lwgnyez baenzgam.

Goekgaen　Duh'anh Yauzcuz Swciyen. ※

064. 验方　毛咀签、人字草、望江南、铁包金、海金沙、元宝草各等份。

用法　晒干研末，每次 1～2 克，配瘦猪肉蒸服，每日 2 次。

主治　小儿疳积。

来源　都安瑶族自治县。※

064. Danyw　Cicenhbwn、gosaheu、caekgoekmbe、gaeuhouznou、rumseidiet、nyadoixmbawx gak daengjfaenh.

Yunghfap　Dak sauj nienj baenz mba, moix baez 1～2 gwz, boiq nohcing naengj gwn, moix ngoenz 2 baez.

Cujyau yw　Lwgnyez baenzgam.

Goekgaen　Duh'anh Yauzcuz Swciyen. ※

065. 验方　叶下珠 15 克，独脚金、五谷虫各 10 克。

用法　烘干研末，每次 3～5 克，配瘦猪肉蒸服，每日 2 次。

主治　小儿疳积。

来源 都安瑶族自治县。※

065. Danyw Golwglungh 15 gwz，gogamnyap、nonhaeux gak 10 gwz.

Yunghfap Lang sauj nienj baenz mba，moix baez 3～5 gwz，boiq noh-cing naengj gwn，moix ngoenz 2 baez.

Cujyau yw Lwgnyez baenzgam.

Goekgaen Duh'anh Yauzcuz Swciyen. ※

066. 验方 鹅不食草、叶下珠、独脚金、紫背金牛、骨碎补、石仙桃、狗肝菜各等量。

用法 烘干研末，每次3～5克，配羊肝或瘦猪肉蒸服，每日1～2次，5日为1个疗程。消瘦者加马鬃蛇。

主治 小儿疳积。

来源 都安瑶族自治县。※

066. Danyw Gomoeggyej、golwglungh、gogamnyap、golaeng'aeuj、go-fwngzmaxlaeuz、lienzgotfaex、gyaemfangz gak daengjliengh.

Yunghfap Lang sauj nienj baenz mba，moix baez 3～5 gwz，boiq daep-yiengz roxnaeuz nohcing naengj gwn，moix ngoenz 1～2 baez，5 ngoenz guh aen liuzcwngz ndeu. Boux byom gya duzcoengmax.

Cujyau yw Lwgnyez baenzgam.

Goekgaen Duh'anh Yauzcuz Swciyen. ※

067. 验方 海金沙、狗肝菜各30克，石菖蒲、仙茅各15克，望江南24克。

用法 烘干研末，每次3～5克，配瘦猪肉蒸服，每日2次。脚软行迟者配猪尾或猪骨炖服；瘦弱者加土党参。

主治 小儿疳积。

来源 都安瑶族自治县。※

067. Danyw Rumseidiet、gyaemfangz gak 30 gwz，goyiengfuz、go-hazsien gak 15 gwz，caekgoekmbe 24 gwz.

Yunghfap Lang sauj nienj baenz mba，moix baez 3～5 gwz，boiq noh-cing naengj gwn，moix ngoenz 2 baez. Boux din ga unq rox byaij ndaej beij vunz doeklaeng de boiq riengmou roxnaeuz ndokmou aeuq gwn；boux byomnyieg gya dangjsinhdoj.

Cujyau yw Lwgnyez baenzgam.

Goekgaen Duh'anh Yauzcuz Swciyen. ※

068. 验方 倒刺草（土牛膝）根30～50克。

用法　配瘦猪肉蒸服，每日 1 剂。

主治　小儿疳积。

来源　都安瑶族自治县。※

068. **Danyw**　Raggodauqrod 30～50 gwz.

Yunghfap　Boiq nohcing naengj gwn，moix ngoenz fuk ndeu.

Cujyau yw　Lwgnyez baenzgam.

Goekgaen　Duh'anh Yauzcuz Swciyen.　※

069. **验方**　海金沙、山芝麻、槟榔、鹅不食草、独脚金、叶下珠各适量。

用法　烘干研末，每日 5～10 克，配瘦猪肉蒸服。

主治　小儿疳积。

来源　都安瑶族自治县。※

069. **Danyw**　Rumseidiet、lwgrazcwx、maklangz、gomoeggej、gogam-
nyap、golwglungh gak habliengh.

Yunghfap　Lang sauj nienj baenz mba，moix ngoenz 5～10 gwz，boiq
nohcing naengj gwn.

Cujyau yw　Lwgnyez baenzgam.

Goekgaen　Duh'anh Yauzcuz Swciyen.　※

070. **验方**　人字草、小田基黄、叶下珠、小飞扬、大田基黄、算盘子各
6 克，灯心草 1 克。

用法　水煎服，每日 1 剂。腹泻者加地菍 6 克，土茯苓 9 克，古羊藤、
松寄生各 3 克。

主治　小儿疳积。

来源　马山县。※

070. **Danyw**　Gosaheu、nyavetrwz、golwglungh、go'gyakiq、byaekrag-
hoengz、aenmoedlwngj gak 6 gwz，mwnhdwnghcauj 1 gwz.

Yunghfap　Cienq raemx gwn，moix ngoenz fuk ndeu. Boux deng oksiq
gya natdeih 6 gwz，maenzgex 9 gwz，gaeumbe、gosiengz gwnz faexcoengz
gak 3 gwz.

Cujyau yw　Lwgnyez baenzgam.

Goekgaen　Majsanh Yen.　※

071. **验方**　使君子藤、叶各适量。

用法　叶与瘦猪肉蒸服，藤水煎服，每日各 1 剂。

主治　小儿疳积、虫积腹痛。

来源　罗城仫佬族自治县。※

071. **Danyw** Gaeu、mbaw cijginh gak habliengh.

Yunghfap Mbaw caeuq nohcing naengj gwn, gaeu cienq raemx gwn, moix ngoenz gak fuk ndeu.

Cujyau yw Lwgnyez baenzgam、ndaw saej miz nengz dungx in.

Goekgaen Lozcwngz Mulaujcuz Swciyen. ※

072. **验方** 石膏粉18克，桃子树第二层皮、仙鹤草各10克。

用法 水煎服，每日1剂。

主治 小儿疳积，口唇鼻孔干红，大便不爽，肛门发红灼热，烦躁。

来源 罗城仫佬族自治县。※

072. **Danyw** Mbasiggau 18 gwz, caengz naeng daihngeih gofaexmakdauz、nyacaijmaj gak 10 gwz.

Yunghfap Cienq raemx gwn, moix ngoenz fuk ndeu.

Cujyau yw Lwgnyez baenzgam, naengbak conghndaeng nding sauj, okhaex mbouj sangj, conghhaex fat hoengz ndatremj, nyapnyuk.

Goekgaen Lozcwngz Mulaujcuz Swciyen. ※

073. **验方** 肥疳药（金不换）、饿蚂蝗、叶下珠、夜关门各适量。

用法 共研末，每日6克，配瘦猪肉蒸服。

主治 小儿疳积。

来源 罗城仫佬族自治县。※

073. **Danyw** Golaeng'aeuj、govaiziq、golwglungh、gomongdwngx gak habliengh.

Yunghfap Caez nienj baenz mba, moix ngoenz 6 gwz, boiq nohcing naengj gwn.

Cujyau yw Lwgnyez baenzgam.

Goekgaen Lozcwngz Mulaujcuz Swciyen. ※

074. **验方** 疳积草（金不换）适量。

用法 配瘦猪肉蒸服，每日1剂。

主治 小儿疳积。

来源 罗城仫佬族自治县。※

074. **Danyw** Golaeng'aeuj habliengh.

Yunghfap Boiq nohcing naengj gwn, moix ngoenz fuk ndeu.

Cujyau yw Lwgnyez baenzgam.

Goekgaen Lozcwngz Mulaujcuz Swciyen. ※

075. **验方** 罗望子（苹婆）、夜关门各 7 克，鸡内金 3 克，小田基黄、饿蚂蝗各 10 克，鹅不食草、独脚金各 5 克。

用法 研末，每日 5～7 克，配瘦猪肉或鸡蛋蒸服。

主治 小儿疳积。

来源 河池市。※

075. Danyw Makvangh、gomongdwngx gak 7 gwz, dawgaeq 3 gwz, nyavetrwz、govaiziq gak 10 gwz, gomoeggyej、gogamnyap gak 5 gwz.

Yunghfap Nienj baenz mba, moix ngoenz 5～7 gwz, boiq nohcing roxnaeuz gyaeqgaeq naengj gwn.

Cujyau yw Lwgnyez baenzgam.

Goekgaen Hozciz Si. ※

076. **验方** 饿蚂蝗、寄生茶、麻风蔸、臭牡丹各 15 克，石仙桃、人字草各 10 克，田基黄、甘草各 5 克。

用法 水煎代茶饮，3 日 1 剂。

主治 小儿疳积。

来源 河池市。※

076. Danyw Govaiziq、gisenghcaz、faexdoengzheu、godongzhaeu gak 15 gwz, lienzgotfaex、gosaheu gak 10 gwz, nyavetrwz、gamcauj gak 5 gwz.

Yunghfap Cienq raemx dangq caz gwn, 3 ngoenz fuk ndeu.

Cujyau yw Lwgnyez baenzgam.

Goekgaen Hozciz Si. ※

077. **验方** 猴骨 30 克，小王不留行 10～15 克，野花生根 10 克。

用法 水煎服，每日 1 剂。

主治 猴疳（食欲及大便均正常，口渴喜饮，低烧，消瘦，头大脸小，嘴尖颧突，呈猴子貌，故名）。

来源 广西民族医药研究院。※

077. Danyw Ndokduzlingz 30 gwz, go'mbawru'iq 10～15 gwz, ragduhcwx 10 gwz.

Yunghfap Cienq raemx gwn, moix ngoenz fuk ndeu.

Cujyau yw Gamgaeng （gwnndoet caeuq okhaex cungj cingqciengz, hozhawq haengj raemx, fatndat daemq, byombyangq, gyaeuj hung naj iq, bak soem ndokgemj doed, yiengh lumj duzgaeng nei, ndigah yienghneix heuh.

Goekgaen Gvangjsih Minzcuz Yihyoz Yenzgiuyen. ※

078. 验方 ①葫芦茶、稔子根、毛算盘根、人苋（海蚌含珠）、鸡内金各3～5克；②针刺天枢穴、中脘穴、地海穴。

用法 验方①水煎服，每日1剂。验方②各穴针刺，如不吃、多饮者加针尾椎穴。

主治 肠疳。

来源 广西民族医药研究院。※

078. Danyw ① Gocazso、raggomaknim、rag'aenmoedgunj、nyadameuz、dawgaeq gak 3～5 gwz；② cim camz denhsuhhez、cunghvanjhez、dihaijhez.

Yunghfap Danyw ① cienq raemx gwn，moix ngoenz fuk ndeu. Danyw ② cim camz gak aen hezvei，langh dwg boux mbouj gwn、lai ndoet de gya camz veijcuihhez.

Cujyau yw Gamsaej.

Goekgaen Gvangjsih Minzcuz Yihyoz Yenzgiuyen. ※

079. 验方 骨碎补30克，老辣椒根90克（炒黄）。

用法 水煎代茶饮，每周1剂。若疗效欠佳，去老辣椒根，加自落红毛桃果7个。

主治 脾疳致消瘦、夜间盗汗、烦躁不安、脾脏有隐痛感。

来源 广西民族医药研究院。※

079. Danyw Gofwngzmaxlaeuz 30 gwz，raggeq lwgmanh 90 gwz（cauj henj）.

Yunghfap Cienq raemx dangq caz gwn，moix aen singhgiz 1 fukyw. Langh yaugoj mbouj ndei，mbouj aeu raggeq lwgmanh，gya makdauznding gagdoek 7 aen.

Cujyau yw Gammamx cauhbaenz byom、gyanghwnz okhanhheu、nyapnyuk mbouj onj、aenmamx roxnyinh inndumj.

Goekgaen Gvangjsih Minzcuz Yihyoz Yenzgiuyen. ※

080. 验方 十大功劳、千层树根皮、牛尾树根皮各3克，山栀子1个，笔筒草（木贼）5克，野花生根4克，扁竹2克。

用法 水煎服，每日1剂。

主治 肝疳致皮肤、眼角稍黄，喜酸辣食物，饭量少，指甲压迫后回血慢且稍带黄色。

来源 广西民族医药研究院。※

080. Danyw Faexgoenglauz、naengragfaexan、naengragfaexaen gak 3 gwz，vuengzgae 1 aen，godaebdoengz 5 gwz，ragduhcwx 4 gwz，goseganh 2 gwz.

Yunghfap Cienq raemx gwn，moix ngoenz fuk ndeu.

Cujyau yw Baenzgam cauhbaenz naengnoh、gokda loq henj，ngah gwn gij soemj manh，haeux liengh noix，apbik ribfwngz le，lwed hoizma ndaej menh lij loq miz di henj dem.

Goekgaen Gvangjsih Minzcuz Yihyoz Yenzgiuyen. ※

081. 验方 鲜马鞭草适量。
用法 搓烂，置火上烘烤，让患儿闻其气味，每日数次。
主治 小儿疳积。
来源 罗城仫佬族自治县。 ※

081. Danyw Gobienmax ndip habliengh.

Yunghfap Nu yungz，cuengq gwnz feiz gangq，hawj lwgbingh nyouq gij heiq de，moix ngoenz geij baez.

Cujyau yw Lwgnyez baenzgam.

Goekgaen Lozcwngz Mulaujcuz Swciyen. ※

082. 验方 独脚金 15 克，鹅不食草、饿蚂蝗、蚂蝗七各 9 克。
用法 水煎服，每日 1 剂。
主治 小儿疳积。
来源 三江侗族自治县。 ※

082. Danyw Gogamnyap 15 gwz，gomoeggej、govaiziq、gosipraemx gak 9 gwz.

Yunghfap Cienq raemx gwn，moix ngoenz fuk ndeu.

Cujyau yw Lwgnyez baenzgam.

Goekgaen Sanhgyangh Dungcuz Swciyen. ※

083. 验方 独脚金（五寸疳）15～30 克。
用法 配瘦猪肉或猪肝蒸服，每日 1 剂。
主治 小儿疳积。
来源 广西壮族自治区卫生和计划生育委员会，三江侗族自治县，富川瑶族自治县，钟山县。 ※

083. Danyw Gogamnyap 15～30 gwz.

Yunghfap Boiq nohcing roxnaeuz daepmou naengj gwn，moix ngoenz fuk ndeu.

Cujyau yw Lwgnyez baenzgam.

Goekgaen Gvangjsih Bouxcuengh Swcigih Veiswngh Caeuq Giva

Swnghyuz Veijyenzvei，Sanhgyangh Dungcuz Swciyen，Fuconh Yauzcuz Swciyen，Cunghsanh Yen. ※

084. 验方 磨盘草、假芙蓉、龙尾草、金钱草各500克，曼陀罗叶1张。

用法 切碎，炒至黄黑色，研末，每次0.3~0.5克，配猪肝、瘦猪肉或塘角鱼蒸服，每日2次。

主治 小儿疳积。

来源 崇左市。※

084. Danyw Gomakmuh、vasiunong、lungzveijcauj、duhnamhfangz gak 500 gwz，mbawmwnhdaxlaz 1 mbaw.

Yunghfap Ronq soiq，cauj daengz saek yw henjndaem，nienj baenz mba，moix baez 0.3~0.5 gwz，boiq daepmou、nohcing roxnaeuz bya'ndoek naengj gwn，moix ngoenz 2 baez.

Cujyau yw Lwgnyez baenzgam.

Goekgaen Cungzcoj Si. ※

085. 验方 独脚疳、小叶金不换、犸𤞏姜、旱苓茹各等量。

用法 晒干研末，每日2~3克，配猪肉蒸服。

主治 小儿疳积。

来源 崇左市。※

085. Danyw Gogamnyap、golaeng'aeuj、majgyangh、hanlingzyuz gak daengjliengh.

Yunghfap Dak sauj nienj baenz mba，moix ngoenz 2~3 gwz，boiq nohmou naengj gwn.

Cujyau yw Lwgnyez baenzgam.

Goekgaen Cungzcoj Si. ※

086. 验方 独脚疳、金不换、葫芦茶、鹅不食草、叶下珠、骨碎补、海桐叶、田基黄、桃叶、鸭脚木皮、杧果树皮、铁扫把各适量，槟榔用上药总量的十分之一。

用法 晒干研末，每次3克，配瘦猪肉或猪肝、塘角鱼蒸服，每日1~2次。

主治 小儿疳积。

来源 崇左市。※

086. Danyw Gogamnyap、golaeng'aeuj、gocazso、gomoeggyej、golwglungh、gofwngzmaxlaeuz、mbawgohombo、nyavetrwz、mbawgomakdauz、naengfaexdinbit、naengfaex makmanghgoj、gocitdwngx gak habliengh，maklangz yungh liengh dwg yw baihgwnz cungjlieng cib faenh cih it.

Yunghfap Dak sauj nienj baenz mba，moix baez 3 gwz，boiq nohcing roxnaeuz daepmou，bya'ndoek naengj gwn，moix ngoenz 1～2 baez.

Cujyau yw Lwgnyez baenzgam.

Goekgaen Cungzcoj Si. ※

087. **验方** 田基黄、鸡内金、猴肉各 3 克，牛甘果虫 3～5 只。

用法 晒干研末，配瘦猪肉蒸服，每日 1 剂。

主治 小儿疳积。

来源 隆林各族自治县。※

087. Danyw Nyavetrwz、dawgaeq、nohlingz gak 3 gwz，nonmakyid 3～5 duz.

Yunghfap Dak sauj nienj baenz mba，boiq nohcing naengj gwn，moix ngoenz fuk ndeu.

Cujyau yw Lwgnyez baenzgam.

Goekgaen Lungzlinz Gak Cuz Swciyen. ※

088. **验方** 饿蚂蝗、九层球各适量。

用法 研末，配瘦猪肉蒸服，每日 1 剂。

主治 小儿疳积。

来源 象州县。※

088. Danyw Govaiziq、goujcwngzgiuz gak habliengh.

Yunghfap Nienj baenz mba，boiq nohcing naengj gwn，moix ngoenz fuk ndeu.

Cujyau yw Lwgnyez baenzgam.

Goekgaen Siengcouh Yen. ※

089. **验方** 白背叶、草决明、枫树叶各适量。

用法 焙干研末，每日 10 克，配动物肝蒸服或拌粥喝。

主治 小儿疳积。

来源 象州县。※

089. Danyw Godungzhau、cehyiengzmbeq、mbawgoraeu gak habliengh.

Yunghfap Lang sauj nienj baenz mba，moix ngoenz 10 gwz，boiq daep doenghduz naengj gwn roxnaeuz gyaux souh gwn.

Cujyau yw Lwgnyez baenzgam.

Goekgaen Siengcouh Yen. ※

090. **验方** 独脚金、鹅不食草各 15 克，均为鲜品。

用法 捣烂，加鸡蛋 1 个搅拌，蒸服，每日 1 剂。

主治 小儿疳积。本方亦可用于急性肠胃炎。

来源 隆林各族自治县。※

090. **Danyw** Gogamnyap、gomoeggej gak 15 gwz, cungj dwg yw ndip.

Yunghfap Daem yungz, gya gyaeqgaeq 1 aen gyaux yinz, naengj gwn, moix ngoenz fuk ndeu.

Cujyau yw Lwgnyez baenzgam. Dungxsaej in gaenjgip hix ndaej yungh aen danyw neix.

Goekgaen Lungzlinz Gak Cuz Swciyen. ※

091. **验方** 刺鸭脚木 60 克。

用法 水煎服，每日 1 剂。

主治 小儿疳积。

来源 柳州市柳江区。※

091. **Danyw** Faexdinbitoen 60 gwz.

Yunghfap Cienq raemx gwn, moix ngoenz fuk ndeu.

Cujyau yw Lwgnyez baenzgam.

Goekgaen Liujcouh Si Liujgyangh Gih. ※

092. **验方** 野杨桃、小田基黄各适量，黄皮果核 10 粒。

用法 共研末，每次 6 克，配牛肉或猪、鸡肝蒸服，每日1～2次。

主治 小儿疳积。

来源 罗城仫佬族自治县。※

092. **Danyw** Makfiengzyax、nyavetrwz gak habliengh, ngveihmakmoed 10 naed.

Yunghfap Caez nienj baenz mba, moix baez 6 gwz, boiq nohvaiz roxnaeuz daepmou、daepgaeq naengj gwn, moix ngoenz 1～2 baez.

Cujyau yw Lwgnyez baenzgam.

Goekgaen Lozcwngz Mulaujcuz Swciyen. ※

093. **验方** 生漆树根 100 克，米酒 100 毫升。

用法 浸泡至酒变黑色为度，每日取酒 10 毫升蒸塘角鱼服。

主治 小儿疳积。

来源 罗城仫佬族自治县。※

093. **Danyw** Raggocaet ndip 100 gwz, laeujhaeux 100 hauzswngh.

Yunghfap Cimq daengz laeuj bienq saek ndaem bae, moix ngoenz aeu 10 hauzswngh laeuj naengj bya'ndoek gwn.

Cujyau yw Lwgnyez baenzgam.

Goekgaen Lozcwngz Mulaujcuz Swciyen. ※

094. 验方 鸡内金适量。

用法 炒焦黄，研末，每次 3 克，以开水送服，每日 3 次。

主治 小儿疳积。

来源 罗城仫佬族自治县。※

094. **Danyw** Dawgaeq habliengh.

Yunghfap Cauj henjremj, nienj baenz mba, moix baez 3 gwz, aeu raemxgoenj soengq gwn, moix ngoenz 3 baez.

Cujyau yw Lwgnyez baenzgam.

Goekgaen Lozcwngz Mulaujcuz Swciyen. ※

095. 验方 半边莲、鹅不食草各适量。

用法 研末，每次适量，以开水送服，同时针刺四缝穴（双侧）并挤出黄水。

主治 小儿疳积。

来源 罗城仫佬族自治县。※

095. **Danyw** Byaeknda、gomoeggej gak habliengh.

Yunghfap Nienj baenz mba, moix baez habliengh, aeu raemxgoenj soengq gwn, caemhcaiq cim camz swfungzhez（song mbiengj）caemhcaiq caenx raemxhenj okbae.

Cujyau yw Lwgnyez baenzgam.

Goekgaen Lozcwngz Mulaujcuz Swciyen. ※

096. 验方 地葫芦（鸡脚参）、饿蚂蝗、疳积草、叶下珠（以上均为全草）、五谷虫各等量。

用法 共研末，每次 10 克，配瘦猪肉蒸服，每日 2 次。

主治 小儿疳积。

来源 罗城仫佬族自治县。※

096. **Danyw** Gihgyozsinh、govaiziq、golaeng'aeuj、golwglungh（yw baihgwnz cungj dwg daengx go yw）、nonhaeux gak daengjliengh.

Yunghfap Caez nienj baenz mba, moix baez 10 gwz, boiq nohcing naengj gwn, moix ngoenz 2 baez.

Cujyau yw Lwgnyez baenzgam.

Goekgaen Lozcwngz Mulaujcuz Swciyen. ※

097. **验方**　鹅不食草 5 克（烘干研末），公鸡肝适量。

用法　共蒸服，每日 1 剂，同时针刺四缝穴。

主治　小儿疳积。

来源　东兰县。※

097. **Danyw**　Gomoeggej 5 gwz （lang sauj nienj baenz mba）, daep-gaeqboux habliengh.

Yunghfap　Caez naengj gwn, moix ngoenz fuk ndeu, caemhcaiq cim camz swfungzhez.

Cujyau yw　Lwgnyez baenzgam.

Goekgaen　Dunghlanz Yen. ※

098. **验方**　土党参 10 克，辰砂 0.3 克，瘦猪肉适量（或鸡蛋 1 个）。

用法　蒸服，每日 1 剂，同时针刺四缝穴并挤出黄水。

主治　小儿疳积。

来源　东兰县。※

098. **Danyw**　Dangjsinhdoj 10 gwz, cuhsah 0.3 gwz, nohcing habliengh （roxnaeuz gyaeqgaeq 1 aen）.

Yunghfap　Naengj gwn, moix ngoenz fuk ndeu, caemhcaiq cim camz swfungzhez caemhcaiq caenx raemxhenj okbae.

Cujyau yw　Lwgnyez baenzgam.

Goekgaen　Dunghlanz Yen. ※

099. **验方**　紫背金牛、大田基黄、小田基黄、饿蚂蝗、旱莲草、猴肉干各适量。

用法　共研末，每次 3 克，开水送服，每日 2 次。贫血加紫河车，同时针刺四缝穴、太阳穴、耳后穴等穴。

主治　小儿疳积。

来源　东兰县。※

099. **Danyw**　Golaeng'aeuj、byaekraghoengz、nyavetrwz、govaiziq、gomijcauq、nohlingzhawq gak habliengh.

Yunghfap　Caez nienj baenz mba, moix baez 3 gwz, raemxgoenj soengq gwn, moix ngoenz 2 baez. Lwedhaw gya bauei, caemhcaiq cim camz swfungz-hez、daiyangzhez、hezvei laengrwz daengj hezvei.

Cujyau yw　Lwgnyez baenzgam.

Goekgaen　Dunghlanz Yen. ※

100. **验方**　葫芦茶、草决明、鱼腥草各 10 克。

用法 水煎服，每日 1 剂，同时针刺四缝穴。

主治 小儿疳积。

来源 罗城仫佬族自治县。※

100. Danyw Gocazso、cehyiengzmbeq、caekvaeh gak 10 gwz.

Yunghfap Cienq raemx gwn，moix ngoenz fuk ndeu，caemhcaiq cim camz swfungzhez.

Cujyau yw Lwgnyez baenzgam.

Goekgaen Lozcwngz Mulaujcuz Swciyen. ※

101. **验方** 猴子骨、紫背金牛、三叶人字草、犸猻姜、鼠曲草、鹅不食草各适量。

用法 共研粉，每次取 5 克，配瘦猪肉蒸服，每日 2 剂。

主治 小儿疳积。

来源 金秀瑶族自治县。※

101. Danyw Ndokduzlingz、golaeng'aeuj、gosaheu、majgyangh、ngaih-gyaeujhau、gomoeggej gak habliengh.

Yunghfap Caez nienj baenz mba，moix baez aeu 5 gwz，boiq nohcing naengj gwn，moix ngoenz 2 fuk.

Cujyau yw Lwgnyez baenzgam.

Goekgaen Ginhsiu Yauzcuz Swciyen. ※

102. **验方** 猴子骨、九龙根、野茼蒿、红乌柏、黄花倒水莲、田基黄、饿蚂蝗、蚂蝗七、犸猻姜、石仙桃、小远志各适量。

用法 共研末，配瘦猪肉或肝类蒸服，每日 1 剂。

主治 小儿疳积。

来源 金秀瑶族自治县。※

102. Danyw Ndokduzlingz、gaeu'enq、dungzhauhbya、faexgoux-mbawhoengz、swnjgyaeujhen、nyavetrwz、govaiziq、gosipraemx、majgyangh、lienzgotfaex、rumgingfung gak habliengh.

Yunghfap Caez nienj baenz mba，boiq nohcing roxnaeuz daep naengj gwn，moix ngoenz fuk ndeu.

Cujyau yw Lwgnyez baenzgam.

Goekgaen Ginhsiu Yauzcuz Swciyen. ※

103. **验方** 朝天罐、吊水莲、蚂蝗七各适量。

用法 研末，每日取 5 克，配瘦猪肉适量蒸服。

主治 小儿疳积。

来源 金秀瑶族自治县。※

103. Danyw Golwgnap、swnjgyaeujhenj、gosipraemx gak habliengh.

Yunghfap Nienj baenz mba，moix ngoenz aeu 5 gwz，boiq nohcing habliengh naengj gwn.

Cujyau yw Lwgnyez baenzgam.

Goekgaen Ginhsiu Yauzcuz Swciyen. ※

104. 验方 烟叶种子 15 克（越陈越好）。

用法 炒焦黄，研末，每日 2～3 克，配瘦猪肉蒸服。

主治 小儿疳积。

来源 金秀瑶族自治县。※

104. Danyw cehgoien 15 gwz（ce yied geq yied ndei）.

Yunghfap Cauj henjremj，nienj baenz mba，moix ngoenz 2～3 gwz，boiq nohcing naengj gwn.

Cujyau yw Lwgnyez baenzgam.

Goekgaen Ginhsiu Yauzcuz Swciyen. ※

105. 验方 卷柏 3 克，吊水莲根虫 3 只，饿蚂蝗、鹅不食草各 6 克，猴子骨适量。

用法 共研末，配瘦猪肉或燕子蒸服，每日 1 剂。

主治 小儿疳积。

来源 金秀瑶族自治县。※

105. Danyw Gogenjbwz 3 gwz，duznon ragswnjgyaeujhenj 3 duz，govaiziq、gomoeggej gak 6 gwz，ndokduzlingz habliengh.

Yunghfap Caez nienj baenz mba，boiq nohcing roxnaeuz roegenq naengj gwn，moix ngoenz fuk ndeu.

Cujyau yw Lwgnyez baenzgam.

Goekgaen Ginhsiu Yauzcuz Swciyen. ※

106. 验方 铺地疳（小飞扬）、蚂蝗七、独脚金、六甲草（饿蚂蝗）各 6 克，打不死 3 克。

用法 共研末，配瘦猪肉蒸服，每日 1 剂。

主治 小儿疳积。

来源 金秀瑶族自治县。※

106. Danyw Go'gyakiq、gosipraemx、gogamnyap、govaiziq gak 6 gwz，byaeksizyouz 3 gwz.

Yunghfap Caez nienj baenz mba，boiq nohcing naengj gwn，moix ngoenz fuk ndeu.

Cujyau yw　Lwgnyez baenzgam.

Goekgaen　Ginhsiu Yauzcuz Swciyen. ※

107. 验方　满天星 30 克，鸡肝 1 个。※

用法　蒸服，每日 1 剂。

主治　小儿疳积。

来源　金秀瑶族自治县。※

107. **Danyw**　Go'ndokmax 30 gwz, daepgaeq 1 aen. ※

Yunghfap　Naengj gwn, moix ngoenz fuk ndeu.

Cujyau yw　Lwgnyez baenzgam.

Goekgaen　Ginhsiu Yauzcuz Swciyen. ※

108. 验方　饿蚂蝗、石蚂蝗、银花藤、酢酱草、路边菊各 9 克。

用法　水煎服，每日 1 剂。

主治　小儿疳积。

来源　金秀瑶族自治县。※

108. **Danyw**　Govaiziq、gosipraemxbwn、gaeuvagimngaenz、gosoemjmeiq、byaekvaizhenzloh gak 9 gwz.

Yunghfap　Cienq raemx gwn, moix ngoenz fuk ndeu.

Cujyau yw　Lwgnyez baenzgam.

Goekgaen　Ginhsiu Yauzcuz Swciyen. ※

109. 验方　角豆（豆角）适量。

用法　焙干研末，每日 20 克，配猪肉蒸服。

主治　小儿疳积。

来源　金秀瑶族自治县。※

109. **Danyw**　Duhnoh habliengh.

Yunghfap　Lang sauj nienj baenz mba, moix ngoenz 20 gwz, boiq noh-mou naengj gwn.

Cujyau yw　Lwgnyez baenzgam.

Goekgaen　Ginhsiu Yauzcuz Swciyen. ※

110. 验方　①大力王、路边菊、金钱草各 10 克；②针刺天枢、下脘、脾俞、耳轮内、水道。

用法　验方①配瘦猪肉蒸服，每日 1 剂。验方②以陶针针刺放血。

主治　小儿疳积。

来源 金秀瑶族自治县。※

110. Danyw ① Go'ngaihyungz、byaekvaizhenzloh、duhnamhfangz gak 10 gwz；② cim camz denhsuh、yavanj、bizsu、ndawgvaenghrwz、suijdauhez.

Yunghfap Danyw ① boiq nohcing naengj gwn, moix ngoenz fuk ndeu. Danyw ② aeu cimmeng daeuj camz oklwed.

Cujyau yw Lwgnyez baenzgam.

Goekgaen Ginhsiu Yauzcuz Swciyen. ※

111. 验方 独脚疳、蚂蝗七、鹅不食草、叶下珠、崖姜（骨碎补）、黄花倒水莲各 10 克。

用法 共研末，每日 6 克，配瘦猪肉蒸服。

主治 小儿疳积。

来源 金秀瑶族自治县。※

111. Danyw Gogamnyap、gosipraemx、gomoeggej、golwglungh、gofwngzmaxlaeuz、swnjgyaeujhen gak 10 gwz.

Yunghfap Caez nienj baenz mba, moix ngoenz 6 gwz, boiq nohcing naengj gwn.

Cujyau yw Lwgnyez baenzgam.

Goekgaen Ginhsiu Yauzcuz Swciyen. ※

112. 验方 饿蚂蝗、使君子、鸡内金、田基黄、蚂蝗七、鹅不食草、独脚金、柴胡、白茅根、靠背金钱（排钱草）、甘草各适量。

用法 配瘦猪肉，水煎服，每日 1 剂。

主治 小儿疳积。

来源 金秀瑶族自治县。※

112. Danyw Govaiziq、gaeucijginh、dawgaeq、nyavetrwz、gosipraemx、gomoeggej、gogamnyap、goyahdaemq、raghazdaij、godabcienz、gamcauj gak habliengh.

Yunghfap Boiq nohcing, cienq raemx gwn, moix ngoenz fuk ndeu.

Cujyau yw Lwgnyez baenzgam.

Goekgaen Ginhsiu Yauzcuz Swciyen. ※

113. 验方 ①饿蚂蝗 25 克，蚂蝗七、鸡内金各适量；②银花藤、路边菊、鸡屎藤、白马骨各适量。

用法 验方①配瘦猪肉水煎服，验方②水煎洗澡，每日各 1 剂。

主治 小儿疳积。

来源 金秀瑶族自治县。※

113. Danyw ① Govaiziq 25 gwz，gosipraemx、dawgaeq gak habliengh；
② gaeuvagimngaenz、byaekvaizhenzloh、gaeuroetma、ndokmaxhau gak habliengh.

Yunghfap Danyw ① boiq nohcing cienq raemx gwn，danyw ② cienq raemx caemxndang，moix ngoenz gak fuk ndeu.

Cujyau yw Lwgnyez baenzgam.

Goekgaen Ginhsiu Yauzcuz Swciyen. ※

114. 验方 五寸疳（独脚金）、上树葫芦各 9 克，牛甘木叶 12 克，大靛根 6 克。

用法 配瘦猪肉炖服，每日 1 剂。

主治 小儿疳萎。

来源 昭平县。

114. Danyw Gogamnyap、makgaemginj gak 9 gwz，mbawfaexmakyid 12 gwz，ragdienhdoj 6 gwz.

Yunghfap Boiq nohcing aeuq gwn，moix ngoenz fuk ndeu.

Cujyau yw Lwgnyez baenzgam roz.

Goekgaen Cauhbingz Yen.

115. 验方 鹅不食草、独脚疳各 5 克。

用法 配塘角鱼或田鸡蒸服，每日 1 剂。

主治 小儿疳积。

来源 昭平县。

115. Danyw Gomoeggej、gogamnyap gak 5 gwz.

Yunghfap Boiq bya'ndoek roxnaeuz duzgoep naengj gwn，moix ngoenz fuk ndeu.

Cujyau yw Lwgnyez baenzgam.

Goekgaen Cauhbingz Yen.

116. 验方 白颈蚯蚓 1 条（用热水烫死后剖肚，洗净泥土），鸡蛋 1 个。

用法 将蚯蚓成条放入鸡蛋内，用纸包煨熟，食蛋。

主治 小儿疳积。

来源 昭平县。

116. Danyw Nengzndwen hozhau 1 duz（aeu raemxndat log dai le baq dungx，swiq namh seuq bae），gyaeqgaeq 1 aen.

Yunghfap Baenz diuz cuengq haeuj ndaw gyaeqgaeq，aeu ceij suek saz cug，gwn gyaeq.

Cujyau yw   Lwgnyez baenzgam.

Goekgaen   Cauhbingz Yen.

117. 验方   大将军（龙船花）叶、红薯叶各 9 克，小将军（臭茉莉）12 克，菊花叶 90 克。

用法   捣烂敷囟门，4 小时换药 1 次。

主治   小儿疳积。

来源   南宁市。

117. Danyw   Mbawyoeklungzcenz、mbawlwgmaenz gak 9 gwz, godongzhaeu 12 gwz, mbawvagut 90 gwz.

Yunghfap   Daem yungz oep gwnz dingjgyaeuj gumzmboep, 4 aen cungdaeuz vuenh 1 baez.

Cujyau yw   Lwgnyez baenzgam.

Goekgaen   Nanzningz Si.

118. 验方   木贼 12 克，决明子 9 克，蒙花、车前子、使君肉各 6 克，甘草 3 克。

用法   水煎服，每日 1 剂。

主治   小儿疳积。

来源   南宁市。

118. Danyw   Godaebdoengz 12 gwz, cehyiengzmbeq 9 gwz, goyizbaj、cehgomaxdaez、gaeucijginh gak 6 gwz, gamcauj 3 gwz.

Yunghfap   Cienq raemx gwn, moix ngoenz fuk ndeu.

Cujyau yw   Lwgnyez baenzgam.

Goekgaen   Nanzningz Si.

119. 验方   雄黄、白芷各 1.5 克。

用法   研末，每次 0.5 克，以米汤送服，每日 2 次。

主治   小儿疳积。

来源   南宁市。

119. Danyw   Rinroujgyaeq、gobwzcij gak 1.5 gwz.

Yunghfap   Nienj baenz mba, moix baez 0.5 gwz, aeu raemxreiz soengq gwn, moix ngoenz 2 baez.

Cujyau yw   Lwgnyez baenzgam.

Goekgaen   Nanzningz Si.

120. 验方   使君肉 3 克（炒），雷丸 3 克，苍术 1.5 克。

用法 先将雷丸、苍术同煎至雷丸破裂后去苍术，取雷丸炒至干酥合使君肉研末。5～7 岁每次取上方 1/15 量（7 岁以上或 5 岁以下酌情增减）。配鸡蛋 1 个拌匀，加葱、蒜和盐适量，用油煎香，于饭前 1 小时服，每日 1 次，3 日为 1 个疗程，隔 5 日后依法再服 1 个疗程。

主治 小儿疳积。

来源 南宁市。

120. Danyw　Gaeucijginh 3 gwz（cauj），leizvanz 3 gwz，gocangsaed 1.5 gwz.

Yunghfap　Sien aeu leizvanz、gocangsaed caez cienq daengz leizvanz dek le dawz gocangsaed deuz，aeu leizvanz cauj daengz sauj byoiq le caeuq gaeucijginh caez nienj baenz mba. Lwgnyez 5～7 bi moix baez aeu yw baihgwnz cungjlieng 1/15（7 bi doxhwnj roxnaeuz 5 bi doxroengz aenq daeuj demgemj）. Boiq gyaeqgaeq 1 aen boen yinz，gya coeng、ho caeuq gyu habliengh，aeu youz cien hom，youq gwn haeux gaxgonq 1 aen cungdaeuz gwn，moix ngoenz baez ndeu，3 ngoenz guh aen liuzcwngz ndeu，gek 5 ngoenz le ciuqfap caiq gwn aen liuzcwngz ndeu.

Cujyau yw　Lwgnyez baenzgam.

Goekgaen　Nanzningz Si.

121. **验方** 独脚疳、叶下珠各 9 克。

用法 研末，蒸猪肝或塘角鱼服，每日 1 剂。

主治 小儿疳积。

来源 柳州市。

121. Danyw　Gogamnyap、golwglungh gak 9 gwz.

Yunghfap　Nienj baenz mba，naengj daepmou roxnaeuz bya'ndoek gwn，moix ngoenz fuk ndeu.

Cujyau yw　Lwgnyez baenzgam.

Goekgaen　Liujcouh Si.

122. **验方** 一包针、金钱草、独脚疳各 30 克。

用法 共研末，每次 9 克，开水送服，每日 2 次。亦可用生药水煎服。

主治 小儿疳积。

来源 柳州市。

122. Danyw　Go'ngaeucah、duhnamhfangz、gogamnyap gak 30 gwz.

Yunghfap　Caez nienj baenz mba，moix baez 9 gwz，raemxgoenj soengq gwn，moix ngoenz 2 baez. Hix ndaej aeu yw ndip cienq raemx gwn.

Cujyau yw　Lwgnyez baenzgam.

Goekgaen　Liujcouh Si.

123. 验方　麻风草（晒干去毛）、鸡内金各 1 份，盘龙参、田基黄各 3 份。

用法　共研末，每次取 2 克，与猪肉或猪肝蒸服，每日 2 次。

主治　小儿疳积。

来源　上林县。

123. Danyw　Gohumzfwngz（dak hawq dawz bwn deuz）、dawgaeq gak 1 faenh，golungzgvaqraemx，nyavetrwz gak 3 faenh.

Yunghfap　Caez nienj baenz mba，moix baez aeu 2 gwz，caeuq nohmou roxnaeuz daepmou naengj gwn，moix ngoenz 2 baez.

Cujyau yw　Lwgnyez baenzgam.

Goekgaen　Sanglinz Yen.

124. 验方　玉叶金花、盐肤木叶、白花丹叶、田基黄、三叶人字草、金钱草、海螵蛸、鳖甲各等量。

用法　研极细末，每次取 1.5 克，与瘦猪肉或肝类蒸服，每日 2 次。

主治　小儿疳积。

来源　扶绥县。

124. Danyw　Gaeubeizhau、mbawfaexnoenh、mbawgodonhhau、nyavetrwz、gosaheu、duhnamhfangz、haijbyauhsiuh、buengzfw gak daengjliengh.

Yunghfap　Nienj baenz mba gig mwnh，moix baez aeu 1.5 gwz，caeuq nohcing roxnaeuz daep naengj gwn，moix ngoenz 2 baez.

Cujyau yw　Lwgnyez baenzgam.

Goekgaen　Fuzsuih Yen.

125. 验方　苍耳草、白花丹叶、田基黄、桑叶、鹅不食草各等量。

用法　研末，每次取 1.5 克，与猪肝或塘角鱼蒸服，每日 2 次。

主治　小儿疳积。

来源　扶绥县。

125. Danyw　Vaetmou、mbawgodonhhau、nyavetrwz、mbawgonengznuengx、gomoeggej gak daengjliengh.

Yunghfap　Nienj baenz mba，moix baez aeu 1.5 gwz，caeuq daepmou roxnaeuz bya'ndoek naengj gwn，moix ngoenz 2 baez.

Cujyau yw　Lwgnyez baenzgam.

Goekgaen　Fuzsuih Yen.

126. **验方**　鸡内金（焙酥）2份，鸡蛋壳（烤炭）、头发（煅炭）各 1份。

用法　共研末，每次取 1.5 克，与肝类蒸服，每日 2 次。

主治　疳积。

来源　龙州县。

126. **Danyw**　Dawgaeq（gangq byoiq）2 faenh, byukgyaeq（gangq baenz danq）、byoem（coemh baenz danq）gak 1 faenh.

Yunghfap　Caez nienj baenz mba, moix baez aeu 1.5 gwz, caeuq daep naengj gwn, moix ngoenz 2 baez.

Cujyau yw　Baenzgam.

Goekgaen　Lungzcouh Yen.

127. **验方**　独脚疳、黄珠子草、鹅不食草、草决明、骨碎补各等量。

用法　共研末，每次取 1.5 克，与瘦猪肉蒸食，每日 2 次。

主治　疳积。

来源　上林县。※

127. **Danyw**　Gogamnyap、vangzcuhswjcauj、gomoeggej、cehyiengzmbeq、gofwngzmaxlaeuz gak daengjliengh.

Yunghfap　Caez nienj baenz mba, moix baez aeu 1.5 gwz, caeuq nohcing naengj gwn, moix ngoenz 2 baez.

Cujyau yw　Baenzgam.

Goekgaen　Sanglinz Yen. ※

128. **验方**　葫芦茶、独脚疳、叶下珠各 9 克，大枣 5 颗。

用法　水煎服，每日 1 剂。

主治　小儿疳积。

来源　《广西本草选编》。

128. **Danyw**　Gocazso、gogamnyap、golwglungh gak 9 gwz, makcaujcij 5 aen.

Yunghfap　Cienq raemx gwn, moix ngoenz fuk ndeu.

Cujyau yw　Lwgnyez baenzgam.

Goekgaen　《Gvangjsih Bwnjcauj Senjbenh》.

129. **验方**　海螵蛸 25 克，石决明、炉甘石（醋淬）各 100 克，雄黄 50 克，辰砂 25 克，滑石 100 克，冰片 12 克。

用法　共研末，3 岁以下每次服 1 克，3 岁以上每次服 1.3 克，每日 1 剂，连服 6 日。

主治 小儿疳积。

来源 《广西本草选编》。

129. **Danyw** Haijbyauhsiuh 25 gwz, saegoujcongh、luzganhsiz（coemh ndongq coq ndaw meiq）gak 100 gwz, rinroujgyaeq 50 gwz, cuhsah 25 gwz, vazsiz 100 gwz, binghben 12 gwz.

Yunghfap Caez nienj baenz mba，3 bi doxroengz moix baez gwn 1 gwz，3 bi doxhwnj moix baez gwn 1. 3 gwz，moix ngoenz fuk ndeu，laebdaeb gwn 6 ngoenz.

Cujyau yw Lwgnyez baenzgam.

Goekgaen 《Gvangjsih Bwnjcauj Senjbenh》.

130. **验方** 铁包金（老鼠耳）全草。

用法 3 岁以下取 30 克，3～6 岁取 30～45 克，6 岁以上取 60 克，水煎服，每日 1 剂。有蛔虫者辅以驱虫药治疗。

主治 小儿疳积。

来源 《广西本草选编》。

130. **Danyw** Daengx go gaeuhouznou.

Yunghfap Lwgnyez 3 bi doxroengz aeu 30 gwz，3～6 bi aeu 30～45 gwz，6 bi doxhwnj aeu 60 gwz，cienq raemx gwn，moix ngoenz fuk ndeu. Boux miz deh aeu ywdeh daeuj gwn bang yw.

Cujyau yw Lwgnyez baenzgam.

Goekgaen 《Gvangjsih Bwnjcauj Senjbenh》.

131. **验方** ①假地豆叶（文钱疳）9 克，漆木叶 9 克，小青蛙 10 只（去皮内脏及头，切碎）；②假地豆藤茎叶、千斤拔各 250 克。

用法 验方①前两味药水煎取汁煮青蛙内服。验方②煎服外洗。

主治 小儿疳积、肌肉消瘦。

来源 岑溪市。

131. **Danyw** ① Mbawduhheubya 9 gwz, mbawgocaet 9 gwz, duzgvej 10 duz（gveng naeng dungxsaej caeuq gyaeuj bae, ronq soiq）；② mbawgaeuganjduhheubya、goragdingh gak 250 gwz.

Yunghfap Danyw ① song cungj yw gaxgonq cienq raemx aeu raemxyw cawj goep gwn. Danyw ② cien gwn youh rog swiq.

Cujyau yw Lwgnyez baenzgam、noh byomroz.

Goekgaen Cinzhih Si.

132. **验方** 防党、鸡内金、山楂、君肉各 9 克，白术、神曲各 15 克，茯苓、麦芽、夜明砂各 12 克，槟榔 6 克，胡连、甘草各 4.5 克。

用法 共研末，每次 6 克，以开水送服，每日 1～2 次。

主治 小儿疳积。

来源 昭平县。

132. Danyw Fuengzdangj、dawgaeq、sanhcah、gaeucijginh gak 9 gwz，begsaed、sinzgiz gak 15 gwz，fuzlingz、ngazmienh、haexvumzvauz gak 12 gwz，maklangz 6 gwz，huzlenz、gamcauj gak 4.5 gwz.

Yunghfap Caez nienj baenz mba，moix baez 6 gwz，aeu raemxgoenj soengq gwn，moix ngoenz 1～2 baez.

Cujyau yw Lwgnyez baenzgam.

Goekgaen Cauhbingz Yen.

133. **验方** 猪肝菜（狗肝菜）、莲叶各 15 克，犁头墨 9 克。

用法 晒干研末，每次 9 克，与猪肝、牛肝、鸡肝或肉蒸服，每日 2 次。

主治 小儿疳积。

来源 桂林市临桂区。

133. Danyw Gyaemfangz、go'mbu gak 15 gwz，lizdouzmwz 9 gwz.

Yunghfap Dak sauj nienj baenz mba，moix baez 9 gwz，caeuq daepmou、daepvaiz、daepgaeq roxnaeuz noh naengj gwn，moix ngoenz 2 baez.

Cujyau yw Lwgnyez baenzgam.

Goekgaen Gveilinz Si Linzgvei Gih.

134. **验方** 羊胆 1 个，猪肉适量。

用法 蒸服，每日 1 剂。

主治 小儿疳积。

来源 桂林市临桂区。

134. Danyw Mbeiyiengz 1 aen，nohmou habliengh.

Yunghfap Naengj gwn，moix ngoenz fuk ndeu.

Cujyau yw Lwgnyez baenzgam.

Goekgaen Gveilinz Si Linzgvei Gih.

135. **验方** 石蟹、石决明、石燕各 9 克，夜明砂、朱砂、海螵蛸各 3 克，榧子 20 个，蚂蝗七 4.5 克。

用法 共研末，每次 6 克，与肝类蒸服，每日 2 次。

主治 小儿疳积。

来源 桂林市临桂区。

135. Danyw Sizhaij、saegoujcongh、sizyen gak 9 gwz，haexvumzvauz、

cuhsah、haijbyauhsiuh gak 3 gwz，cehgofeij 20 aen，gosipraemx 4.5 gwz.

Yunghfap　Caez nienj baenz mba，moix baez 6 gwz，caeuq daep naengj gwn，moix ngoenz 2 baez.

Cujyau yw　Lwgnyez baenzgam.

Goekgaen　Gveilinz Si Linzgvei Gih.

136. 验方　石决明、旱莲草、谷芽、内金、夜明砂、青皮、钩藤、大腹皮各适量。

用法　水煎服，每日 1 剂。

主治　小儿疳积肚胀。

来源　贵港市。

136. Danyw　Saegoujcongh、gomijcauq、nyodhaeuxfiengj、daw、haexvumzvauz、naengmakgamheu、gaeugvaqngaeu、naengmaklangz gak habliengh.

Yunghfap　Cienq raemx gwn，moix ngoenz fuk ndeu.

Cujyau yw　Lwgnyez baenzgam dungx raeng.

Goekgaen　Gveigangj Si.

137. 验方　蟾蜍 1 只（去肠杂，焙干），芜荑、胡连、内金、海蛸、旱莲草、山药、莲子、云苓、三棱、乌梅肉、夜明砂、谷芽各适量。

用法　共研末，每次适量，以开水送服，每日 2 次。

主治　小儿疳积。

来源　贵港市。

137. Danyw　Gungqsou 1 duz（vat dungxndaw okbae，lang hawq），vuzyiz、huzlenz、daw、haijbyauhsiuh、gomijcauq、maenzcienz、ceh mbu、yinzlingz、gosamlimj、makmoizndaem、haexvumzvauz、nyodhaeuxfiengj gak habliengh.

Yunghfap　Caez nienj baenz mba，moix baez habliengh，aeu raemxgoenj soengq gwn，moix ngoenz 2 baez.

Cujyau yw　Lwgnyez baenzgam.

Goekgaen　Gveigangj Si.

138. 验方　蒲公英、金钱草、山药、八角枫皮、山楂各适量。

用法　水煎服，每日 1 剂。

主治　小儿疳积。

来源　来宾市。※

138. Danyw　Golinzgaeq、duhnamhfangz、maenzcienz、naenggogingz、 sanhcah gak habliengh.

Yunghfap Cienq raemx gwn, moix ngoenz fuk ndeu.

Cujyau yw Lwgnyez baenzgam.

Goekgaen Laizbinh Si. ※

139. 验方 白花丹老叶 4 份（炒香），黄丹 1 份。
用法 共研末，每次 0.4 克，蒸猪肝或瘦猪肉服，每日 1 剂，连服 5 日。
主治 小儿疳积。
来源 来宾市。※
139. Danyw Mbawgeqgodonhhau 4 faenh (cauj hom), cuhdanh 1 faenh.
Yunghfap Caez nienj baenz mba, moix baez 0.4 gwz, naengj daepmou roxnaeuz nohcing gwn, moix ngoenz fuk ndeu, laebdaeb gwn 5 ngoenz.

Cujyau yw Lwgnyez baenzgam.

Goekgaen Laizbinh Si. ※

140. 验方 山蚂蟥 3 份。
用法 共研末，每次 1 克，配瘦肉蒸服，每日 2 次。
主治 疳积。
来源 来宾市。※
140. Danyw Govaiziq 3 faenh.
Yunghfap Caez nienj baenz mba, moix baez 1 gwz, boiq nohcing naengj gwn, moix ngoenz 2 baez.

Cujyau yw Baenzgam.

Goekgaen Laizbinh Si. ※

141. 验方 饿蚂蟥 10 克。
用法 水煎服或配猪肝蒸服，每日 1 剂。
主治 疳积。
来源 来宾市。※
141. Danyw Govaiziq 10 gwz.
Yunghfap Cienq raemx gwn roxnaeuz boiq daepmou naengj gwn, moix ngoenz fuk ndeu.

Cujyau yw Baenzgam.

Goekgaen Laizbinh Si. ※

142. 验方 饿蚂蟥、独脚疳各 3 克，癞蛤蟆肉（焙干）15 克。
用法 共研末与瘦肉蒸服，每日 1 剂。

主治 疳积。

来源 来宾市。※

142. Danyw Govaiziq、gogamnyap gak 3 gwz，nohgungqsou（lang hawq）15 gwz.

Yunghfap Caez nienj baenz mba caeuq nohcing naengj gwn，moix ngoenz fuk ndeu.

Cujyau yw Baenzgam.

Goekgaen Laizbinh Si. ※

143. **验方** 水八角、一包针、鸟不站各适量。
用法 共研末，每次 1 匙，配瘦肉蒸服，每日 1 剂。
主治 疳积。

来源 来宾市。※

143. Danyw Makgaknaemq、go'ngaeucah、doenghha gak habliengh.

Yunghfap Caez nienj baenz mba，moix baez beuzgeng ndeu，boiq nohcing naengj gwn，moix ngoenz fuk ndeu.

Cujyau yw Baenzgam.

Goekgaen Laizbinh Si. ※

144. **验方** 山薯莨 6 克。
用法 蒸瘦肉食，每日 1 剂。
主治 小儿疳积。

来源 来宾市。※

144. Danyw Lwgndaeubya 6 gwz.

Yunghfap Naengj noh gwn，moix ngoenz fuk ndeu.

Cujyau yw Lwgnyez baenzgam.

Goekgaen Laizbinh Si. ※

145. **验方** 仰天罐、叶下珠、过塘藕各 10 克，五倍子、甘草各 5 克，水面硬壳虫 5 只。
用法 共研末，每日 1 匙，蒸瘦肉服。
主治 小儿疳积。

来源 来宾市。※

145. Danyw Gonap、golwglungh、nyasambak gak 10 gwz，faexcwj、gamcauj gak 5 gwz，nonbyukgeng gwnz raemx 5 duz.

Yunghfap Caez nienj baenz mba，moix ngoenz 1 beuzgeng，naengj nohcing gwn.

Cujyau yw   Lwgnyez baenzgam.

Goekgaen   Laizbinh Si. ※

146. **验方**   鸡内金、骨碎补、白花丹、狗肝菜、叶下珠、使君子、金钱草各等量。

用法   共研末，每日 3 克，配瘦猪肉蒸食。

主治   小儿疳积。

来源   来宾市。※

146. **Danyw**   Dawgaeq、gofwngzmaxlaeuz、godonhhau、gyaemfangz、golwglungh、gaeucijginh、duhnamhfangz gak daengjliengh.

Yunghfap   Caez nienj baenz mba, moix ngoenz 3 gwz, boiq nohcing naengj gwn.

Cujyau yw   Lwgnyez baenzgam.

Goekgaen   Laizbinh Si. ※

147. **验方**   独脚疳、饿蚂蝗、香薷、金钱草各等量。

用法   共研末，每日适量，蒸瘦肉服。

主治   小儿疳积。

来源   来宾市。※

147. **Danyw**   Gogamnyap、govaiziq、gorumbyang、duhnamhfangz gak daengjliengh.

Yunghfap   Caez nienj baenz mba, moix ngoenz habliengh, naengj nohcing gwn.

Cujyau yw   Lwgnyez baenzgam.

Goekgaen   Laizbinh Si. ※

148. **验方**   满天星 30 克，塘角鱼 1 条。

用法   蒸食，每日 1 剂。

主治   小儿疳积。

来源   柳城县。

148. **Danyw**   Go'ndokmax 30 gwz, bya'ndoek 1 duz.

Yunghfap   Naengj gwn, moix ngoenz fuk ndeu.

Cujyau yw   Lwgnyez baenzgam.

Goekgaen   Liujcwngz Yen.

149. **验方**   饿蚂蝗、野花生（决明）、独脚疳、鸡内金各 30 克，白胡椒数粒。

用法 共研末，每日 3 克，蒸塘角鱼或瘦肉服。

主治 小儿疳积。

来源 柳城县。

149. Danyw　Govaiziq、cehyiengzmbeq、gogamnyap、dawgaeq gak 30 gwz，hozceumong geij naed.

Yunghfap　Caez nienj baenz mba，moix ngoenz 3 gwz，naengj bya'ndoek roxnaeuz nohcing gwn.

Cujyau yw　Lwgnyez baenzgam.

Goekgaen　Liujcwngz Yen.

150. **验方** 石仙桃 30 克，山蚂蟥 45 克，臭牡丹根皮 30 克。

用法 共研末，每日 6 克，与鸡肝或猪肝蒸服。

主治 小儿疳积。

来源 富川瑶族自治县、钟山县。

150. Danyw　Lienzgotfaex 30 gwz，govaiziq 45 gwz，naengraggodongz-haeu 30 gwz.

Yunghfap　Caez nienj baenz mba，moix ngoenz 6 gwz，caeuq daepgaeq roxnaeuz daepmou naengj gwn.

Cujyau yw　Lwgnyez baenzgam.

Goekgaen　Fuconh Yauzcuz Swciyen、Cunghsanh Yen.

151. **验方** 车前草 30 克。

用法 焙干研末，每日 3 克，配鸡肝蒸服。

主治 小儿疳积。

来源 富川瑶族自治县、钟山县。

151. Danyw　Nyadaezmax 30 gwz.

Yunghfap　Lang sauj nienj baenz mba，moix ngoenz 3 gwz，boiq daep-gaeq naengj gwn.

Cujyau yw　Lwgnyez baenzgam.

Goekgaen　Fuconh Yauzcuz Swciyen、Cunghsanh Yen.

152. **验方** 枫树叶适量。

用法 和米饭做糍粑煮汤服，每日 1 剂。

主治 小儿疳积（腹大青筋、骨瘦如柴）。

来源 富川瑶族自治县、钟山县。

152. Danyw　Mbawgoraeu habliengh.

Yunghfap　Caeuq haeuxngaiz guh ceiz cawj dang gwn，moix ngoenz fuk ndeu.

Cujyau yw　Lwgnyez baenzgam（dungx hung nyinz heu hwnj、byom-byangbyang）.

Goekgaen　Fuconh Yauzcuz Swciyen、Cunghsanh Yen.

153. 验方　干蟾蜍（焙酥）适量。

用法　研末，每次 1.5～3 克，加白糖水冲服，每日 2 次。

主治　小儿瘦弱，腹大筋青。

来源　贺州市。

153. **Danyw**　Gungqsou sauj（hangq byoiq）habliengh.

Yunghfap　Nienj baenz mba，moix baez 1.5～3 gwz，gya raemx begdangz cung gwn，moix ngoenz 2 baez.

Cujyau yw　Lwgnyez byomnyieg，dungx hung nyinz heu hwnj.

Goekgaen　Hocouh Si.

疳积上眼

Baenzgam Hwnj Mueg

疳积上眼又称"疳眼"，是继发于小儿疳积的一种并发证候。本病证主要由脾胃亏损、精血不足、目失濡养、肝热上攻于目所致。主要症状为眼睛干涩畏光、黑睛生翳，严重时可致失明。

Baenzgam hwnj mueg youh heuhguh "dagam", dwg cungj bingh riengzlaeng bingh lwgnyez baenzgam caemh fatbingh ndeu. Cungj bingh neix cujyau youz mamx dungx sied、cing lwed mbouj cuk、da saet goek ciengx、daep ndat gung haeuj ndaw da yinxhwnj. Gij binghyiengh de cujyau dwg lwgda saep lau rongh、ngveih da ndaem hwnj mueg，mwh youqgaenj ndaej cauhbaenz damengz.

001. 验方 小牙皂 9 克。

用法 煅存性，研末与鸡肝蒸服，每日 1 剂。

主治 小儿疳积上眼、夜间视物不清（夜盲症）。

来源 贵港市。

001. Danyw Makniujceugoeg 9 gwz.

Yunghfap Coemh daengz yw baihrog baenz danq, nienj baenz mba caeuq daepgaeq naengj gwn，moix ngoenz fuk ndeu.

Cujyau yw Lwgnyez baenzgam hwnj da、byonghhwnz yawj doxgaiq mbouj cingcuj (dafangzgaeq).

Goekgaen Gveigangj Si.

002. 验方 蟾蜍皮适量。

用法 焙干研末，每日 0.9 克，与猪肝或羊肝蒸服。

主治 疳积上眼（角膜软化症）。

来源 扶绥县。

002. Danyw Naenggungqsou habliengh.

Yunghfap Lang sauj nienj baenz mba，moix ngoenz 0.9 gwz，caeuq daepmou roxnaeuz daepyiengz naengj gwn.

Cujyau yw Baenzgam hwnj mueg (binghmueg).

Goekgaen Fuzsuih Yen.

003. 验方 ①鲜异叶茴芹（吊星根）叶适量；②异叶茴芹根 3 克，百草霜 15 克。

用法 验方①捣烂敷患眼，每日换药 1 次。验方②配猪肝 30 克蒸服，每日 1 剂。

主治 疳积上眼（角膜软化症）。

来源 《广西本草选编》。

003. Danyw ① Mbawgobanjdinhanq ndip habliengh；② raggobanjdinhanq 3 gwz, mijrek 15 gwz.

Yunghfap Danyw ① daem yungz oep lwgdabingh, moix ngoenz vuenh yw 1 baez. Danyw ② boiq daepmou 30 gwz naengj gwn, moix ngoenz fuk ndeu.

Cujyau yw Baenzgam hwnj mueg（binghmueg）.

Goekgaen 《Gvangjsih Bwnjcauj Senjbenh》.

004. 验方 夜明砂、望月砂、白菊花各 6 克，虫蜕 1.5 克。

用法 研末，配猪肝蒸服，每日 1 剂。

主治 疳积上眼、翳膜遮睛。

来源 昭平县。

004. Danyw Haexvumzvauz、haexdouqhawq、vaguthau gak 6 gwz, bokbid 1.5 gwz.

Yunghfap Nienj baenz mba, boiq daepmou naengj gwn, moix ngoenz fuk ndeu.

Cujyau yw Baenzgam hwnj mueg、mueg cw da.

Goekgaen Cauhbingz Yen.

005. 验方 炉甘石、石决明各 3 克，贯仲各 1.5 克，雄黄、冰片各 1 克。

用法 共研末，蒸猪肝服，每日 1 剂。

主治 疳积上眼、翳膜遮睛。

来源 昭平县。

005. Danyw Luzganhsiz、saegoujcongh gak 3 gwz, gutgvaj gak 1.5 gwz, rinroujgyaeq、binghben gak 1 gwz.

Yunghfap Caez nienj baenz mba, naengj daepmou gwn, moix ngoenz fuk ndeu.

Cujyau yw Baenzgam hwnj mueg、mueg cw da.

Goekgaen Cauhbingz Yen.

006. 验方 草决明、蒺藜各适量。

用法 共研末，每次 6～9 克，配鸡肝加少许酒蒸服，腹胀加鸡内金 9

克，每日 1 剂。

主治 疳积上眼、翳膜遮睛。

来源 贺州市。

006. Danyw Cehyiengzmbeq、vanbahciengq gak habliengh.

Yunghfap Caez nienj baenz mba, moix baez 6～9 gwz, boiq daepgaeq gya di laeuj ndeu naengj gwn, dungxraeng gya dawgaeq 9 gwz, moix ngoenz fuk ndeu.

Cujyau yw Baenzgam hwnj mueg、mueg cw da.

Goekgaen Hocouh Si.

007. **验方** 蜘蛛草（八角香）适量，人乳汁少许。

用法 捣烂调匀，敷患眼约烧一支香的时间，不可久敷，每日 1 次。

主治 小儿眼生翳障致喜闭目、消瘦、善啼。

来源 贺州市。

007. Danyw Raggobatgak habliengh, raemxcij vunz di ndeu.

Yunghfap Dub yungz ndau yinz, baeng lwgdabingh daihgaiq ndaej baeng diemj liek yieng baenz nanz, mbouj ndaej baeng nanz lai, moix ngoenz baez ndeu.

Cujyau yw Lwgnyez da hwnj mueg le haengj laep da、byom、daejlai.

Goekgaen Hocouh Si.

008. **验方** 疳积草、青葙子、虫蜕、决明子、菊花各适量。

用法 共研末，蒸鸡肝食，每日 1 剂。

主治 小儿疳积、上眼生膜。

来源 桂林市临桂区。

008. Danyw Golaeng'aeuj、cehnyadangjmaj、bokbid、cehyiengzmbeq、vagut gak habliengh.

Yunghfap Caez nienj baenz mba, naengj daepgaeq gwn, moix ngoenz fuk ndeu.

Cujyau yw Lwgnyez baenzgam、hwnj da baenz mueg.

Goekgaen Gveilinz Si Linzgvei Gih.

009. **验方** 榕木浆 6 克，鸡肝或猪肝适量。

用法 共蒸服，每日 1 剂。

主治 小儿疳积、眼生云翳。

来源 富川瑶族自治县、钟山县。

009. Danyw Yanghmuzciengh 6 gwz, daepgaeq roxnaeuz daepmou hab-

liengh.

Yunghfap　Caez naengj gwn, moix ngoenz fuk ndeu.

Cujyau yw　Lwgnyez baenzgam、ndaw da hwnj mueg.

Goekgaen　Fuconh Yauzcuz Swciyen、Cunghsanh Yen.

010. **验方**　猴子姜 18 克，山药 9 克，薏苡仁 15 克，甘草 6 克。

用法　共研末，每次 9 克与鸡肝蒸服，每日 1 次。

主治　小儿疳积、眼生云翳。

来源　富川瑶族自治县、钟山县。

010. **Danyw**　Gohingfwngzlingz 18 gwz, maenzcienz 9 gwz, haeuxlidlu 15 gwz, gamcauj 6 gwz.

Yunghfap　Caez nienj baenz mba, moix baez 9 gwz caeuq daepgaeq naengj gwn, moix ngoenz baez ndeu.

Cujyau yw　Lwgnyez baenzgam、ndaw da hwnj mueg.

Goekgaen　Fuconh Yauzcuz Swciyen、Cunghsanh Yen.

011. **验方**　榕树嫩叶、猪肝、糖各适量。

用法　蒸服，每日 1 剂。

主治　小儿疳积、眼生云翳。

来源　富川瑶族自治县、钟山县。

011. **Danyw**　Mbawoiq goreiz、daepmou、dangz gak habliengh.

Yunghfap　Naengj gwn, moix ngoenz fuk ndeu.

Cujyau yw　Lwgnyez baenzgam、ndaw da hwnj mueg.

Goekgaen　Fuconh Yauzcuz Swciyen、Cunghsanh Yen.

012. **验方**　红乌柏木叶适量。

用法　晒干研末，每日 3 克，配猪肝 30 克蒸服，每日 2 次。

主治　小儿疳积、眼生云翳。

来源　富川瑶族自治县、钟山县。

012. **Danyw**　Mbaw faexgoux mbawhoengz habliengh.

Yunghfap　Dak sauj nienj baenz mba, moix ngoenz 3 gwz, boiq daepmou 30 gwz naengj gwn, moix ngoenz 2 baez.

Cujyau yw　Lwgnyez baenzgam、ndaw da hwnj mueg.

Goekgaen　Fuconh Yauzcuz Swciyen、Cunghsanh Yen.

013. **验方**　凤凰衣适量。

用法　研末与猪肝蒸服，每日 1 剂。

主治 疳积、上眼翳膜遮睛。

来源 崇左市。※

013. Danyw　I'ndawbyukgyaeqgaeq habliengh.

Yunghfap　Nienj baenz mba caeuq daepmou naengj gwn，moix ngoenz fuk ndeu.

Cujyau yw　Baenzgam、mueg cw lwgda.

Goekgaen　Cungzcoj Si. ※

014. **验方** 蝙蝠、骚鼠各 1 只。

用法 装瓦罐，外用黄泥包裹，置炭火中煅 1 小时，取出研末。每次适量配鸡肝蒸服，每日 1 次。另用适量加冰片少许点患眼。

主治 小儿疳积、眼生云翳。

来源 富川瑶族自治县、钟山县。

014. Danyw　Vumzvauz、nouhaeu gak 1 duz.

Yunghfap　Cuengq haeuj ndaw guenqvax，baihrog aeu namhhenj suek，cuengq ndaw feiz gyoq coemh aen cungdaeuz ndeu，aeu okdaeuj nienj baenz mba. Moix baez boiq daepgaeq habliengh naengj gwn，moix ngoenz baez ndeu. Lingh aeu habliengh gya binghben di ndeu ndik lwgda in.

Cujyau yw　Lwgnyez baenzgam、ndaw da hwnj mueg.

Goekgaen　Fuconh Yauzcuz Swciyen、Cunghsanh Yen.

小儿闭目、畏光
Lwgnding Dalaep、Lau Rongh

小儿闭目、畏光，多由时邪病毒郁，犯肝经，化热火，上注于目所致。

Lwgnding dalaep、lau rongh, dingzlai youz gij yak gij doeg gij nyap geiq-ciet haenx, famh megdaep, yungz baenz ndathuj, byaij coh baihgwnz haeuj ndaw lwgda cauhbaenz.

验方　孵过的鸡蛋壳、头发各等份。

用法　烧炭研末，配猪肝蒸服。

主治　小儿双目畏光、不能张开，烦躁不安。

来源　田东县。※

Danyw　Byukgyaeq faeg gvaq、byoem gak daengjfaenh.

Yunghfap　Coemh baenz mij nienj baenz mba, boiq daepmou naengj gwn.

Cujyau yw　Lwgnding song da lau rongh、hai mbouj ndaej，nyapnyuk mbouj onj.

Goekgaen　Denzdungh Yen. ※

新生儿两眼不开、流泪
Lwgnding Song Da Mbouj Hai、Lae Raemxda

新生儿两眼不开流泪，多由其母亲在怀孕期间过食辛热，积热入内，熏蒸胎儿所致，其主要特征是新生儿遍体壮热，目眵多，目闭面赤，眼泡浮肿，尿赤，便结，烦躁，啼哭不止。

Lwgnding song aen lwgda mbouj hai lae raemxda, dingzlai youz daxmeh de youq mboengq mizndang gwn ndat lai, rom ndat haeuj ndaw bae, oenq naengj lwgndawdungx cauhbaenz, gij cujyau binghyiengh de dwg lwgnding daengx ndang hoenghhwd, haexda lai, da laep naj hoengz, aen lwgda foegfouz, oknyouh henjnding, simfanz daej mbouj dingz.

验方 椿树皮、枫树皮各 30 克，鸡蛋 2 个。
用法 共煎熟，取鸡蛋温熨患眼。
主治 新生儿两眼不开、流泪。
来源 富川瑶族自治县、钟山县。
Danyw Naengfaexcin、naenggoraeu gak 30 gwz, gyaeqgaeq 2 aen.
Yunghfap Caez cien cug, aeu gyaeqgaeq raeuj dangq da.
Cujyau yw Lwgnding song da mbouj hai、lae raemxda.
Goekgaen Fuconh Yauzcuz Swciyen、Cunghsanh Yen.

小儿夜盲症
Lwgnyez Dafangzgaeq

　　小儿夜盲症又称"雀目""鸡盲"，分为先天小儿夜盲症、后天小儿夜盲症两种。先天小儿夜盲症称"高风雀目"，多由肾阳不足，脾失健运所致；后天小儿夜盲症多属肝虚雀目，由脾失健运所致，常出现于疳疾上目的早期，主要症状为黑夜或暗处视物不清。

　　Lwgnyez dafangzgaeq, youh heuhguh "da roeglaej" "damengz gaeq", faen guh lwgnyez seng daeuj couh baenz dafangzgaeq、lwgnyez seng ok daeuj gvaqlaeng cij baenz dafangzgaeq song cungj. Doengh boux lwgnyez seng daeuj couh baenz dafangzgaeq haenx heuhguh "gauhfungh dafangzgaeq", dingzlai youz makyiengz mbouj gaeuq, hawj mamx ndang mbouj cangq cauhbaenz; lwgnyez seng ok daeuj gvaqlaeng cij baenz binghdafangz haenx, dingzlai dwg dafangzgaeq daep daw, aenvih mamx saetdiuz cauhbaenz, youq ngamq baenz dafangzgaeq mwhhaenx ciengz raen, cujyau binghyiengh dwg gyanghaemh roxnaeuz gizlaep yawj doxgaiq mbouj cingcuj.

001. **验方**　猪肝 3 片，麻糖鸡屎适量。

用法　麻糖鸡屎涂于猪肝表面，置火炭上烤熟，内服，每日 1～2 剂。

主治　小儿夜盲症。

来源　金秀瑶族自治县。※来宾市。※

001. **Danyw**　Daepmou 3 dip, haexgaeqguet habliengh.

Yunghfap　Haexgaeqguet cat youq baihrog gwnz daep, cuengq youq gwnz gyoqfeiz gangq cug, ndaw gwn, moix ngoenz 1～2 fuk.

Cujyau yw　Lwgnyez dafangzgaeq.

Goekgaen　Ginhsiu Yauzcuz Swciyen. ※Laizbinh Si. ※

002. **验方**　白鳝鱼胆 1 只。

用法　取胆汁冲酒服，每日 1 剂。

主治　小儿鸡盲（夜盲）。

来源　金秀瑶族自治县。※

002. **Danyw**　Mbei bya'ngieghonz 1 aen.

Yunghfap　Aeu raemxmbei cung laeuj gwn, moix ngoenz fuk ndeu.

Cujyau yw　Lwgnyez dafangzgaeq.

Goekgaen　Ginhsiu Yauzcuz Swciyen. ※

003. **验方**　鲜松树叶 30 克。

用法　水煎服，每日 1 剂。

主治　小儿夜盲症。

来源　南宁市。

003. **Danyw**　Mbawcimgocoengz ndip 30 gwz.

Yunghfap　Cienq raemx gwn, moix ngoenz fuk ndeu.

Cujyau yw　Lwgnyez dafangzgaeq.

Goekgaen　Nanzningz Si.

004. **验方**　草决明根 10 克，麻糖鸡屎 1 克，猪肝 50 克。

用法　前两味药塞入猪肝中，慢火煨熟，分两次服，每日 1 剂，5 剂为 1 个疗程。

主治　小儿夜盲症。

来源　来宾市。※

004. **Danyw**　Ragcehyiengzmbeq 10 gwz, haexgaeqguet 1 gwz, daepmou 50 gwz.

Yunghfap　Song cungj yw gaxgonq saek haeuj ndaw daepmou bae, feizunq saz cug, baen song baez gwn, moix ngoenz fuk ndeu, 5 fuk guh aen liuzcwngz ndeu.

Cujyau yw　Lwgnyez dafangzgaeq.

Goekgaen　Laizbinh Si. ※

小儿行迟

Lwgnyez Rox Byaij Menh

小儿行迟指由先天禀赋薄弱，肾虚骨软所致，以小儿 1 岁以后，甚至 2～3 岁仍不能行走的病证。本病为小儿五迟"立迟""行迟""发迟""齿迟""语迟"之一。

Lwgnyez rox byaij menh dwg naeuz gij bingh aenvih seng okdaeuj couh ndang nyieg，mak haw ndokunq，cauhbaenz lwgnyez rim bi le，couh lienz 2～3 bi vanzlij mbouj caengz rox byaij. Cungj bingh neix dwg lwgnyez haj nguh "rox ndwn nguh" "rox byaij nguh" "byom hwnj nguh" "heuj hwnj nguh" "rox gangj nguh" ndawde aen ndeu.

验方 复脚菜（胭脂花）根、散血丝（红土牛膝）根各适量。

用法 配猪脚炖服，每日或隔日 1 次。

主治 小儿行迟。

来源 隆林各族自治县。※

Danyw Rag goyoeknuemz、rag godauqrod laeng mbaw nding gak hab-liengh.

Yunghfap Boiq ngviqmou aeuq gwn，moix ngoenz roxnaeuz gek ngoenz fuk ndeu.

Cujyau yw Lwgnyez rox byaij menh.

Goekgaen Lungzlinz Gak Cuz Swciyen. ※

佝偻病

Binghndokunq

佝偻病是由缺乏维生素 D 引起钙、磷代谢障碍所致，患儿早期有皮肤苍白，多哭吵，易出汗等症状，以后枕骨软化，用手指按压如乒乓球样感，继而出现方头，囟门迟闭，胸廓向前凸出和狭窄，出牙和走路较晚，下肢呈向内或向外弯曲畸形的症状。

Binghndokunq dwg aenvih veizswnghsu D noix yinxhwnj gai、linz daise gazngaih cauhbaenz, mwh geizcaeux lwgnding miz binghyiengh naengnoh hauceij, cauz lai daej lai, yungzheih ok hanh daengj, gvaqlaeng ndokswiz bienq unq, aeu lwgfwngz nyaenx de lumj binghbanghgiuz nei, riengz daeuj gyaeuj couh baenz seiqfueng, nawz haep nguh, gvaengh aek doed ok caeuq gaeb, hwnj heuj caeuq byaij roen haemq laeng, ga coh baihndaw roxnaeuz yiengq rog ngut yiengh mbouj cingqciengz.

验方 蟾蜍 1.5 克，辰砂 1 克。

用法 蟾蜍用黄泥包裹，置火上焙干至酥（以手捏碎为度），去泥，研末，与辰砂调匀，开水送服，每日 1 剂，3～5 日为 1 个疗程。

主治 佝偻病。

来源 隆林各族自治县。※

Danyw Gungqsou 1.5 gwz, cuhsah 1 gwz.

Yunghfap Gungqsou aeu namhhenj suek, cuengq gwnz feiz lang sauj daengz byoiq（aeu fwngz nyaenj soiq guh cinj）, aeu namh deuz, nienj baenz mba, caeuq cuhsah ndau yinz, raemxgoenj soengq gwn, moix ngoenz fuk ndeu, 3～5 ngoenz guh aen liuzcwngz ndeu.

Cujyau yw Binghndokunq.

Goekgaen Lungzlinz Gak Cuz Swciyen. ※

小儿破头风

Lwgnyez Nawz Gungj

小儿破头风多因热毒攻脑所致，主要症状为囟门充填高胀，头皮光亮，烦躁，舌红，双目下垂，发热气促，口干，神昏，抽搐，大便秘，尿短赤，指纹紫滞，舌红，苔黄燥。

Lwgnyez nawz gungj dingzlai aenvih ndat doeg gung uk cauhbaenz, cujyau binghyiengh dwg nawz dienz gawh, naeng gyaeuj rongh, nyapnyuk, linx nding, song da duengh, fatndat heiq coi, bak hawq, ngunhmaez, hwnjgeuq, haexgaz, nyouh dinj nyouh henj, rizfwngz cwk aeuj, diuzlinx nding, gwnzlinx henj hawq.

001. 验方 半边叶、白芥子、鸟不站苗各适量。

用法 捣烂，调酒擦囟门。

主治 小儿头偏风——破头风。

来源 都安瑶族自治县。※

001. Danyw Gaeumbaj、cehbyaekmanh、lwgdoenghha gak habliengh.

Yunghfap Daem yungz, diuh laeuj cat gwnz dingjgyaeuj gumzmboep.

Cujyau yw Lwgnding nawz gungj——bodouzfungh.

Goekgaen Duh'anh Yauzcuz Swciyen. ※

002. 验方 生老蒜 1 个，芥菜籽 10 克，南瓜络 15 克，燕子尾 1.5 克，钻地风 24 克，糯米 30 克。

用法 用开水将糯米泡约 5 分钟，合方捣烂敷囟门，每日换药 2 次。

主治 新生儿破头风。

来源 都安瑶族自治县。※

002. Danyw Ho ndip 1 aen, cehbyaekgat 10 gwz, nyaqnamzgva 15 gwz, gaeu'enq 1.5 gwz, byaeknu 24 gwz, haeuxcid 30 gwz.

Yunghfap Aeu raemxgoenj cimq haeuxcid daihgaiq 5 faen cung, daem yungz habfueng oep gwnz dingjgyaeuj gumzmboep, moix ngoenz vuenh yw 2 baez.

Cujyau yw Lwgnding nawz gungj.

Goekgaen Duh'anh Yauzcuz Swciyen. ※

003. 验方 桃仁、漂瓜子、急性子、地枫皮各适量。

用法 共研末，以开水调成糊状敷囟门，每日换药 1 次。

主治 新生儿破头风。

来源 都安瑶族自治县。※

003. Danyw　Cehmakdauz、lwgfouz、cehgovaribfwngz、naengdeihfung gak habliengh.

Yunghfap　Caez nienj baenz mba, aeu raemxgoenj boiq baenz giengh oep gwznzawz, moix ngoenz vuenh yw 1 baez.

Cujyau yw　Lwgnding nawz gungj.

Goekgaen　Duh'anh Yauzcuz Swciyen. ※

004. **验方** 鲜百合 30 克。

用法 水煎服，每日 1 剂，另取适量捣烂敷囟门两端。

主治 新生儿破头风。

来源 都安瑶族自治县。※

004. Danyw　Vabeghab ndip 30 gwz.

Yunghfap　Cienq raemx gwn, moix ngoenz fuk ndeu, lingh aeu habliengh daem yungz oep song gyaeuj gwnz dingjgyaeuj gumzmboep.

Cujyau yw　Lwgnding nawz gungj.

Goekgaen　Duh'anh Yauzcuz Swciyen. ※

脱 肛

Gyoenjconh

脱肛是直肠黏膜或直肠和部分乙状结肠向外脱出于肛门之外的病证，多见于1～3岁的小儿。

Gyoenjconh dwg gij bingh binghyiengh dwg i caetconq roxnaeuz caetconq caeuq mbangj saejlaux yiengh cih Gun "yiz" nei duet ok conghhaex baihrog daeuj，gij lwgnyez 1～3 bi raen lai.

001. 验方　臭茉莉根 30 克。

用法　配猪七寸炖服，每日或隔日 1 剂。

主治　小儿脱肛。

来源　都安瑶族自治县。※

001. **Danyw**　Raggodongzhaeu 30 gwz.

Yunghfap　Boiq damhangxmou aeuq gwn，moix ngoenz roxnaeuz gek ngoenz fuk ndeu.

Cujyau yw　Lwgnyez gyoenjconh.

Goekgaen　Duh'anh Yauzcuz Swciyen. ※

002. 验方　山药、莲子、茯神、麦芽、君肉、硼砂、山楂、海螵蛸、猪大肠各适量，灯心草一段，蓖麻子 5 粒。

用法　先以灯心草灸百会穴数壮，再将蓖麻子捣烂敷上，其余药与猪大肠炖服。

主治　小儿脱肛。

来源　罗城仫佬族自治县。※

002. **Danyw**　Maenzcienz、ceh mbu、fuzsinz、ngazmienh、gaeucijginh、baengzsa、sanhcah、haijbyauhsiuh、saejlauxmou gak habliengh，mwnhdwnghcauj donh ndeu，makcoengh 5 naed.

Yunghfap　Sien aeu mwnhdwnghcauj cit bwzveihez geij liek，caiq aeu makcoengh daem yungz oep hwnjbae，yw gizyawz caeuq saejlauxmou aeuq gwn.

Cujyau yw　Lwgnyez gyoenjconh.

Goekgaen　Lozcwngz Mulaujcuz Swciyen. ※

003. 验方　地桃花根、通草各 6 克。

用法 水煎服，每日 1 剂。

主治 小儿脱肛。

来源 都安瑶族自治县。※

003. Danyw Raggovaetdauz、fanhdoeggaeu gak 6 gwz.

Yunghfap Cienq raemx gwn, moix ngoenz fuk ndeu.

Cujyau yw Lwgnyez gyoenjconh.

Goekgaen Duh'anh Yauzcuz Swciyen. ※

004. **验方** 华泽兰根 15 克，猪大肠适量。

用法 华泽兰根切碎放入猪大肠内，两头扎紧，加水适量炖汤，每日分 3 次服。

主治 小儿脱肛。

来源 三江侗族自治县。

004. Danyw Ragniuzcaetdoj 15 gwz, saejlauxmou habliengh.

Yunghfap Ragniuzcaetdoj ronq soiq cuengq haeuj ndaw saejlauxmou, song gyaeuj cug ndaet, gya raemx habliengh aeuq dang, moix ngoenz baen 3 baez gwn.

Cujyau yw Lwgnyez gyoenjconh.

Goekgaen Sanhgyangh Dungcuz Swciyen.

小儿便血

Lwgnyez Okhaexlwed

凡血由肛门而下，或先便后血，或先血后便，或血与粪便相杂而下，或纯下血水者，皆谓之便血。

Fanzdwg gij lwed daj conghhaex roengzdaeuj，roxnaeuz sien okhaex riengzlaeng miz lwed，roxnaeuz sien lwed caiq haex，roxnaeuz lwed caeuq haex doxcab okdaeuj，roxnaeuz dan ok raemxlwed haenx，cungj heuhguh okhaexlwed.

验方 灸天枢穴（双侧）、长强穴。

用法 以五月艾绒直接灸各 3 壮。

主治 小儿便血。

来源 宁明县。※

Danyw Cit denhsuhhez (song mbiengj)、cangzgyangzhez.

Yunghfap Aeu ngaihnguxnyied cigciep cit gak 3 diuz.

Cujyau yw Lwgnyez okhaexlwed.

Goekgaen Ningzmingz Yen. ※

急性肾小球肾炎
Sinsiujgiuz Sinyenz Gaenjgip

急性肾小球肾炎，简称急性肾炎，以两侧肾脏弥漫性肾小球非化脓性炎症为主要病理特征的疾病，由感染后免疫反应所引起，临床以浮肿、尿少、血尿、高血压为主要表现。

Sinsiujgiuz sinyenz gaenjgip, genjdanh heuhguh makin gaenjgip, dwg cungj bingh cujyau binghyiengh dwg song mbiengj mak sinsiujgiuz yenzcwng sanqrim mbouj ok nong ndeu, aenvih deng ganjyenj gvaq le menjyiz fanjying yinxhwnj, seiz duenq bingh yw bingh ndaej raen gij cujyau biujyienh de dwg foegfouz、nyouh noix、nyouh lwed、hezyazsang.

验方 土常山适量，鸡肉（去皮）30 克。

用法 炖服，每日 1 剂。另取常山栀、叶水煎外洗。

主治 小儿急性肾炎。

来源 金秀瑶族自治县。※

Danyw Gocangzsanh habliengh, nohgaeq (bok naeng bae) 30 gwz.

Yunghfap Aeuq gwn, moix ngoenz fuk ndeu. Lingh aeu vuengzgae Cangzsanh caeuq mbaw de cienq raemx swiq rog.

Cujyau yw Lwgnyez makin gaenjgip.

Goekgaen Ginhsiu Yauzcuz Swciyen. ※

小儿遗尿

Lwgnyez Raengqnyouh

遗尿，俗称尿床，系指 3 周岁以上的小儿，睡中经常小便自遗，醒后方觉的一种疾病。小儿贪玩少睡，精神过于疲劳，或其他原因，偶尔发生 1～2 次遗尿，过后又恢复正常，不属病态。本病如经久不愈，往往影响小儿的精神生活和身心健康。

Raengqnyouh, vunz bingzciengz heuhguh oknyouh coq mbonq, dwg naeuz cungj bingh lwgnyez 3 hopbi doxhwnj, youq ndaw ninz laep ciengzseiz nyouh gag laeuh, singj le cix ngamq rox ndeu. Lwgnyez damdoz guhcaemz ninz ndaej noix, cingsaenz naetnaiq gvaqbouh, roxnaeuz gij yienzaen wnq, dingjlingz miz 1～2 baez laeuh nyouh, gvaqlaeng youh caiq bienq cingqciengz, mbouj gvihaeuj aen gvaengh baenzbingh. Langh cungj bingh neix nanznanz mbouj ndei, ciengzciengz yingjyangj daengz lwgnyez cingsaenz swnghhoz caeuq ndangdaej gengangh.

001. 验方 丁香 1～2 粒。

用法 研末，以冷开水调敷脐部。

主治 小儿遗尿。

来源 都安瑶族自治县。※

001. Danyw Dinghyangh 1～2 naed.

Yunghfap Nienj baenz mba, boiq raemxgoenj nit ndei le baeng saejndw.

Cujyau yw Lwgnyez raengqnyouh.

Goekgaen Duh'anh Yauzcuz Swciyen. ※

002. 验方 鸡内金 20 克，猪小肚 1 个。

用法 共焙干研末，早、晚各 5 克，以开水送服，10 日为 1 个疗程。

主治 小儿遗尿。

来源 来宾市。※

002. Danyw Dawgaeq 20 gwz, rongznyouhmou 1 aen.

Yunghfap Caez lang sauj nienj baenz mba, haet、haemh gak 5 gwz, aeu raemxgoenj soengq gwn, 10 ngoenz guh aen liuzcwngz ndeu.

Cujyau yw Lwgnyez raengqnyouh.

Goekgaen Laizbinh Si. ※

003. **验方**　生龙骨 30 克，鸡蛋适量。

用法　生龙骨水煎服取汁煮鸡蛋服，每晚 1 次。3 岁以下每次服 2 个鸡蛋，连服 3～6 剂。

主治　小儿遗尿。

来源　广西壮族自治区卫生和计划生育委员会。

003. **Danyw**　Ndoklungz 30 gwz, gyaeqgaeq habliengh.

Yunghfap　Ndoklungz ndip cienq raemx aeu raemxyw cawj gyaeqgaeq gwn, moix haemh baez ndeu. 3 bi doxroengz moix baez gwn 2 aen gyaeqgaeq, laebdaeb gwn 3～6 fuk.

Cujyau yw　Lwgnyez raengqnyouh.

Goekgaen　Gvangjsih Bouxcuengh Swcigih Veiswngh Caeuq Giva Swnghyuz Veijyenzvei.

004. **验方**　金樱子 30 克，猪膀胱 1 只，冰糖 3 克。

用法　炖服，每日 1 剂。

主治　小儿遗尿。

来源　金秀瑶族自治县。※

004. **Danyw**　Makvengj 30 gwz, rongznyouhmou 1 aen, dangzrin 3 gwz.

Yunghfap　Aeuq gwn, moix ngoenz fuk ndeu.

Cujyau yw　Lwgnyez raengqnyouh.

Goekgaen　Ginhsiu Yauzcuz Swciyen. ※

005. **验方**　夜关门（铁扫把）15 克，大叶白纸扇 9 克，猪小肚 1 具。

用法　炖服，每日 1 剂。

主治　小儿遗尿。

来源　金秀瑶族自治县。※

005. **Danyw**　Gomongdwngx 15 gwz, gaeubeizhau mbawhung 9 gwz, rongznyouhmou 1 aen.

Yunghfap　Aeuq gwn, moix ngoenz fuk ndeu.

Cujyau yw　Lwgnyez raengqnyouh.

Goekgaen　Ginhsiu Yauzcuz Swciyen. ※

006. **验方**　沙虫适量（炒黄），白米 50 克。

用法　煮粥喝，每日 1 剂。

主治　小儿遗尿。

来源　防城港市。※

006. **Danyw**　Nonsa habliengh（cauj henj）, haeuxsan 50 gwz.

Yunghfap　Cawj cuk gwn，moix ngoenz fuk ndeu.

Cujyau yw　Lwgnyez raengqnyouh.

Goekgaen　Fangzcwngzgangj Si.　※

007. 验方　补骨脂适量。

用法　炒至发出爆声为度，研末。3～9 岁每次 0.5 克，10～12 岁每次 0.8 克，每晚睡前用温开水送服。病程 1 年左右的连服 7 日；病程 2 年以上的早饭前加服 1 次，连服 15 日。

主治　小儿遗尿。

来源　广西壮族自治区卫生和计划生育委员会。

007. Danyw　Faenzcepraemx habliengh.

Yunghfap　Cauj daengz yiengj boepboep bae，nienj baenz mba. 3～9 bi moix baez 0.5 gwz，10～12 bi moix baez 0.8 gwz，moix haemh yaek ninz seiz aeu raemxgoenj raeuj soengq gwn. Boux bingh 1 bi baedauq de laebdaeb gwn 7 ngoenz；boux bingh daengz 2 bi doxhwnj de gwn ngaizhaet gaxgonq gya gwn baez ndeu，laebdaeb gwn 15 ngoenz.

Cujyau yw　Lwgnyez raengqnyouh.

Goekgaen　Gvangjsih Bouxcuengh Swcigih Veiswngh Caeuq Giva Swnghyuz Veijyenzvei.

008. 验方　金樱子 15 克，五味子 10 克，杜仲 30 克，猪腰 1 个。

用法　炖服，每日 1 剂，10 日为 1 个疗程。

主治　小儿夜间尿床。

来源　来宾市。※

008. Danyw　Makvengj 15 gwz，gaeucuenqiq 10 gwz，faexiethoux 30 gwz，makmou 1 aen.

Yunghfap　Aeuq gwn，moix ngoenz fuk ndeu，10 ngoenz guh aen liuzcwngz ndeu.

Cujyau yw　Lwgnyez raengqnyouh.

Goekgaen　Laizbinh Si.　※

009. 验方　金樱根 9 克，胡椒 3 克。

用法　配猪小肚炖服，每日 1 剂。

主治　小儿遗尿。

来源　柳州市。

009. Danyw　Ragmakvengj 9 gwz，hozceu 3 gwz.

Yunghfap　Boiq rongznyouhmou aeuq gwn，moix ngoenz fuk ndeu.

Cujyau yw　Lwgnyez raengqnyouh.

Goekgaen　Liujcouh Si.

010. 验方　桑螵蛸 9 克，金樱根 60 克，地桃花、红糖各 30 克。

用法　水煎服，每日 1 剂。

主治　小儿遗尿。

来源　柳州市。

010. Danyw　Rongzdaekmax 9 gwz, ragmakvengj 60 gwz, govaetdauz、dangzsa gak 30 gwz.

Yunghfap　Cienq raemx gwn, moix ngoenz fuk ndeu.

Cujyau yw　Lwgnyez raengqnyouh.

Goekgaen　Liujcouh Si.

011. 验方　鸡肠 60 克。

用法　煅，研末，开水送服，每日 1 剂。

主治　小儿遗尿。

来源　贺州市。

011. Danyw　Saejgaeq 60 gwz.

Yunghfap　Coemh, nienj baenz mba, raemxgoenj soengq gwn, moix ngoenz fuk ndeu.

Cujyau yw　Lwgnyez raengqnyouh.

Goekgaen　Hocouh Si.

小儿米泔样尿

Lwgnyez Nyouh Hoemz

　　小儿米泔样尿即尿白症，指小儿小便初下色黄赤，不久转白色，或状如米泔样者。

　　Lwgnyez nyouh hoemz couhdwg binghnyouhhau, dwg naeuz lwgnyez oknyouh ngamq roengz saek henjnding, mbouj geij nanz cienj baenz saekhau, roxnaeuz saek lumj raemxreiz nei.

001. **验方**　杉树浆（干）6 克，桃仁 4 粒，车前草 30 克。

用法　捣烂，开水泡服，每日 1～2 剂。

主治　小儿米泔样尿。

来源　金秀瑶族自治县。※

001. **Danyw**　Iengfaexsamoeg（hawq）6 gwz, cehmakdauz 4 naed, nyadaezmax 30 gwz.

Yunghfap　Daem yungz, roemxgoenj cimq gwn, moix ngoenz 1～2 fuk.

Cujyau yw　Lwgnyez nyouh hoemz.

Goekgaen　Ginhsiu Yauzcuz Swciyen. ※

002. **验方**　白芋苗 30 克，鸡蛋 1 个。

用法　水煎服，每日 1 剂。

主治　小儿尿如米汤样。

来源　富川瑶族自治县、钟山县。

002. **Danyw**　Nyodmungzhau 30 gwz, gyaeqgaeq 1 aen.

Yunghfap　Cienq raemx gwn, moix ngoenz fuk ndeu.

Cujyau yw　Lwgnyez nyouh hoemz.

Goekgaen　Fuconh Yauzcuz Swciyen、Cunghsanh Yen.

003. **验方**　芡实子 180 克（去壳炒黄），白糖适量。

用法　研末，开水冲服，每日数次，3 日服完。

主治　小儿尿白症。

来源　岑溪市。

003. **Danyw**　Haeuxgyaeujgaeq 180 gwz（duet byuk cauj henj）, begdangz habliengh.

Yunghfap　Nienj baenz mba, raemxgoenj cung gwn, moix ngoenz geij baez，3 ngoenz gwn liux.

Cujyau yw　Lwgnyez nyouh hoemz.

Goekgaen　Cinzhih Si.

小儿大小便不通
Lwgnyez Nyouh Haex Mbouj Doeng

  小儿大小便不通，多由于元气虚弱，热结膀胱所致。治疗上，前者宜增补元气，温化利水；后者宜清热利尿。

  Lwgnyez nyouh haex mbouj doeng, dingzlai aenvih yienzheiq hawnyieg, huj giet rongznyouh yinxhwnj. Seiz ywbingh cungj gaxgonq hab bouj yienzheiq, vwnhva leihraemx; cungj baihlaeng hab cawz ndat leih nyouh.

001. **验方** 葱头 2 根，酒糟适量。

用法 捣烂炒热，敷肚脐。

主治 小儿大小便不通。

来源 广西民族医药研究院。※

001. Danyw Gyaeujcoeng 2 lieg, nyaqlaeuj habliengh.

Yunghfap Daem yungz cauj ndat, oep saejndw.

Cujyau yw Lwgnyez nyouh haex mbouj doeng.

Goekgaen Gvangjsih Minzcuz Yihyoz Yenzgiuyen. ※

002. **验方** 黑芝麻（研末）、蜂蜜各 30 克。

用法 调匀分 3 次服，每日 1 剂。

主治 小儿便秘。

来源 岑溪市。

002. Danyw Lwgrazndaem (nienj baenz mba)、dangzrwi gak 30 gwz.

Yunghfap Ndau yinz baen 3 baenz gwn, moix ngoenz fuk ndeu.

Cujyau yw Lwgnyez haex mbouj doeng.

Goekgaen Cinzhih Si.

003. **验方** 葫芦（煅，研末）适量。

用法 调酒或开水内服。

主治 新生儿不屙屎、唇赤。

来源 贺州市。

003. Danyw Lwggyoux (coemh, nienj baenz mba) habliengh.

Yunghfap Boiq laeuj roxnaeuz raemxgoenj gwn.

Cujyau yw Lwgnding mbouj okhaex、naengbak nding.

Goekgaen Hocouh Si.

小儿尿血
Lwgnyez Nyouhlwed

小儿尿血指小便出血，小便红赤甚至尿出纯血。

Lwgnyez nyouhlwed dwg naeuz nyouh ok lwed，nyouh nding vanzlij nyouh ok lwed ndwi.

001. 验方 黑芝麻 15 克，琥珀 4.5 克，灯心草 1.5 克。

用法 水煎服，每日 1 剂。

主治 小儿尿血。

来源 岑溪市。

001. Danyw Lwgrazndaem 15 gwz，hujbwz 4.5 gwz，mwnhdwnghcauj 1.5 gwz.

Yunghfap Cienq raemx gwn，moix ngoenz fuk ndeu.

Cujyau yw Lwgnyez nyouhlwed.

Goekgaen Cinzhih Si.

疝　气
Raembouz

疝气指少腹坠痛，牵引睾丸及睾丸偏大等病症。

Raembouz dwg naeuz dungxbongq in doemqroengz, rag raem caeuq raem bien hung daengj bingh.

001. **验方**　田鸡（青蛙）4 只（去头及内脏），黑豆 120 克。

用法　炖服，每日 1 剂。

主治　小儿阴囊疝气。

来源　广西民族医药研究院。※

001. **Danyw**　Goep 4 duz（gvengh gyaeuj caeuq dungxsaej bae），duhndaem 120 gwz.

Yunghfap　Aeuq gwn, moix ngoenz fuk ndeu.

Cujyau yw　Lwgnyez raembouz.

Goekgaen　Gvangjsih Minzcuz Yihyoz Yenzgiuyen. ※

002. **验方**　黄药子 30 克，杜仲、夜关门、六月雪、白纸扇各 10 克。

用法　配猪七寸炖服，每日 1 剂。

主治　小儿疝气。

来源　金秀瑶族自治县。※

002. **Danyw**　Gomaenzbyaj 30 gwz, faexiethoux、gomongdwngx、go'ndokmax、gaeubeizhau gak 10 gwz.

Yunghfap　Boiq damhangxmou aeuq gwn, moix ngoenz fuk ndeu.

Cujyau yw　Lwgnyez raembouz.

Goekgaen　Ginhsiu Yauzcuz Swciyen. ※

003. **验方**　荔枝核、橘核、黄皮核各 30 克，黑豆适量。

用法　共炖至微烂，取豆分 7 日以酒送服。

主治　小儿腹疝。

来源　金秀瑶族自治县。※

003. **Danyw**　Ngveihlaehcei、cehmakgam、ngveihmakmoed gak 30 gwz, duhndaem habliengh.

Yunghfap　Caez aeuq daengz loq miz di yungz, aeu duh baen 7 ngoenz yungh laeuj soengq gwn.

Cujyau yw　Lwgnyez raembouz.

Goekgaen　Ginhsiu Yauzcuz Swciyen. ※

004. 验方　地网菌（生于地上如网状的菌）5 个，桃子核 10 粒。

用法　烧存性，研末，分 3 次以开水送服，每日 1 剂，30 剂为 1 个疗程。

主治　小儿疝气。

来源　来宾市。※

004. Danyw　Divangjgin（gij raet seng youq gwnznamh lumj muengx nei）5 aen, cehmakdauz 10 naed.

Yunghfap　Aeu feiz ruemx daengz baihrog remjndaem baihndaw remj-henj, nienj baenz mba, baen 3 baez aeu raemxgoenj soengq gwn, moix ngoenz fuk ndeu, 30 fuk guh aen liuzcwngz ndeu.

Cujyau yw　Lwgnyez raembouz.

Goekgaen　Laizbinh Si. ※

005. 验方　螳螂窝（桑螵蛸）30 克，茶油 30 毫升。

用法　螳螂窝焙干研粉，调茶油擦患处。

主治　小儿疝气。

来源　金秀瑶族自治县。※

005. Danyw　Rongzdaekmax 30 gwz, youzcaz 30 hauzswngh.

Yunghfap　Rongzdaekmax lang sauj nienj baenz mba, boiq youzcaz cat gizbingh.

Cujyau yw　Lwgnyez raembouz.

Goekgaen　Ginhsiu Yauzcuz Swciyen. ※

006. 验方　①桃仁 3～4 粒，千年健 6 克，旧蒲葵扇 3 克；②鬼针草、灯笼草各适量。

用法　验方①水煎服，验方②捣烂敷患处，每日各 1 剂。

主治　小儿疝气。

来源　金秀瑶族自治县。※

006. Danyw　① Cehmakdauz 3～4 naed, go'ngaeucah 6 gwz, beizsen gaeuq 3 gwz；② gogemzgungq, bopdaengloengz gak habliengh.

Yunghfap　Danyw ① cienq raemx gwn, danyw ② daem yungz oep gizbingh, moix ngoenz gak fuk ndeu.

Cujyau yw　Lwgnyez raembouz.

Goekgaen　Ginhsiu Yauzcuz Swciyen. ※

007. **验方** 六月雪、钩藤各 10 克，灯草根 9 克，灯笼泡 5 克，山栀子 25 克，红沙草（地锦草）、九节风各 3 克。

用法 水煎服，每日 1 剂。有热者去九节风，加水泽兰、水菖蒲，水煎外洗。

主治 小儿疝气。

来源 金秀瑶族自治县。※

007. **Danyw** Go'ndokmax、gaeugvaqngaeu gak 10 gwz，raghazbiz 9 gwz，bopdaengloengz 5 gwz，vuengzgae 25 gwz，gobazsanhhuj、goloemq gak 3 gwz.

Yunghfap Cienq raemx gwn，moix ngoenz fuk ndeu. Boux ndang huj gaej aeu goloemq，gya gobeilanz，yiengfuzraemx，cienq raemx rog swiq.

Cujyau yw Lwgnyez raembouz.

Goekgaen Ginhsiu Yauzcuz Swciyen. ※

008. **验方** 狗脚迹根 60 克，青壳鸭蛋 1 个。

用法 将鸭蛋打孔数个，合狗脚青根水煎服，每日 1 剂。

主治 小儿疝气。

来源 金秀瑶族自治县。※

008. **Danyw** Ragbaetmaenzsaeq 60 gwz，gyaeqbitbyukheu 1 aen.

Yunghfap Mbongq gyaeqbit geij aen congh，caeuq raggoujgyozcingh cienq raemx gwn，moix ngoenz fuk ndeu.

Cujyau yw Lwgnyez raembouz.

Goekgaen Ginhsiu Yauzcuz Swciyen. ※

小儿脐突（肠疝）
Lwgnding Saejndw Doed

小儿脐突（肠疝）是指因小肠或腹腔脂膜突入脐中，致使脐部突起而肿大光亮的一种疾病，为新生儿及婴儿脐部常见病之一。本病又称"脐疝"。

Lwgnding saejndw doed dwg naeuz cungj bingh aenvih saejlwg roxnaeuz lauzmueg aendungx doed haeuj ndaw saejndw bae，hawj aen saejndw doed ok-daeuj cix foeggawh ronghndongq ndeu，dwg cungj bingh saejndw lwgndaw-ndwen caeuq lwgnding ciengzseiz raen ndeu. Cungj bingh neix youh heuhguh "saej haeuj saejndw".

验方　赤小豆、淡豆豉、南星、白蔹各 3 克。

用法　共研末，调姜汁敷脐周。

主治　小儿脐突。

来源　岑溪市。

Danyw　Duhhoengz、daeuhseih、gonoegnueg、gvenou gak 3 gwz.

Yunghfap　Caez nienj baenz mba，boiq raemxhing oep gvaengz saejndw.

Cujyau yw　Lwgnding saejndw doed.

Goekgaen　Cinzhih Si.

小儿癫痫
Lwgnyez Fatyiengzdien

癫痫是一种发作性神志异常的疾病。其特征为发作时突然昏倒，口吐涎沫，两目上视，四肢抽搐，或发出如猪、羊的叫声，醒后除感觉疲乏外，一如常人，往往不定时地反复发作。

Fatyiengzdien dwg cungj bingh saenzci fatok mboujdoengz bingzciengz ndeu. Gij binghyiengh de dwg mwh fat bingh fwt couh maezmuenh, aenbak rih myaiz, song da coh gwnz yawj, seiqguengq hwnjgeuq, roxnaeuz fatok gij sing lumj duzmou、duzyiengz swenj, singj le cawz roxnyinh naiqnuek caixvaih, lumj vunz bingzciengz nei, ciengzciengz mbouj dinghseiz fanfoek fatbingh.

验方 海桐皮、松树红嫩芽、荔枝树嫩苗各适量，糯米 250 克，红黄泥 250 克（调水取上清液）。

用法 前 3 味药煎取汁，合方做成粽粑，每日服 3 次，每次适量，连服数日。

主治 小儿癫痫。

来源 宁明县。

Danyw Godungjcanz、byaihoengznyod'oiq gocoengz、nyodgolaehcei gak habliengh, haeuxcid 250 gwz, namhhoengz 250 gwz（boiq raemx aeu raemx saw baihgwnz）.

Yunghfap 3 cungj yw gaxgonq cienq aeu raemxyw, gyoepdan guh baenz faengx, moix ngoenz gwn 3 baez, moix baez habliengh, laebdaeb gwn geij ngoenz.

Cujyau yw Lwgnyez fatyiengzdien.

Goekgaen Ningzmingz Yen.

小儿夜啼

Lwgnyez Hwnzdaej

小儿夜啼是指小儿白天如常，入夜则啼哭不安，或每夜定时啼哭，甚则通宵达旦，故称夜啼。

Lwgnyez hwnzdaej dwg nacuz lwgnyez gyangngoenz lumj bingzciengz, haeuj haemh cix daej mbouj onj, roxnaeuz moix haemh dinghseiz daej, youqgaenj lij daej hwnz daengz ranzrongh, ndigah heuhguh hwnzdaej.

001. 验方 天竺黄、川芎、双钩藤、朱砂各 6～9 克。

用法 上药用布包好，挂在小儿胸前心尖部。啼哭停止即除去药。

主治 小儿夜啼。

来源 上林县。※

001. Danyw Denhcuzvangz、gociengoeng、gaeugvaqngaeu、cuhsah gak 6～9 gwz.

Yunghfap Yw baihgwnz aeu baengz suek ndei, venj youq naj aek giz ndawsim lwgnyez. Daej dingz le couh dawz yw deuz.

Cujyau yw Lwgnyez hwnzdaej.

Goekgaen Sanglinz Yen. ※

002. 验方 黄连 9 克，薄荷、虫蜕（去头、足）各 1.5 克，灯草 3 克。

用法 研末，每次取 0.6～1.5 克，开水送，顿服。

主治 小儿夜啼不眠。

来源 田东县。

002. Danyw Vuengzlienz 9 gwz, gobozhoz、bokbid（gvengh gyaeuj、din bae）gak 1.5 gwz, hazbiz 3 gwz.

Yunghfap Nienj baenz mba, moix baez aeu 0.6～1.5 gwz, raemxgoenj soengq, guh baez ndeu gwn.

Cujyau yw Lwgnyez hwnzdaej mbouj ninz.

Goekgaen Denzdungh Yen.

003. 验方 浮小麦、大枣各 3 克，甘草 1.5 克。

用法 水煎服，每日 1 剂，连服 7～14 日。

主治 小儿夜啼，妇人脏燥。

来源 南宁市。

003. Danyw　Megbeb、makcaujcij gak 3 gwz，gamcauj 1.5 gwz.

Yunghfap　Cienq raemx gwn，moix ngoenz fuk ndeu，laebdaeb gwn 7～14 ngoenz.

Cujyau yw　Lwgnyez hwnzdaej，mehmbwk gwnghnenzgiz cunghhozcwng.

Goekgaen　Nanzningz Si.

004. **验方**　土黄连（黄藤）、薄荷各 6 克，水灯草 9 克，虫蜕 3 克。

用法　水煎服，每日 1 剂。

主治　小儿夜啼。

来源　柳州市。

004. Danyw　Gaeuhenj、gobozhoz gak 6 gwz，hazbiz 9 gwz，bokbid 3 gwz.

Yunghfap　Cienq raemx gwn，moix ngoenz fuk ndeu.

Cujyau yw　Lwgnyez hwnzdaej.

Goekgaen　Liujcouh Si.

005. **验方**　牛屎青根、麦冬、竹叶各 9 克。

用法　水煎服，每日 1 剂。

主治　小儿夜啼。

来源　柳州市。

005. Danyw　Raggodaihcing、megdoeng、gohaeuxroeggae gak 9 gwz.

Yunghfap　Cienq raemx gwn，moix ngoenz fuk ndeu.

Cujyau yw　Lwgnyez hwnzdaej.

Goekgaen　Liujcouh Si.

006. **验方**　灯花（花生油灯点燃结成的灯花）1 枚。

用法　研末，开水 1 次送服，每日 2～3 次。

主治　小儿夜啼。

来源　马山县。※

006. Danyw　Daeng'va（aen daeng youzduhdoem diemjdawz gij daeng giet baenz haenx）aen ndeu.

Yunghfap　Nienj baenz mba，raemxgoenj guh baez ndeu soengq gwn，moix ngoenz 2～3 baez.

Cujyau yw　Lwgnyez hwnzdaej.

Goekgaen　Majsanh Yen.　※

007. **验方**　蝉蜕5只（去头足），拇指甲适量（煅，研末）。

用法　蝉蜕水煎冲指甲末服，每日1剂。

主治　小儿夜啼。

来源　富川瑶族自治县、钟山县。

007. **Danyw**　Bokbid 5 duz (gvengh gyaeuj din bae), ribfwngzmeh habliengh (coemh, nienj baenz mba).

Yunghfap　Bokbid cienq raemx cung mbaribfwngz gwn, moix ngoenz fuk ndeu.

Cujyau yw　Lwgnyez hwnzdaej.

Goekgaen　Fuconh Yauzcuz Swciyen、Cunghsanh Yen.

008. **验方**　艾绒、葱各适量。

用法　先用葱煎汤洗腹部，然后用艾绒烘热熨脐腹十余次。

主治　小儿夜啼。

来源　富川瑶族自治县、钟山县。

008. **Danyw**　Ngaih、coeng gak habliengh.

Yunghfap　Sien aeu coeng cien dang swiq dungx, menhcij aeu ngaih ring ndat dang saejndw caeuq dungx cib lai baez.

Cujyau yw　Lwgnyez hwnzdaej.

Goekgaen　Fuconh Yauzcuz Swciyen、Cunghsanh Yen.

009 **验方**　节节花（亚婆茶）适量。

用法　水煎服，每日1剂。

主治　小儿烦躁好哭。

来源　柳城县。

009 **Danyw**　Gorwzco habliengh.

Yunghfap　Cienq raemx gwn, moix ngoenz fuk ndeu.

Cujyau yw　Lwgnyez hwnzdaej.

Goekgaen　Liujcwngz Yen.

小儿走胎
Lwgnding Dungxraeng

小儿走胎，指由于肝气未充，胆气怯而易惊，啼哭惊惕。

Lwgnding dungxraeng，dwg naeuz aenvih heiq daep caengz saed，mbei siuj couh yungzheih lau，daejnye'nye yieplau。

验方 石菖蒲2株，桃树苗5条，蛇不过7节（每节长约21厘米），白花丹适量。

用法 放在患儿席子底下垫睡。

主治 小儿走胎（惊吓症）。

来源 龙胜各族自治县。※

Danyw Goyiengfuz 2 go，dinfaexdauz 5 diuz，gangzngwd 7 hoh（moix hoh raez daihgaiq 21 lizmij），godonhhau habliengh。

Yunghfap Cuengq youq laj mbinj lwgbingh demh ninz。

Cujyau yw Lwgnding dungxraeng（binghleklau）。

Goekgaen Lungzswng Gak Cuz Swciyen。※

地中海贫血
Lwedhaw Dicunghhaij

地中海贫血又称海洋性贫血，包括一组临床表现和血象类似的遗传性慢性溶血性疾病，其共同特征为血红蛋白中球蛋白的一种或几种肽链的合成数量减少或缺如，导致血红蛋白的成分改变。患者自幼出现不同程度的低色性小细胞性贫血，并有家族特性。

Lwedhaw dicunghhaij youh heuhguh haijyangzsing lwedhaw, hamz cuj bingh ciepcungj mansing yungzhezsing youq seiz duenq bingh yw bingh ndaej raen caeuq lwed itbuenq cazniemh de doxlumj ndeu, gij daegdiemj doxdoengz gyoengqde dwg ndaw hezhungz danbwz dailen cungj ndeu roxnaeuz geij cungj soqliengh habbaenz haenx gemjnoix roxnaeuz noix, cauhbaenz gij cwngzfwn hezhungz danbwz gaijbienq. Bouxvunzbingh daj iq couh miz gij lwedhaw sibauh iq saek damh cingzdoh mbouj doengz haenx, caemhcaiq miz gij daegsingq gyahcuz de.

001. 验方 黄根（南山花）30 克，党参、黄芪、首乌各 9 克，猪骨 250 克。

用法 炖服，每日 1 剂。

主治 地中海贫血、恶性网状细胞病、脾机能亢进症。

来源 《广西本草选编》。

001. Danyw Nanzsanhvah 30 gwz, dangjsinh、vangzgiz、maenzgya gak 9 gwz, ndokmou 250 gwz.

Yunghfap Aeuq gwn, moix ngoenz fuk ndeu.

Cujyau yw Lwedhaw dicunghhaij、sibauh baenz muengx yak、bingh mamx gihnwngz angq gvaqbouh.

Goekgaen 《Gvangjsih Bwnjcauj Senjbenh》.

002. 验方 鲜牛肝 30～60 克，白糖 30 克。

用法 将牛肝切碎，拌白糖捣烂，蒸热，1 次服或分数次服，每日 1 剂。

主治 地中海贫血。

来源 钟山县。

002. Danyw Daepvaiz ndip 30～60 gwz, begdangz 30 gwz.

Yunghfap Aeu daep ma ronq soiq bae, gyaux begdangz dub yungz, naengj ndat, baez ndeu gwn roxnaeuz baen geij baez gwn, moix ngoenz fuk ndeu.

Cujyau yw   Lwedhaw dicunghhaij.

Goekgaen   Cunghsanh Yen.

蚕豆黄

Binghduhbap

蚕豆黄亦称"蚕豆病""胡豆黄",少数人由于吃蚕豆或吸入其花粉后,迅速出现黄疸、贫血、红茶样尿的病症。

Binghduhbap hix heuhguh "canzdoubing" "huzdouvangz", miz siujsoq vunz aenvih gwn duhbap roxnaeuz sup haeuj vafaenj de le, vaiq couh okyienh gij bingh vuengzbiu、lwedhaw、nyouh lumj caznding nei.

验方 生甘草30～60克,银花15克,绿豆60克,红砂糖30克(冲服)。

用法 水煎代茶饮,每日1～2剂。

主治 蚕豆黄。

来源 钟山县。

Danyw Gamcauj ndip 30～60 gwz, vagimngaenz 15 gwz, duhheu 60 gwz, dangznding 30 gwz(cung gwn).

Yunghfap Cienq raemx dangq caz gwn, moix ngoenz 1～2 fuk.

Cujyau yw Binghduhbap.

Goekgaen Cunghsanh Yen.

小儿落地锁

Lwgnyez Nawz Mboep

小儿落地锁（头心凹），指囟门下陷不平，多因脏腑气血虚弱，不能上充脑髓所致。

Lwgnyez nawz mboep（gyang dingjgyaeuj mboep），gwnz dingjgyaeuj gumzmboep doekloemq mbouj bingz，dingzlai aenvih dungxsaej heiq lwed haw nyieg，mbouj ndaej gunghawj ukngviz cauhbaenz.

验方 地龟虫 3 只，硬骨草茹、蕹菜头各 3 条，竹壳菜 1 条。

用法 水煎服，每日 1 剂。

主治 小儿落地锁（头心凹）。

来源 广西民族医药研究院。

Danyw Duzdaeuhlaux 3 duz，raetgoyingguzcauj、gyaeujbyaekmbungj gak 3 diuz，byaekmbin 1 duz.

Yunghfap Cienq raemx gwn，moix ngoenz fuk ndeu.

Cujyau yw Lwgnyez nawz mboep（gyang dingjgyaeuj mboep）.

Goekgaen Gvangjsih Minzcuz Yihyoz Yenzgiuyen.

小儿风锁

Lwgnyez Nawz Bongz

小儿风锁多因火毒上攻，囟门填凸、高肿所致，按之浮软，囟门皮肤色红，毛发黄，面色红，头痛口干，或骨蒸自汗，发热惊厥，胸高气促，舌质红，苔黄干燥，指纹紫滞。

Lwgnyez nawz bongz dingzlai aenvih doeghuj gung hwnj gwnz daeuj, gwnz dingjgyaeuj gumzmboep dienz moj、foegmoj yinxhwnj, naenx de biu unq, naengnoh gwnz dingjgyaeuj gumzmboep nding, bwn'gyaeuj henj, saek naj nding, gyaeuj in hozhawq, roxnaeuz goetnaengj gag ok hanh, fatndat lekmaez, aek sang heiq baeg, linx nding, gwnz linx henj hawq, rizfwngz cwk aeuj.

001. 验方 饿蚂蝗、山栀子、车前草、木贼、毛冬青叶、黑脚蕨（扇叶铁线蕨）、旱莲草各 10 克。

用法 水煎服，每日 1 剂。

主治 小儿风锁。

来源 金秀瑶族自治县。※

001. Danyw Govaiziq、vuengzgae、nyadaezmax、godaebdoengz、mbawywhozdoeg、gutndaem、gomijcauq gak 10 gwz.

Yunghfap Cienq raemx gwn, moix ngoenz fuk ndeu.

Cujyau yw Lwgnyez nawz bongz.

Goekgaen Ginhsiu Yauzcuz Swciyen. ※

002. 验方 九里明、旱莲草、酢浆草、蓝靛叶、大青叶各适量，生姜 4 片，葱头 5 个，盐少许。

用法 共捣烂，水煎外洗。

主治 小儿风锁。

来源 金秀瑶族自治县。※

002. Danyw Go'nyaenhhenj、gomijcauq、byaeksoemjmeiq、mbawdienh、godaihcing gak habliengh, hingndip 4 gep, gyaeujcoeng 5 aen, di gyu ndeu.

Yunghfap Caez daem yungz, cienq raemx swiq rog.

Cujyau yw Lwgnyez nawz bongz.

Goekgaen Ginhsiu Yauzcuz Swciyen. ※

003. **验方** 金锁匙、山栀子、白纸扇、五爪金龙、酢浆草各 6 克。

用法 水煎服，每日 1 剂。

主治 小儿风锁。

来源 金秀瑶族自治县。※

003. Danyw Gaeugidaengz、vuengzgae、gaeubeizhau、gocijcwz、byaeksoemjmeiq gak 6 gwz.

Yunghfap Cienq raemx gwn, moix ngoenz fuk ndeu.

Cujyau yw Lwgnyez nawz bongz.

Goekgaen Ginhsiu Yauzcuz Swciyen. ※

小儿脐风（新生儿破伤风）
Lwgnding Fatfung

脐风又名风搐、七日口噤、四六风、七日风，即新生儿破伤风，由断脐不洁，感染外邪所致。本病以全身各部发生强直性痉挛，牙关紧闭，面呈苦笑状为特征。本病为危重病，宜迅速送医院抢救。

Fatfung youh heuhguh gimqfung、caet ngoenz bak gvan、benggvan、cijgvan，couhdwg lwgnding fatfung，aenvih guh goenq saejndw mbouj seuq，ganjyenj gij yakrwix baihrog yinxhwnj. Cungj bingh neix binghyiengh dwg daengx ndang gak dieg hwnjgeuq gyaengjsoh，hangzheuj haeb maenh，fajnaj riumbwng. Cungj bingh neix dwg bingh naek，hab vaiq soengq bae yihyen ciengjgouq.

001. 验方　小铜钱菜（天胡荽）、樟树叶、鹧鸪菜、救命王（黑叶爵床）各适量，葱头5个，饭适量。

用法　共捣烂敷肚脐，每日换药1～2次。

主治　小儿脐风。

来源　桂林市临桂区。

001. Danyw　Godenhhuzsih、mbawgocueng、byaekroegfek、gociep-ndokhung gak habliengh，gyaeujcoeng 5 aen，haeuxngaiz habliengh.

Yunghfap　Caez daem yungz baeng saejndw，moix ngoenz vuenh yw 1～2 baez.

Cujyau yw　Lwgnding fatfung.

Goekgaen　Gveilinz Si Linzgvei Gih.

002. 验方　巴豆3粒（炒去油），雄黄2克，虫蜕、全蝎各3克。

用法　研末，炼蜜为丸如绿豆大，朱砂为衣，起锁时服5丸。

主治　小儿三朝风七朝锁。

来源　陆川县。

002. Danyw　Duhbap 3 naed（cauj youz okbae），rinroujgyaeq 2 gwz，bokbid、duzhez gak 3 gwz.

Yunghfap　Nienj baenz mba，lienh dangzrwi guh baenz ywyienz hung baenz naed duhheu nei，cuhsah suek baihrog，fatfung seiz gwn 5 naed.

Cujyau yw　Lwgnding fatfung.

Goekgaen　Luzconh Yen.

003. 验方 灸前额裂口最下端处，鱼腰穴（双侧）、人中穴、承浆穴、百会穴、神阙穴、少商穴（男左女右）、脐周六穴（距脐 5 分画一圆圈，分 6 等份）。

用法 自上而下隔姜灯火灸。

主治 新生儿脐风。

来源 都安瑶族自治县。※

003. Danyw Cit giz ceg najbyak ceiq baihlaj, yizyauhhez（song mbiengj）、yinzcunghhez、cwngzcienghhez、bwzveihez、saejndw、sausanghhez（bouxsai baihswix mehmbwk baihgvaz）、saejndw seiqhenz roek aen hezvei（liz saejndw 5 faen veh aen gien ndeu, baen 6 daengj faenh）.

Yunghfap Daj gwnz daengz laj gek hing guh feizdaeng diemjcit ywfap.

Cujyau yw Lwgnding fatfung.

Goekgaen Duh'anh Yauzcuz Swciyen. ※

004. 验方 ①灸囟门穴、人中穴、承浆穴、少商穴（双侧）。②新鲜公鼠 1 对（焙干研末）。

用法 眉心色黄者，隔姜灯花火灸各一壮。若肚脐有条青筋直射心口，则在青筋顶端用上法灸一壮，青筋退后在脐周用上法灸数对对称点。同时以姜汤送服验方②0.5 克。

主治 小儿脐风。

来源 龙胜各族自治县。※

004. Danyw ① Cit sinmwnzhez、yinzcunghhez、cwngzcienghhez、sausanghhez（song mbiengj）. ② Noudaeg ndip 1 doiq（lang sauj nienj baenz mba）.

Yunghfap Boux gyang najbyak henj de, feiz hazbiz gek hing cit gak diuz ndeu. Danghnaeuz saejndw miz diuz nyinzheu soh nyingz coh baksimdaeuz, cix youq dingjbyai nyinzheu yungh gij fuengfap baihgwnz cit diuz ndeu, nyinzheu doiq le youq saejndw seiqhenz yungh fuengfap baihgwnz cit geij doiq diemj doxdaengh. Caemhcaiq aeu raemxdanghing soengq gwn danyw ② 0.5 gwz.

Cujyau yw Lwgnding fatfung.

Goekgaen Lungzswng Gak Cuz Swciyen. ※

005. 验方 灶烟灰 6 克，生白矾、草纸灰各 4.5 克。

用法 研末敷肚脐，每日换药 1 次。

主治 小儿脐风。

来源　贵港市。

005. **Danyw**　Mijcauq 6 gwz, begfanz ndip、daeuhnyaj gak 4.5 gwz.

Yunghfap　Nienj baenz mba oep saejndw, moix ngoenz vuenh yw 1 baez.

Cujyau yw　Lwgnding fatfung.

Goekgaen　Gveigangj Si.

006. **验方**　麝香0.1克，雄黄1.5克，黄丹2.4克，辰砂3克，蟾蜍1只。

用法　蟾蜍剖腹去内脏，其余药研末置入蟾蜍腹内，敷脐部。

主治　新生儿脐风。

来源　岑溪市。

006. **Danyw**　Seyangh 0.1 gwz, rinroujgyaeq 1.5 gwz, cuhdanh 2.4 gwz, cuhsah 3 gwz, gungqsou 1 duz.

Yunghfap　Gungqsou buq dungx gvengh dungxsaej bae, yw gizyawz nienj baenz mba coux haeuj ndaw dungx gungqsou, baeng saejndw.

Cujyau yw　Lwgnding fatfung.

Goekgaen　Cinzhih Si.

007. **验方**　田螺2只，吴茱萸30克，狗獠姜（桷斗蕨）1块，皂角刺15克，葱白3克，鸡蛋1个。

用法　共捣烂，调酒炒热敷肚脐，每日换药3次。

主治　小儿脐风、腹胀。

来源　马山县。※

007. **Danyw**　Saenaz 2 aen, gocazlad 30 gwz, gutgezdouj 1 gep, oenceugoeg 15 gwz, coenggoek 3 gwz, gyaeqgaeq 1 aen.

Yunghfap　Caez daem yungz, diuz laeuj cauj ndat le oep saejndw, moix ngoenz vuenh yw 3 baez.

Cujyau yw　Lwgnding fatfung、dungxraeng.

Goekgaen　Majsanh Yen. ※

008. **验方**　①小半边莲0.3克，金不换0.6克，香附子1.5克，钩藤6克，山栀子、七叶一枝花（大总管）、沙牛虫、甘草各3克。②针刺太阳穴、攒竹穴、颊车穴、下关穴、耳背、角孙穴、地仓穴、迎香穴、肘关节、腕关节、膝关节、肩胛角等处。③灸太阳穴、攒竹穴、颊车（牙关紧闭时用）、脊柱各椎间隙（取数穴即可）、骶椎关节处。

用法　验方①水煎服，每日1剂。血少面色青加白颈鸭虫（蚯蚓）3～4条捣烂冲服。验方②各穴以陶针浅刺出血。验方③隔粽粑叶用灯草火灸。

主治　新生儿破伤风。

来源　象州县。※

008. Danyw　① Yw'ngwzhaeb iq 0.3 gwz, golaeng'aeuj 0.6 gwz, cidmou 1.5 gwz, gaeugvaqngaeu 6 gwz, vuengzgae、caekdungxvaj、nonninz、gamcauj gak 3 gwz. ② Cim camz daiyangzhez、canjcuzhez、gyazcehhez、ya'gvanhhez、laengrwz、gozsunhhez、dicanghhez、yingzyanghhez、hohgencueg、hohgenbaeu、hohgyaeujhoq、gungxmbaq daengj dieg. ③ Cit daiyangzhez、canjcuzhez、gyazceh（seiz haep heuj aeu）、luengq ndokgizlungz（aeu geij aen hezvei couh ndaej）、giz hoh ndoksoenj.

Yunghfap　Danyw ① cienq raemx gwn, moix ngoenz fuk ndeu. Lwed noix naj heu gya nengzndwen hozhau 3～4 duz dub yungz cung gwn. Danyw ② aeu cimmeng youq gak aen hezvei camz ok di lwed. Danyw ③ aeu feiz hazbiz gek mbaw rongfaengx cit.

Cujyau yw　Lwgnding fatfung.

Goekgaen　Siengcouh Yen. ※

009. 验方　蜈蚣 2 条，地桃花、鹅不食草、鬼针草、土牛膝、防风、虎杖各 15 克。

用法　焙干研末，每次 3 克，以童小便冲服，每日 3 次。

主治　新生儿破伤风。

来源　都安瑶族自治县。※

009. Danyw　Sipndangj 2 duz, govaetdauz、gomoeggyej、gogemzgungq、godauqrod、gofangzfungh、godonghmboengq gak 15 gwz.

Yunghfap　Lang sauj nienj baenz mba, moix baez 3 gwz, aeu nyouh lwgnyezsai cung gwn, moix ngoenz 3 baez.

Cujyau yw　Lwgnding fatfung.

Goekgaen　Duh'anh Yauzcuz Swciyen. ※

010. 验方　黄花地桃花（刺萌麻）、倒刺草、大叶榕、小叶榕、大荆芥、小荆芥、草决明、萝芙木、旱莲草、马蹄金、叶下珠、百草霜各 10 克，红丝线、海金沙各 5 克。

用法　水煎，以蒸气熏患儿鼻腔，反复多次熏。

主治　新生儿破伤风。

来源　都安瑶族自治县。※

010. Danyw　Go'ndaijbya、godauqrod、gorungz、goreiz、go'nyiengh、nyaqrahgaeqiq、cehyiengzmbeq、gomanhbya、gomijcauq、byaekcenzlik、golwglungh、mijrek gak 10 gwz, gohungzcen、rumseidiet gak 5 gwz.

Yunghfap　Cienq raemx，doenggvaq heiq fwi oenq aen ndaeng lwgbingh，fanfoek oenq lai baez.

Cujyau yw　Lwgnding fatfung.

Goekgaen　Duh'anh Yauzcuz Swciyen.　※

011. **验方**　小叶人字草（丁癸草）、小叶紫珠（狭叶红紫珠）各 15 克。

用法　水煎给乳母服，每日 1 剂，另取 1 剂水煎外洗患儿。

主治　新生儿破伤风。

来源　都安瑶族自治县。※

011. Danyw　Nyadingjgvaej、golwg'aeuj mbawsaeq gak 15 gwz.

Yunghfap　Cienq raemx hawj mehcijlwg gwn，moix ngoenz fuk ndeu，lingh aeu 1 fukyw cienq raemx swiq lwg deng bingh.

Cujyau yw　Lwgnding fatfung.

Goekgaen　Duh'anh Yauzcuz Swciyen.　※

012. **验方**　葫芦茶、千斤拔、了刁竹各 18 克。

用法　水煎服，每日 1 剂。抽搐重者加麝香 1 克冲服，口腔有白点者用针刺破后外涂沙姜汁。

主治　新生儿破伤风。

来源　都安瑶族自治县。※

012. Danyw　Gocazso、goragdingh、baklaghomj gak 18 gwz.

Yunghfap　Cienq raemx gwn，moix ngoenz fuk ndeu. Boux deng hwnjgeuq haenq gya seyangh 1 gwz cung gwn，conghbak miz diemj hau couh aeu cim camz byoengq le caiq cat raemxsagieng.

Cujyau yw　Lwgnding fatfung.

Goekgaen　Duh'anh Yauzcuz Swciyen.　※

小儿脐湿

Lwgnding Saejndw Cumx

小儿脐湿，又名脐湿肿，指新生儿脐带脱落后，脐孔湿润不干，甚或有水溢出，或脐孔周围稍现红肿，由断脐后护理不当，为水湿侵所致。

Lwgnding saejndw cumx, youh heuhguh saejndw foegdumz, dwg naeuz diuz saejndw lwgnding loenqdoek le, congh saejndw dumz mbouj hawq, vanzlij roxnaeuz miz raemx roenx okdaeuj, roxnaeuz seiqhenz saejndw loq raen foeghoengz, aenvih guh goenq saejndw le ganq mbouj ndei, deng raemx dumz cimq yinxhwnj.

001. **验方** 艾叶（烧灰）9克。
用法 敷脐部。
主治 小儿断脐后久不干水。
来源 岑溪市。
001. **Danyw** Mbaw'ngaih (byaeu baenz daeuh) 9 gwz.
Yunghfap Baeng saejndw.
Cujyau yw Lwgnding goenq saejndw le ngoenznanz raemx mbouj hawq.
Goekgaen Cinzhih Si.

002. **验方** 野烟草、雄黄各适量。
用法 共捣烂，调酒擦患处。
主治 婴儿脐流脓水（发病1周内）。
来源 富川瑶族自治县、钟山县。
002. **Danyw** Ienyax、rinroujgyaeq gak habliengh.
Yunghfap Caez daem yungz, gyaux laeuj cat gizbingh.
Cujyau yw Lwgnding saejndw lae raemx nong (fat bingh ndaw aen singhgiz ndeu).
Goekgaen Fuconh Yauzcuz Swciyen、Cunghsanh Yen.

003. **验方** 车前子9克。
用法 研末，分数次撒患处。
主治 小儿脐流脓水。
来源 富川瑶族自治县、钟山县。
003. **Danyw** Cehgomaxdaez 9 gwz.

Yunghfap　Nienj baenz mba，baen lai baez vanq coh saejndw.

Cujyau yw　Lwgnding saejndw lae raemx nong.

Goekgaen　Fuconh Yauzcuz Swciyen、Cunghsanh Yen.

小儿胎赤

Lwgnding Hoengz Gvaqbouh

小儿胎赤指新生儿头面、肢体通红，状如涂丹，多因胎中感受热毒所致。

Lwgnding hoengz gvaqbouh dwg naeuz lwgnding gyaeuj naj、seiqguengq hoengzgyoengq，yiengh lumj nyumx hoengz nei，dingzlai aenvih ndaw ndang deng doegndat yinxhwnj.

001. **验方** 黑脚蕨、地苍、九节风、金锁匙、少年红、银花、山栀子、射干、铁钻、红网子藤、三加皮、过江龙、木通、人字草、水竹草各 5 克。

用法 水煎服，每日 1 剂。配合针刺疗法。

主治 小儿铁锁。

来源 金秀瑶族自治县。※

001. **Danyw** Gutndaem、natdeih、goloemq、gaeugidaengz、golaeng'aeuj、vagimngaenz、vuengzgae、goseganh、gaeucuenqdiet、gaeumuengxbya、baeklaeg、gaeuniuj、fanhdoeggaeu、gosaheu、byaekgyap gak 5 gwz.

Yunghfap Cienq raemx gwn，moix ngoenz fuk ndeu. Boiqhab cimcamz ywfap.

Cujyau yw Lwgnding hoengz gvaqbouh.

Goekgaen Ginhsiu Yauzcuz Swciyen. ※

002. **验方** 青兔（即路边青）叶、红丝线各 120 克。

用法 水煎内服并外洗，每日 1 剂。

主治 小儿胎赤（俗称铁钻症）。

来源 忻城县。

002. **Danyw** Mbawgovaihag、gohungzcen gak 120 gwz.

Yunghfap Cienq raemx gwn caemhcaiq rog swiq，moix ngoenz fuk ndeu.

Cujyau yw Lwgnding hoengz gvaqbouh（vunz bingzciengz heuhguh binghcuenqdiet）.

Goekgaen Yinhcwngz Yen.

胎 毒
Lwgnding Baenz Bawx

婴幼儿经常发生疮疖、丹毒、痘疹等疾病，古代医家认为是胎儿从母体中遗留的热毒所致，称为胎毒。

Lwgnding ciengzciengz baenz gij binghbaez binghding、dandoeg、dok cimj daengj，boux yihyozgyah ciuhgeq nyinhnaeuz gij doegndat dwg lwgndawdungx daj ndaw ndang daxmeh de louz roengzdaeuj haenx yinxhwnj，heuhguh lwgnding baenz bawx.

001. 验方 寒水石 30 克，红丹（铅丹）、水粉（宫粉）各 18 克，黄连 3 克。

用法 研末，调茶油涂患处，每日数次。

主治 小儿胎毒致烂头，甚至周身溃烂。

来源 罗城仫佬族自治县。※

001. Danyw Hanzsuijsiz 30 gwz，cuhdanh、gunghfaenj gak 18 gwz，vuengzlienz 3 gwz.

Yunghfap Nienj baenz mba，boiq youzcaz cat gizbingh，moix ngoenz geij baez.

Cujyau yw Lwgnding baenz bawx yinxhwnj gyaeuj naeuh，youqgaenj lij daengxndang naeuh.

Goekgaen Lozcwngz Mulaujcuz Swciyen. ※

002. 验方 连翘、甘草节、当归、白癣皮、蛇床子、黄柏、九里明各 6 克，银花 9 克，枯矾 3 克。

用法 水煎洗患处，每日 1 剂。

主治 小儿胎毒。

来源 罗城仫佬族自治县。※

002. Danyw Golenzgyau、ndawraggamcauj、godanghgveih、gobwzsenj-biz、go'ngaizleg、faexvuengzlienz、go'nyaenhhenj gak 6 gwz，vagimngaenz 9 gwz，begfanzcoemh 3 gwz.

Yunghfap Cienq raemx swiq gizbingh，moix ngoenz fuk ndeu.

Cujyau yw Lwgnding baenz bawx.

Goekgaen Lozcwngz Mulaujcuz Swciyen. ※

003. **验方** 雄黄、硫黄各 9 克，丹头、樟脑、黄连、生大黄、白芷各 3 克，松香 15 克，冰片 1 克。

用法 共研末，调茶油涂患处，每日数次。

主治 小儿胎毒致溃烂。

来源 罗城仫佬族自治县。※

003. **Danyw** Rinroujgyaeq、vuengzcungq gak 9 gwz, danhdouz、canghnauj、vuengzlienz、golinxvaiz、gobwzcij gak 3 gwz, iengcoengz 15 gwz, binghben 1 gwz.

Yunghfap Caez nienj baenz mba, boiq youzcaz cat gizbingh, moix ngoenz geij baez.

Cujyau yw Lwgnding baenz bawx yinxhwnj noh naeuh.

Goekgaen Lozcwngz Mulaujcuz Swciyen. ※

004. **验方** 绿豆 9 克，甘草 6 克，青黛、黄连各 3 克，冰片 1.5 克。

用法 共研末，调蛋黄油涂患处，每日数次。

主治 小儿胎毒疮。

来源 罗城仫佬族自治县。※

004. **Danyw** Duhheu 9 gwz, gamcauj 6 gwz, romj、vuengzlienz gak 3 gwz, binghben 1.5 gwz.

Yunghfap Caez nienj baenz mba, boiq youzgyaeqhak cat diegin, moix ngoenz geij baez.

Cujyau yw Lwgnding baenz bawx.

Goekgaen Lozcwngz Mulaujcuz Swciyen. ※

005. **验方** 水牛粪适量（烧存性，研末）。

用法 干撒或调茶油外涂患处，用药前先用茶麸水清洗局部。

主治 小儿胎毒致头疮溃烂，面红瘙痒起痂。

来源 贺州市。

005. **Danyw** Haexvaiz habliengh（aeu feiz ruemx daengz baihrog remjndaem baihndaw remjhenj, nienj baenz mba）.

Yunghfap Samj yw hawq roxnaeuz boiq youzcaz rog cat gizbingh, yungh yw gaxgonq sien aeu raemxcazgu swiq mbangjgiz.

Cujyau yw Lwgnding baenz bawx yinxhwnj baezgyaeuj naeuh, najhoengz humz youh hwnjgyaep.

Goekgaen Hocouh Si.

006. **验方** 鸡内金适量。

用法 焙酥研末，调茶油涂患处，每日数次。

主治 小儿胎毒致头疮溃烂，面红瘙痒起痂。

来源 贺州市。

006. Danyw　Dawgaeq habliengh.

Yunghfap　Lang byoiq nienj baenz mba, boiq youzcaz cat gizbingh, moix ngoenz geij baez.

Cujyau yw　Lwgnding baenz bawx yinxhwnj baezgyaeuj naeuh, naj-hoengz humz youh hwnjgyaep.

Goekgaen　Hocouh Si.

007. 验方 酸柠檬果1个。

用法 捣烂敷患处，每日换药1～2次。

主治 小儿胎毒，皮下有一个或多个紫红色如拇指大，会游走似疮形的肿物。

来源 岑溪市。

007. Danyw　Makcengz 1 aen.

Yunghfap　Daem yungz oep gizbingh, moix ngoenz vuenh yw 1～2 baez.

Cujyau yw　Lwgnding baenz bawx, lajnaeng miz gaiq foeg saekaeuj rox byaij, lumj mehfwngz hung, aen ndeu roxnaeuz geij aen, yiengh lumj baez nei.

Goekgaen　Cinzhih Si.

乳　蛾

Binghngozgyaeujcij

　　咽喉旁（扁桃腺）肿起形如乳头或如蚕蛾，故名乳蛾。发于一侧的称单乳蛾，发于两侧的称双乳蛾。

　　Henz conghhoz（benjdauzsen）foeg hwnjdaeuj lumj gyaeujcij roxnaeuz maj lumj duhbap nei，ndigah heuhguh binghngozgyaeujcij. Gij fat youq mbiengj ndeu de heuhguh danngozgyaeujcij，gij fat youq song mbiengj de heuhguh suengngozgyaeujcij.

001. **验方**　手指甲 0.6 克。

用法　烧灰研末，开水冲服，每日 2 次。

主治　单、双乳蛾。

来源　马山县。※

001. **Danyw**　Ribfwngz 0.6 gwz.

Yunghfap　Coemh baenz daeuh nienj baenz mba，raemxgoenj cung gwn，moix ngoenz 2 baez.

Cujyau yw　Dan、suengngozgyaeujcij.

Goekgaen　Majsanh Yen. ※

002. **验方**　皂角 9 克。

用法　研末，冲开水含咽，每日 2 次。

主治　单、双乳蛾。

来源　马山县。※

002. **Danyw**　Ceugoeg 9 gwz.

Yunghfap　Nienj baenz mba，cung raemxgoenj oem gwn，moix ngoenz 2 baez.

Cujyau yw　Dan、suengngozgyaeujcij.

Goekgaen　Majsanh Yen. ※

003. **验方**　洗手果（煅）、手指甲（煅）、枯矾各适量。

用法　共研末，用竹筒吹入喉内，每日 2 次。

主治　双乳蛾。

来源　马山县。※

003. **Danyw**　Lwgsaeg（coemh）、ribfwngz（coemh）、begfanzcoemh gak

habliengh.

Yunghfap　Caez nienj baenz mba，aeu ndungq boq haeuj ndaw hoz bae，moix ngoenz 2 baez.

Cujyau yw　Suengngozgyaeujcij.

Goekgaen　Majsanh Yen. ※

鹅口疮

Lwgnyez Baenz Baez Bakhanq

鹅口疮多见于营养不良儿童，临床表现为口中糜烂、舌面布满白屑、口舌疼痛、身热烦躁等。因其状如鹅口，故名鹅口疮。

Lwgnyez baenz baez bakhanq dingzlai raen youq lwgnyez yingzyangj mbouj ndei, seiz duenq bingh yw bingh ndaej raen ndawbak naeuhnwd、gwnz linx miz faenx hau rim bae、bak linx in、ndang ndat nyapnyuk daengj. Aenvih yiengh de lumj bak duzhanq, ndigah heuhguh lwgnyez baenz baez bakhanq.

001. 验方 吴茱萸（茶辣）、附子各 10 克，米醋适量。

用法 前两味药研末，用米醋调成糊状，敷涌泉穴。

主治 鹅口疮。

来源 *广西壮族自治区卫生和计划生育委员会。*

001. Danyw Gocazlad、fuswj gak 10 gwz, meiq habliengh.

Yunghfap Song cungj yw gaxgonq nienj baenz mba, aeu meiqhaeux diuz baenz giengh, oep yungjcenzhez.

Cujyau yw Lwgnyez baenz baez bakhanq.

Goekgaen Gvangjsih Bouxcuengh Swcigih Veiswngh Caeuq Giva Swnghhyuz Veijyenzvei.

002. 验方 五倍子 30 克，枯矾 24 克。

用法 五倍子炒黄，加白糖适量再炒至糖溶化为度，晾干，与枯矾共研末，调香油涂患处，每日 2～3 次。

主治 鹅口疮。

来源 *广西壮族自治区卫生和计划生育委员会。*

002. Danyw Faexcwj 30 gwz, begfanzcoemh 24 gwz.

Yunghfap Faexcwj cauj henj, gya begdangz habliengh caiq cauj daengz begdangz rih cijdingz, langhhawq, caeuq begfanzcoemh caez nienj baenz mba, boiq youzlwgraz cat diegin, moix ngoenz 2～3 baez.

Cujyau yw Lwgnyez baenz baez bakhanq.

Goekgaen Gvangjsih Bouxcuengh Swcigih Veiswngh Caeuq Giva Swnghhyuz Veijyenzvei.

003. **验方**　细辛 3 克。

用法　研末，敷肚脐，每两日换药 1 次。

主治　鹅口疮。

来源　广西壮族自治区卫生和计划生育委员会。

003. **Danyw**　Gosisinh 3 gwz.

Yunghfap　Nienj baenz mba, baeng saejndw, moix song ngoenz vuenh yw baez ndeu.

Cujyau yw　Lwgnyez baenz baez bakhanq.

Goekgaen　Gvangjsih Bouxcuengh Swcigih Veiswngh Caeuq Giva Swnghyuz Veijyenzvei.

004. **验方**　无患子、雀儿麻各 6 克。

用法　捣碎，用蜂蜜浸一夜，含漱或外擦患处。

主治　小儿口糜（鹅口疮）。

来源　岑溪市。

004. **Danyw**　Lwgsaeg、godeizgoek gak 6 gwz.

Yunghfap　Daem yungz, aeu dangzrwi cimq hwnz ndeu, oem riengxbak roxnaeuz rog cat gizbingh.

Cujyau yw　Lwgnyez bak naeuhnwd (Lwgnyez baenz baez bakhanq).

Goekgaen　Cinzhih Si.

005. **验方**　人中白、熟硼砂、熟石膏、青黛各 1.5 克，梅片 0.9 克，冬青叶 60 克（鲜品）。

用法　冬青叶捣烂，加少量水调匀取汁含漱，再用前五味药研末撒患处。

主治　鹅口疮。

来源　柳城县。

005. **Danyw**　Gyaqnyouh、baengzsacug、siggau cug、romj gak 1.5 gwz, meizben 0.9 gwz, mbawywhozdoeg 60 gwz (yw'ndip).

Yunghfap　Mbawywhozdoeg daem yungz, gya didi raemx ndau yinz aeu raemxyw oem ndawbak riengxbak, caiq aeu haj cungj yw gaxgonq nienj baenz mba samj gizbingh.

Cujyau yw　Lwgnyez baenz baez bakhanq.

Goekgaen　Liujcwngz Yen.

006. **验方**　地黄瓜（堇菜）根适量。

用法　煎水含漱，每日数次。

主治　鹅口疮。

来源　桂林市临桂区。

006. Danyw　Raggobakcae habliengh.

Yunghfap　Cienq raemx oem ndawbak riengxbak，moix ngoenz geij baez.

Cujyau yw　Lwgnyez baenz baez bakhanq.

Goekgaen　Gveilinz Si Linzgvei Gih.

007. **验方**　硼砂、青黛各 1.5 克，冰片 0.6 克。

用法　共研末，点患处，每日 2～3 次。

主治　小儿口舌溃烂。

来源　田林县。

007. Danyw　Baengzsa、romj gak 1.5 gwz，binghben 0.6 gwz.

Yunghfap　Caez nienj baenz mba，yet gizin，moix ngoenz 2～3 baez.

Cujyau yw　Lwgnyez ndawbak naeuh.

Goekgaen　Denzlinz Yen.

008. **验方**　甘蔗皮适量（煅），冰片少许。

用法　共研末撒患处，每日 2～3 次。

主治　小儿口疳。

来源　桂林市临桂区。

008. Danyw　Byukoij habliengh（coemh），binghben di ndeu.

Yunghfap　Caez nienj baenz mba samj gizbingh，moix ngoenz 2～3 baez.

Cujyau yw　Lwgnyez ndawbak naeuh.

Goekgaen　Gveilinz Si Linzgvei Gih.

009. **验方**　刺黄连、薄皮藤、红牛头草、石虫、冰片各适量。

用法　共研末吹入口内，每日 2～3 次。

主治　小儿口疳。

来源　桂林市临桂区。

009. Danyw　Vuengzlienzoen、gaeunaengmbang、nyacaijmaj、duznengzsig、binghben gak habliengh.

Yunghfap　Caez nienj baenz mba boq haeuj ndaw bak bae，moix ngoenz 2～3 baez.

Cujyau yw　Lwgnyez ndawbak naeuh.

Goekgaen　Gveilinz Si Linzgvei Gih.

010. **验方**　家鹅屎适量。

用法　烧炭研末，吹入口腔内，每日 2～3 次。

主治 小儿口腔糜烂。

来源 桂林市临桂区。

010. Danyw　Haexhanqranz habliengh.

Yunghfap　Coemh danq nienj baenz mba，boq haeuj ndaw bak bae，moix ngoenz 2～3 baez.

Cujyau yw　Lwgnyez conghbak naeuhnwd.

Goekgaen　Gveilinz Si Linzgvei Gih.

走马牙疳

Nohheujnaeuh

走马牙疳指牙龈边缘腐烂，其色灰白，迅速转为紫黑，易出血水，并有恶臭，甚至齿落腮穿，自觉作痒而无痛感等症状。本病因腐烂迅速，势如走马，故名。

Nohheujnaeuh dwg naeuz gij bingh caeuq binghyiengh dwg goek henz nohheuj naeuh, saek haumong, gig vaiq youh cienj baenz saek ndaem aeuj, yungzheih ok lwed, caemhcaiq miz heiq haeungau, youqgaenj lij deng heuj doek gemj byoengq, gag roxnyinh humz cix mbouj roxnyinh in daengj dem. Cungj bingh neix aenvih naeuh ndaej vaiq lai, ak lumj max byaij nei, ndigah yienghneix heuh.

001. 验方　①绿豆、生地各 30 克，丁香 12 克；②枯矾、雄黄各 6 克，儿茶 3 克。

用法　验方①研末调醋敷双侧涌泉穴，验方②研末涂患处，3 小时 1 次。

主治　走马牙疳。

来源　马山县。※

001. Danyw　① Duhheu、goragndip gak 30 gwz, dinghyangh 12 gwz; ② Begfanzcoemh、rinroujgyaeq gak 6 gwz, gaeuhouznou 3 gwz.

Yunghfap　Danyw ① nienj baenz mba gyaux meiq oep song mbiengj yungjcenzhez, danyw ② nienj baenz mba cat gizbingh, 3 aen cungdaeuz baez ndeu.

Cujyau yw　Nohheujnaeuh.

Goekgaen　Majsanh Yen. ※

002. 验方　橄榄核适量。

用法　烧存性，研末，调茶油涂患处。

主治　走马牙疳。

来源　昭平县。

002. Danyw　Ngveihmakgyamj habliengh.

Yunghfap　Aeu feiz ruemx daengz baihrog remjndaem baihndaw remjhenj, nienj baenz mba, boiq youzcaz cat gizbingh.

Cujyau yw　Nohheujnaeuh.

Goekgaen　Cauhbingz Yen.

003. **验方** 假萝卜草（鲜品）适量。

用法 捣烂，口含约 2 小时。

主治 走马牙疳初起。

来源 凤山县。※

003. **Danyw** Rumlauxbaeggyaj（yw'ndip）habliengh.

Yunghfap Daem yungz, oem youq ndawbak daihgaiq 2 aen cungdaeuz.

Cujyau yw Nohheujnaeuh ngamq deng.

Goekgaen Fungsanh Yen. ※

004. **验方** 信石 1 粒，如白米粒大。

用法 用枣泥包裹，煅透呈绿色，隔纸打地气除火毒，研末吹撒患处。

主治 走马牙疳。

来源 桂林市临桂区。

004. **Danyw** Saenqsig 1 naed，lumj naed haeuxsan hung.

Yunghfap Aeu mbadumz makcauj suek, coemh baenz saekloeg le，gek ceij cuengq lajnamh cawz doeghuj bae，nienj baenz mba boq samj gizbingh.

Cujyau yw Nohheujnaeuh.

Goekgaen Gveilinz Si Linzgvei Gih.

小儿湿疹

Lwgnyez Naenghumz Naenglot

湿疹，又称湿毒疮，其临床特点是皮疹形态多样，瘙痒剧烈，容易糜烂渗液。本病常反复发作，迁延而成慢性。

Naenghumz naenglot, youh heuhguh baezdoeg, youq seiz duenq bingh yw bingh ndaej raen gij daegdiemj de dwg naeng hwnj cimj yienghceij lai, naeng humzswgswg, yungzheih iemq ok raemxnaeuh daeuj. Cungj bingh neix ciengzciengz fanfoek fat, ngaiznyed doilaeng couh baenz binghmenhnumq.

001. 验方 硫黄 6 克，乌桕叶 30 克，辣蓼、了哥王各 20 克。

用法 水煎洗患处，每日 1 剂。

主治 小儿湿疹。

来源 来宾市。※

001. Danyw Vuengzcungq 6 gwz, mbawfaexgoux 30 gwz, gofeq、deihgoek gak 20 gwz.

Yunghfap Cienq raemx swiq gizbingh, moix ngoenz fuk ndeu.

Cujyau yw Lwgnyez naenghumz naenglot.

Goekgaen Laizbinh Si. ※

002. 验方 枯矾、食盐各等量。

用法 研末，以开水泡取浓汁涂患处，每日 3～4 次。

主治 婴儿面部湿疹。

来源 广西壮族自治区卫生和计划生育委员会。

002. Danyw Begfanzcoemh、gyu gak daengjliengh.

Yunghfap Nienj baenz mba, aeu roemxgoenj cimq aeu raemxyw noengz cat gizbingh, moix ngoenz 3～4 baez.

Cujyau yw Naj lwgnding naenghumz naenglot.

Goekgaen Gvangjsih Bouxcuengh Swcigih Veiswngh Caeuq Giva Swnghyuz Veijyenzvei.

003. 验方 乌贼骨 21 克，硫黄 6 克。

用法 共研末撒患处，或调蓖麻油涂患处。

主治 婴儿面部湿疹。

来源 广西壮族自治区卫生和计划生育委员会。

003. **Danyw**　Byukndawduzhaijbyauhsiuh 21 gwz，vuengzcungq 6 gwz.

Yunghfap　Caez nienj baenz mba samj gizbingh，roxnaeuz diuz youz-coengh cat gizbingh.

Cujyau yw　Naj lwgnding naenghumz naenglot.

Goekgaen　Gvangjsih　Bouxcuengh　Swcigih　Veiswngh　Caeuq　Giva Swnghyuz Veijyenzvei.

小儿误吞铜钱
Lwgnyez Gyan Doengzleij

小儿由于将铜钱放入嘴里玩，一旦不小心而误吞入肠道，虽说没有致命的危险，但要及时放松裤带，注意不要按压腹部，人的肠道虽然弯弯曲曲，但它总是慢慢地不停地蠕动着，它能把肠内的东西顺势地往下送。为了慎重起见，应及时送医院检查，以便采取药物治疗及相应的措施。

Lwgnyez aenvih cuengq doengzleij haeuj ndaw bak bae guhcaemz, baez mbouj siujsim cix nguh haeuj dungxsaej bae, yienznaeuz mbouj miz gij yung-yiemj aeumingh, hoeng aeu gibseiz cuengqsoeng saivaq, louzsim gaej naenx dungx, diuz saej bouxvunz yienznaeuz ngutngut ngeujngeuj, hoeng de cungj menhmenh mbouj dingz nodned, de ndaej dawz gij doxgaiq ndaw dungxsaej swnhseiq soengq doxroengz. Vihliux siujsim nyinhcaen, wngdang gibseiz soengq yihyen genjcaz, yawhbienh yungh yw yw caeuq guh gij cosih doxwngq.

验方 韭菜、砂姜、青蒿、马蹄子各适量。
用法 配猪肉煲服。
主治 小儿误吞铜钱。
来源 罗城仫佬族自治县。※
Danyw Byaekgep、sagieng、ngaihseiq、lwgcid gak habliengh.
Yunghfap Boiq nohmou baek gwn.
Cujyau yw Lwgnyez gyan doengzleij.
Goekgaen Lozcwngz Mulaujcuz Swciyen. ※

小儿口角炎
Lwgnyez Gokbak Naeuh

小儿口角炎表现为小儿口角潮红、起疱、皲裂、糜烂、结痂、脱屑等症状。

Lwgnyez gokbak naeuh gij binghyiengh de biujyienh baenz lwgnyez gokbak ndingbyon、hwnj bop、dek、naeuhnwd、giet gyaep、boknaenghau daengj.

验方　天胡荽 30 克，糯米 10 克。

用法　共同凉开水浸片刻，捞起共捣烂，先用茶水洗患处，然后用上药液适量搽患处，每日 2 次。

主治　小儿口角炎。

来源　三江侗族自治县。

Danyw　Godenhhuzsih 30 gwz，haeuxcid 10 gwz.

Yunghfap　Doengz raemxgoenj liengz cimq yaep ndeu，lauz hwnj daeuj caez daem yungz，sien aeu raemxcaz swiq gokbak，menhcij aeu yw baihgwnz habliengh cat gizbingh，moix ngoenz 2 baez.

Cujyau yw　Lwgnyez gokbak naeuh.

Goekgaen　Sanhgyangh Dungcuz Swciyen.

小儿睾丸炎
Lwgnyez Raem'in

睾丸炎通常是流行性腮腺炎病毒引起的睾丸炎性病变，表现为患侧睾丸弥漫性增大，睾丸红肿压痛，并向腹股沟放射，有细菌感染可形成脓肿。

Raem'in itbuen dwg gij binghbienq raem in，youz gij binghdoeg hangz-gaumou yinxhwnj，biujyienh baenz mbiengj raem bingh de gyuemluemz bienq hung，raem foeghoengz naenx in，caemhcaiq in daengz gehga bae，miz nengzbingh ganjyenj le ndaej baenz foegnong.

验方　桑螵蛸（螳螂窝）1 只。

用法　煅存性研粉冲淡酒服，每日 1 次。

主治　小儿睾丸炎。

来源　南丹县。

Danyw　Rongzdaekmax 1 aen.

Yunghfap　Coemh daengz baihrog bienq mij le nienj baenz mba cung laeuj-damh gwn，moix ngoenz baez ndeu.

Cujyau yw　Lwgnyez raem'in.

Goekgaen　Nanzdanh Yen.